# 薛莎医案
# 医话集锦

凌家艳◎主编

XUESHA YIAN YIHUA JIJIN

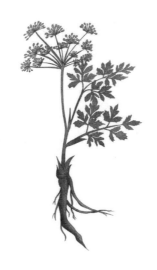

长江出版传媒

湖北科学技术出版社

# 前　言

中医药是中华民族文化的瑰宝，中医药要继承和发扬光大，医门传薪则是中医传承发展的重要环节。薛莎教授四十年悬壶济世，坚持仁心仁术，勤求医理，博采众长，衷中参西，誉满杏林。她在脾胃病、咳喘、骨质疏松、痛风、铅中毒等方面，具有丰富的临床经验。因此，薛莎教授被评为湖北省中青年名中医、武汉中医名师、第六批全国名老中医学术经验继承指导老师，以及国家中医药管理局全国名老中医药专家传承工作室指导老师。

本书为工作室团队成员数年来跟师学习，总结薛莎教授的学术思想和临证经验，整理撰写而成。本书分为三章，第一章讲述了薛莎教授成长之路。第二章以大量翔实的医案信息，论述了薛莎教授治疗临床常见病、多发病的经验。第三章详细介绍了薛莎教授医论医话。内容紧贴临床实际，观点鲜明，语言朴实，可读性强。本书是薛莎教授临床实践的精华，希望能给广大临床工作者提供一些参考。

由于笔者学识有限，疏漏和谬误之处敬请各位同行斧正。同时，在本书付梓之际，谨对各位参编人员表示衷心的感谢！

编　者

2024年1月

# 目 录

# 第一章 名医成长之路

薛莎，女，1960年出生，汉族，中共党员，武汉市第一医院中医部二级主任医师，医学学士，华中科技大学同济医学院、湖北中医药大学兼职教授、硕士生导师，湖北省中青年名中医，武汉中医名师，国务院专项津贴专家，全国五一劳动奖章获得者，湖北省先进工作者，武汉市劳动模范，第二批全国名老中医学术继承工作继承人，第六批全国名老中医学术继承指导老师，国家中医药管理局薛莎名老中医药专家传承工作室指导老师。从事中医内科工作40余年，在脾胃病、咳喘、骨质疏松、痛风、肾病、铅中毒等诊疗方面，具有丰富的临床经验，尤其在疑难杂症的治疗上，中药运用得心应手。

薛莎教授曾担任：中华中医学会武汉中医学会副理事长，湖北中医中药学会常务理事，湖北省老年学学会骨质疏松专业委员会副主任委员，中国医药文化研究会老年医药委员会第二届委员会常务委员，中华中医药学会李时珍分会常务委员，中华中医药学会络病分会委员，中华中医药学会周围血管病分会委员，中华中医药学会药膳分会委员。

## 第一节 研学中医，誉满杏林

薛莎教授于1978年进入湖北中医药大学中医系学习。在校期间，师长们循循善诱，精心培养，引导她一步步走进了中医"殿堂"。她逐渐参透中医阴阳五行、四诊八纲辨证章法的玄机，深深地体会到中医药文化的博大精深。1982年毕业后，被分配到武汉市第一医院工作。在做住院医生的5年中，进行了中医、西医的强化训练，并有机会向高省身、余青萍、管竞环等前辈们学习。他们严谨的治学作风、不辞辛苦的工作态度深深地影响了她。正是因为前辈的言传身教，让薛莎教授更加坚定了信念：一辈子当一个好医生！在40余年的从医生涯里，她始终没有忘记用优秀共产党员的标准来要求自己。薛莎教授先后在内科、急诊科工作，1997—2000年，她参加全国第二批老中医药专家师承学习，师承管竞环主任医师。她认为中医成才是一个厚积薄发的过程，最终还是要搞临床。只有不断进行诊疗实践，积累案例，才能发现规律、总结经验。2002年，武汉市第一医院成立中医部，薛莎教授担任中医部主任和学科带头人。得益于张介眉中医大师耳提面命十余年，经过不懈努力，薛莎教授中医临床水平显著提高，同时中医部造就了一批拳头专业科室，研究出了一批特色技术项目，如中药药浴治疗风湿疾病、中药煎药治疗下肢血管病、艾灸和推拿治疗颈椎及腰椎疼痛等，都有良好的疗效，在患者群中颇有口碑。2002年薛莎教授晋升为主任医师；2003年作为武汉市中医专家，参加湖北省"沙氏病毒专家防治工作"小组；2008年在武汉市"大型流行病甲流病毒的防治工作"中作为唯一的中医专家，参与甲流的救治工作，受到业内人士好评；2012年被评为武汉市劳模；2014年被评为湖北省中医学会先进个人；2015年被评为湖北省先进工作者；2015年被评为首届湖北省中青年知名中医荣誉称号；2019年获得全国五一劳动奖章；2019年被评为武汉中医名师。

## 第二节　业精于勤，医术高超

在从事医疗、教学、科研工作的40余年里，薛莎教授熟读《黄帝内经》《伤寒杂病论》《金匮要略》《脾胃论》《医学衷中参西录》等中医经典著作，在临床工作中不断吸取近现代名家所长，并博采现代医学的理论技术，逐步形成了自己独特的临证思想，临床运用效如桴鼓。

### 一、脾肾为本，重视气机

肾为先天之本，肾藏精，主骨生髓，肾为精血之海；脾为后天之本，水谷之海，脾主运化，合肌肉，主四肢。先天温养激发后天，后天补充培育先天。二者关系密切，相辅相成。脾胃一阴一阳，一燥一湿，一升一降，相反相成，协调为用，并构成气机升降之枢纽。脾胃升降有度、纳化相因、燥湿相宜、出入有序，机体方能阴阳平衡。辨脏腑、辨虚实、辨寒热、辨正邪是疾病治疗的辨证要点，首辨在脏在腑，次辨虚实、寒热。脾胃病患者在脾、属虚、属寒者，薛莎教授"以健为补、以温为运"，多补益；在胃、属实、属热者，常以清泻之法为主；若见虚实参半、寒热错杂之证，则突显"和"法之妙，总以脏腑通达、阴阳平衡为要。

## 二、审证求机，防治结合

薛莎教授认为治疗疾病要从临床实际出发，通过对临床症状的分析、总结、推演，得出病理本质。例如慢性肾脏病的病因病机总为本虚标实、虚实夹杂。风邪、湿热、瘀血、浊毒是贯穿始终的病理因素；肾元亏虚，开合不利则为其主要病机。久病入络几乎在慢性肾脏病的各期，均伴有瘀血的形成，在治疗慢性肾脏病时，活血化瘀法常常贯穿始终。中医认为铅为阴毒之品，其性重坠，侵入人体，伤损人体之阳气，阳气受阴寒之邪所遏，造成脏腑功能失调，阳损及阴，使其生长发育产生障碍。铅毒积聚于体内，造成脏不能藏精，腑不能疏泄，而致新陈代谢紊乱、气血不和的脾虚夹积之积滞。治以健脾和胃，利湿解毒排铅，消补兼施为宜。《黄帝内经》曰："故圣人不治已病治未病，不治已乱治未乱。"薛莎教授强调在疾病整个治疗过程中落实"未病先防、既病防变、瘥后防复"的原则。对于未病的患者强调生活方式的调整，预防疾病的发生。已病患者，疏通气机，调理阴阳，防止疾病进一步发展。在遣方用药方面，薛莎教授认为脾胃为后天之本，每日运转不息，化生气血，凡用药者，亦需要脾胃运化及胃肠传导，不免增其负担。若不重视脾胃养护，久则脾胃受损，运化不及，胃肠传导不利，则会产生腹胀、腹痛、纳差等病症。因此，主张未病先防，常常在药方中加用小剂量佛手或陈皮理气护胃，或加用焦三仙消食助运，起画龙点睛之用，临床每能收获良效。

## 三、四诊合参，尤重舌诊

中医临床学习是理论与实践相结合的过程，中医的动手能力即中医望、闻、问、切四诊的锻炼。薛莎教授重视舌诊，灵活施治。舌为心之苗窍，又为脾之外候，而舌苔乃胃气熏蒸所致。临床实践证明，在疾病的发展过程中，舌的变化迅速而又鲜明，它犹如内脏的一面镜子，凡脏腑的虚实、气血的盛衰、津液的盈亏、病情的浅深、预后的好坏，都能较为客观地从舌象上反映出来，成为医生诊病的重要依据。薛莎教授认为证有真假，舌不欺人。观舌苔可断病邪深浅，舌苔的厚薄辨病邪的轻重。对于临床上无症状的患者，望舌尤为重要。

## 四、衷中参西，屡试屡验

薛莎教授认为中医的疾病多是以症状命名，存在病、症、证难分的情况。在西医理论中，"病"的概念是较明确的，能够准确直观地反映疾病的病因、病位与病性，较为准确地预测疾病的预后和转归。薛莎教授临证时主张中西医取长补短，辨证与辨病结合，在传统中医诊疗方法基础上借助现代科学技术，明确诊断，防止误诊、误治。薛莎教授还善于根据中药药理研究结论，提高中医用药的针对性，从而提高疗效。如治疗痛风性关节炎，自拟伸秦组方（伸筋草、秦皮、车前草、络石藤）均有降低血尿酸的作用。如治疗骨质疏松症时，会配伍仙茅、巴戟天、菟丝子、桑葚子、丹参、茺蔚子、千年健这些钙、锌、镁、锶元素含量高的中药。前期微量元素检测发现，人体铅元素的多寡与锌元素均成非常显著的负相关关系，饮食中适当浓度的钙能降低铅元素的吸收，生物态的锌钙等能与铅竞争细胞位点，从而降低铅对细胞的毒害。因此，选出了符合健脾和胃治则且锌含量最高的经典方健脾丸为基本方，再加入锌含量高的丹参、柏子仁组成驱铅丸。驱铅丸组方符合中医宏观辨证论治，又符合微量元素的微观辨证。

## 五、善用药对，巧用外治

薛莎教授临证善用药对，如白芍、甘草治疗疼痛；杜仲、牛膝治疗腰酸腿软；黄芪、太子参治疗气虚；女贞子、旱莲草治疗阴虚血热之出血；陈皮、佛手治疗胃胀；半边莲、半枝莲治疗热毒血尿；蝉蜕、地肤子治疗血尿兼大量蛋白尿者；蒲黄、五灵脂治疗痛经；荆芥、防风治疗皮肤瘙痒；金樱子、桑螵蛸治疗夜尿频多。

早在《素问·至真要大论》便有"内者内治，外者外治"的记载。清代吴师机《理瀹骈文》曰："外治之理，即内治之理。"中医外治法源远流长，具有简、便、廉、验之特点。薛莎教授主张一些疾病的治疗除了内服药物，可以配合中医外治疗法。如脾胃病可以使用隔物灸、针刺、穴位贴敷、耳穴埋豆、中药烫熨疗法，咳喘患者可以配合穴位贴敷治疗，骨关节病患者可以配合中药熏洗治疗、中药热罨包、针灸治疗。内外同治，能起到事半功倍的效果。

## 第三节　德艺双馨，大爱无疆

薛莎教授认为一个好医生的标准就是在医风上志必恭谦、举止和柔，在医德上见彼苦恼、若己有之。在患者眼中，薛莎教授诊疗耐心，态度和蔼，仁心仁术解除患者病痛。薛莎教授在脾胃病、代谢性疾病、铅中毒及疑难杂症的纯中医治疗上有较深入的研究。慕名而来找她看病的人特别多。薛莎教授认为，中医不光是治病，还要"治人"，即对患者给予充足的人文关怀。曾有一个13岁的小女孩，有癫痫病，在治疗过程中，薛莎教授发现小女孩很自卑，每次开药的时候她都对这个女孩进行心理疏导，如今这个女孩重返了学校，心态阳光。

在新冠疫情初期，薛莎教授作为医院中医专家组副组长，参与了中医诊疗方案的制订。每周多次至隔离病房为患者查房，通过看舌象以及问诊，全面了解每个患者的病情，辨证论治，用药考究，一人一方。在询问完每一个患者后，她都会反复交代中药的服用方法。对于伴有焦虑的患者，她会认真且耐心地疏导和鼓励，给患者极大的心理安慰。出舱后，薛莎教授也会在病区微信群中询问患者的情况，同时及时地回复患者的问题。薛莎教授精湛的医术和崇高的医德赢得了患者的赞许。

## 第四节　注重科研，精求医理

薛莎教授不仅在临床方面造诣深厚、技术精湛，而且具有很强的科研工作能力。曾主持国家"十一五"支撑计划1项（"管竞环临床经验、学术思想研究"），主持省市级各类科研课题4项。参与科研项目22项，获得科研成果10项，获得科技进步奖15项，获得国家发明专利1项。

薛莎教授坚持科研与临床紧密结合的发展理念，在不断提炼自己中医内涵优势的同时，加快科研成果向临床转化。"一种富锌驱铅丸"经过20年的实验和临床研究，现已取得国家专利发明证书，下一步将进行成果转化工作，目前该药将按新药标准继续研发，可以为慢性铅中毒患者带来暂无副作用的纯中药治疗。2013年取得的科研成果《伸秦颗粒治疗痛风及实验研究》，为别嘌呤醇治疗禁忌者提供了一个有效的治疗方法，得到多家医院的推广，获得50余万元的经济效益。

# 第五节　著书立说,传道授业

作为第二批全国名老中医学术继承工作继承人，薛莎教授非常清楚中医传承的重要性，一直承担本科生和研究生的教学任务。在教学中她严谨治学，率先垂范。薛莎教授希望中医学生能在门诊接触到更多的患者，从基本的望、闻、问、切学起，打下扎实的中医基础，传承中医文化。

薛莎教授自2007年被聘为湖北中医药大学硕士研究生导师起，迄今共培养硕士研究生26人。2017年遴选为全国第六批名老中医学术经验继承的指导老师，带徒2人，毕业后均成为各自单位的技术骨干。薛莎教授还先后被聘为华中科技大学同济医学院、湖北中医药大学兼职教授，湖北中医药大学2014级优秀拔尖人才培养老师。在国家级权威及重要专业期刊上发表论文40余篇，出版著作8部。2017年湖北省卫生和健康委员会批准成立湖北省薛莎知名中医工作室。2022年国家中医药管理局批准成立全国名老中医药专家薛莎传承工作室，总结薛莎教授临证经验和学术思想。

# 第二章 医　　案

## 第一节 感　　冒

**案1** 孙某，女，35岁，教师，2013年5月10日初诊。症见恶寒发热，在家测体温37.4℃，头痛，鼻微塞，咳嗽，痰多色白，神疲乏力，气短懒言，纳差，舌淡红，苔薄白，脉浮滑无力。患者神清，咽喉部红肿，扁桃体不肿，双肺呼吸音清，心脏听诊无异常，腹检无异常。血常规提示白细胞偏低，淋巴细胞百分比稍高。

**西医诊断：**急性上呼吸道感染。

**中医诊断：**感冒（气虚感冒）。

**治法：**益气解表，扶正祛邪。

**方药：**人参败毒散加减。

**处方：**党参15克，炒白术15克，当归10克，升麻10克，羌活10克，柴胡10克，陈皮10克，炙甘草6克，茯苓15克，前胡10克，法半夏10克，紫苏叶6克，枳实10克。5剂，每剂加生姜3片，水煎服，每日1剂，早晚饭后温服。患者服用5剂后，上述诸症大减。

**【按语】**

感冒的基本治疗原则为解表祛邪。解表之法应首辨虚实，根据所感邪气的不同，选择相应的治法。治实证感冒宜疏散为顺，一般忌用补敛之品，以免闭门留寇。虚体感冒因原有宿疾伤及正气，或体质虚弱，正气不足，卫外不固，容易受邪而致疾病反复发作，治疗应当扶正与解表并施。患者头痛，鼻微塞，恶寒低热，咳嗽，痰多色白，苔薄白，脉浮乃外感风寒时邪。然虽有表证，又有神疲乏力、气短懒言。舌淡，有脉滑无力之气虚症状。此乃虚实夹杂，本虚标实。方用人参败毒散散寒祛湿，益气解表。方中党参、白术、茯苓、炙甘草益气健脾，助正气以鼓邪外出，防邪复入。陈皮、半夏燥湿化痰，前胡、枳实、紫苏降气化痰，兼可调畅中焦气机，有升有降，畅通气机，宽胸利膈。羌活发散风寒，胜湿止痛，患者外感寒湿较轻，故未联用独活。柴胡解肌透邪，且能理气，可助君药解表逐邪。

**案2** 童某，男，40岁，职员，2016年4月16日诊。刻下：形体偏胖，面色㿠白，平素常易感冒，四肢不温，大便平素不成形。恶风寒，头疼，咽痛，鼻塞流浊涕，周身酸楚，膝冷自汗，纳差腹胀，舌质淡胖，边有齿痕，苔薄白，脉沉细数而无力。查体：咽部轻微充血，双侧扁桃体不大。双肺呼吸音清，未闻及明显干湿性啰音。

**西医诊断：**急性上呼吸道感染。

**中医诊断：**感冒（阳虚感冒）。

**治法：**温阳益气，疏风宣肺。

**方药：**附子理中汤加味。

**处方：**党参15克，炙麻黄6克，炮附子6克，炒白术15克，干姜6克，炙甘草6克，黄芪10克，防风10克，桔梗10克，陈皮10克，黄芩8克。4剂，水煎服，每日1剂，早晚饭后温服。服药后症状大减，继以理中丸调治数月，阳虚诸症大大减轻。

**【按语】**

患者形体偏胖，面色㿠白，长期腹泻，汗多膝冷，舌质淡胖，脉沉细无力，乃一派阳虚之象，又有鼻塞、恶风寒、头疼咽痛、周身疼痛、苔薄白等风寒之征，鼻塞流浊涕，脉有数象，乃素体阳虚、复感风寒、风寒化热之兆。方中麻黄发汗解表，炮附子温经助阳，合理中汤温振脾阳，加玉屏风散扶正固表，配以桔梗散风宣肺以祛邪，辅以黄芩清肺经郁热，陈皮理气健脾，合而以奏扶正祛邪之效。诸药合用，共奏鼓动阳气，驱邪外出之效，发汗不伤正，温阳不耗液，使邪去正复而肾阳虚感冒治愈。

**案3** 刘某，女，69岁，2015年3月17日初诊。患者平素易感冒，2周前受凉后出现鼻塞、流涕、咽痛、咳嗽、咳少量白色泡沫痰，伴恶寒、头痛，到当地诊所静脉滴注抗生素，并口服双黄连口服液后咽痛减轻。刻下：鼻塞、流清涕、咽痒、时咳、咳少量白色泡沫痰、神疲、乏力、胃脘不适、纳呆、便溏，小便正常。体温37.8℃。舌淡暗有齿痕，苔白腻微黄，脉浮。

**西医诊断：**急性上呼吸道感染。

**中医诊断：**感冒（风邪袭表）。

**治法：**疏风解表、益气化痰。

**方药：**荆防败毒散加减。

**处方：**荆芥10克，防风10克，柴胡10克，太子参15克，法半夏12克，茯苓15克，陈皮10克，黄芩10克，炒白术15克，玄参10克，前胡10克，桔梗10克、芦根15克、甘草6克。3剂，水煎服，每日1剂，早晚饭后温服。

**二诊：**2015年3月20日，患者体温正常，咳嗽已止，鼻塞减轻，有时流清涕，饮食稍增，大便软，量少，脉浮滑，腻苔未净，继以上方去玄参、芦根，加鸡内金10克治疗，3剂。1周后电话随访，患者已痊愈。

**【按语】**

本方以荆芥、防风疏散外邪的同时，配合用太子参益气扶正以助解表，使祛邪不伤正；茯苓渗湿化痰；桔梗宣肺、利咽；前胡、枳壳化痰行气；甘草调和诸药。对于感冒轻证，或初起偏寒、偏热俱不明显，仅稍有恶风、微热、头胀、鼻塞者，可予辛平轻剂，疏风解表，药用桑叶、薄荷、防风、荆芥等微辛轻清透邪。咽痒咳嗽者，可加前胡、牛蒡子、贝母、橘红、桔梗、甘草等清宣肺气。薛莎教授认为若风寒外感，表尚未解，内郁化热，或肺有蕴热，复感风寒之证，可取温清并施，辛温与辛凉合用之法，解表清里，宣肺清热，而老年人、虚体感冒则可迁延或易复感，则解表不忘扶正。

# 第二节 咳 嗽

**案1** 李某，男，76岁，2016年11月9日初诊。

**主诉：**反复咳嗽10余年，再发2月。

患者有慢性支气管炎病史10余年，每遇天气及季节变化即发作。2月前因气候变化再次发作，西医予抗生素、抗炎止咳治疗1月余，疗效欠佳。刻下：咳嗽，干咳为主，痰量少，不易咳出，质黏，色白，口干，午后潮热，汗出，夜间咳嗽加重，甚则不能平卧。诊其舌脉见舌红质干，苔薄白，脉细数。

**西医诊断**：慢性支气管炎急性发作。

**中医诊断**：咳嗽。

**治法**：宣肺止咳、益气养阴。

**方药**：止嗽散加减。

**处方**：前胡10克，陈皮10克，桔梗10克，百部10克，紫菀15克，款冬花15克，杏仁10克，北沙参15克，麦冬10克，五味子10克，生地15克，地骨皮10克，黄芪15克，炒白术10克。5剂，水煎服，每日1剂，早晚饭后温服。

**二诊**：2016年11月13日。患者诉上方服3剂即觉咳嗽、咳痰、潮热、汗出、口干等症状缓解明显。遂再服2剂，咳嗽、咳痰已完全缓解。目前仍偶有潮热，汗出，夜间觉手足心热，继用原方生地加量，并加车前子、川牛膝导热下行，引火归元。

**处方**：前胡10克，陈皮10克，桔梗10克，百部10克，紫菀15克，款冬花15克，杏仁10克，北沙参15克，麦冬10克，五味子10克，生地30克，地骨皮10克，黄芪15克，炒白术10克，车前子10克，川牛膝15克。5剂，水煎服，每日1剂，早晚饭后温服。

服药后患者症状完全缓解。后续予生脉饮和玉屏风颗粒中成药口服调理巩固。

【按语】

此案例中，患者有慢性支气管炎病史10余载，每遇寒即发作，发作时症见咳嗽、咳痰，数月不能缓解。且患者高龄体虚，肺肾气虚，加之久病，耗气伤阴，卫表不固，故每遇气候变化咳嗽即发作。肺阴亏虚，阴不入阳，肺失肃降，肺气上逆而发为咳，夜间为甚。肾阴亏虚，阴虚火旺，故见午后潮热、口干。肾阴亏虚，肺气不固，故见汗出。舌质干红，苔薄白，脉细数亦为气阴两虚之象。高龄久病，正气虚弱，加之每次发作即用抗生素或是辛温解表之品，耗气伤阴，故辨证属本虚标实、气阴两伤之证。此次就诊已咳嗽1月有余，夜间咳嗽较剧，甚则不能平卧，严重影响其休息，本着中医治病的基本原则，即"急则治其标，缓则治其本"的原则，选用止嗽散，以疏风解表、宣肺止咳，而又避免因辛温燥烈伤及肺阴。同时配伍补阴益气之沙参、麦冬、生地、黄芪、白术、五味子补益肺气、养阴敛肺，地骨皮清虚热，诸药合用即可使标去咳止，又可扶助正气，故而收效颇佳。后续予生脉饮和玉屏风颗粒扶正固表，增强机体抵抗力。

**案2** 钱某，女，68岁，2017年2月14日初诊。

**主诉：**咳嗽咳痰20余天。

患者就诊前1月外出时受凉，20余天后开始出现间断咳嗽、咳痰，CT提示双肺支气管炎。血常规、C反应蛋白等炎性指标无明显异常。已服西药治疗2周（头孢地尼、阿斯美、氨溴索片），并服用中成药治疗，疗效不佳。就诊时症见：咳嗽，咳大量白色泡沫痰，易咳出，咽痒、咽痛，白天咳嗽较剧，无发热恶寒。精神饮食一般，大便时干时稀，小便正常。舌质暗红、苔腻略黄，脉弦滑数。

**西医诊断：**支气管炎。

**中医诊断：**咳嗽。

**治法：**疏风散寒，健脾化痰，宣肺止咳。

**方药：**止嗽散合二陈汤加减。

**处方：**桔梗10克，前胡10克，陈皮10克，百部10克，紫菀30克，款冬花30克，杏仁10克，茯苓15克，浙贝母15克，姜半夏10克，竹茹10克，黄芩6克，荆芥10克，防风10克，蝉蜕6克，神曲10克，生甘草10克。5剂，水煎服，每日1剂，早晚饭后温服。

**【按语】**

本患者年迈，痰湿内患，外感风寒，肺气被遏，失于宣发肃降，发为咳嗽，为表实之证。风为百病之长，其他外邪多随风邪侵袭人体。张景岳曾提出："六气皆令人咳，风寒为主。"该患者平素喜食辛辣厚味，致使脾胃失健，运化失司，加之外感风寒之邪，肺气被束，肺失肃降，而发为咳嗽，痰色白，有泡沫，伴咽痒不适。风寒入里，日久化热，痰湿内蕴于里，故见痰多，大便时干时稀，舌质红，苔黄腻，脉弦滑数，均有风寒入里化热、痰浊内蕴之象，故选方止嗽散，祛风解表，宣肺止咳治其标。二陈汤健脾燥湿化痰，治其本。少佐黄芩，清热燥湿。荆芥、防风为辛温解表之对药，具有疏风散寒、解表祛邪之功，现代药理研究表明二者联用具有抗菌、抗病毒、调节免疫的功效。蝉蜕祛风利咽。另外，研究发现蝉蜕通过改善白细胞的含量，改善微观血瘀的状态来缓解炎症，进而达到解痉、镇咳、祛痰、平喘的作用。此处用生甘草而非炙甘草，是因为生甘草祛痰、止咳作用强于炙甘草，且生甘草味甘，性平，可润肺止咳，调和诸药。全方标本兼顾，以祛邪治标为主，兼顾健脾祛湿固其本，故而收效颇佳。5剂而愈。

**案3** 于某，女，38岁，2017年10月17日初诊。

**主诉：**咳嗽1周。

患者就诊前1周受凉后开始出现咳嗽，咳少许白黏痰，不易咳出，夜间阵咳明显，未予重视，未经系统诊治，咳嗽咳痰日渐加重。外院胸片提示：双肺纹理稍粗。刻下：咳嗽，咳白黏痰，伴咽痒、咽痛，饮食欠佳，精神尚可，二便正常。舌红、苔白腻，脉浮紧。

**西医诊断：**急性上呼吸道感染。

**中医诊断：**咳嗽。

**治法：**宣肺止咳，健脾化痰。

**方药：**止嗽散合六君子汤加减。

**处方：**紫菀30克，冬花30克，白前15克，百部15克，炙甘草10克，荆芥10克，防风10克，法半夏10克，太子参15克，炒白术15克，茯苓15克，陈皮10克。7剂，水煎服，每日1剂，早晚饭后温服。

**【按语】**

本患者肺气失宣，脾气亏虚，脾主运化水土精微功能渐差，肺气也会不足，不利于外邪的驱除，相互循环，则迁延不愈。患者咳嗽，咳痰，苔白腻，脉浮紧，则风邪仍在表；脾失健运，故无食欲，厌油腻。治疗时需要兼顾脾脏，补肺健脾，土为万物生长之源，脾气足，脾主运化水土精微功能增强，则各个脏腑能量渐充，正气渐足，外邪则不攻而退。标本兼顾，事半功倍。该患者因感受外邪咳嗽、咳痰，外邪易传变入里，易致病情变化，当即补肺健脾，防止传变，补母强子，标本兼顾，临床疗效快。应该注意的是，慢性咳嗽在临床上处理不当，易致病情变化多端，需要在临床上辨清症状，准确判断病情变化，治疗上兼顾他脏，标本兼顾，防止传变，增强正气，则咳嗽渐愈。

**案4** 周某，女，58岁，2018年4月7日初诊。

**主诉**：咳嗽1周。

患者就诊前1周感冒后出现咳嗽，咳痰，自服消炎、止咳化痰药物（阿莫西林胶囊、克咳胶囊），咳嗽症状无明显缓解。刻下：咳嗽，咳痰，平卧后加重，痰色白、质稀易咳出，鼻塞，流清涕，咽干咽痒，全身乏力，无头晕头痛，无恶寒发热，饮食欠佳，睡眠一般，大便成形，小便清，舌淡红、苔薄白，脉浮细。

**西医诊断**：急性上呼吸道感染。

**中医诊断**：咳嗽（风邪犯肺）。

**治法**：疏风宣肺、健脾益气、止咳化痰。

**方药**：止嗽散加减。

**处方**：前胡10克，紫菀10克，杏仁10克，桔梗10克，百部10克，化橘红6克，蝉蜕6克，芦根10克，白扁豆10克，荆芥10克，黄芪15克，甘草6克。7剂，水煎服，每日1剂，早晚饭后温服。

**二诊**：2018年4月14日，患者服药7剂后觉咳嗽明显减轻，二诊前日受凉后咳嗽有所反复，咽干，口苦，畏寒，舌淡红，苔薄黄，脉浮紧。守上方去化橘红、蝉蜕，加玄参、木蝴蝶养阴利咽。

**处方**：前胡10克，紫菀10克，杏仁10克，桔梗10克，百部10克，芦根10克，白扁豆10克，荆芥10克，黄芪15克，甘草6克，玄参15克，木蝴蝶6克。7剂，水煎服，每日1剂，早晚饭后温服。

【**按语**】

根据病因分，咳嗽有外感咳嗽和内伤咳嗽之分。外感咳嗽由六淫外邪侵袭肺系所致，根据病邪性质分类，风寒袭肺证、风热犯肺证及风燥伤肺证三种证型比较常见，其以宣肺止咳为治疗原则。风寒咳嗽治以疏风散寒、宣肺止咳；风热咳嗽治以疏散风热、宣肺止咳；风燥咳嗽治以疏风润燥、宣肺止咳。内伤咳嗽多为虚实夹杂，因虚致实。其治疗补虚同时兼顾驱邪。而外感与内伤又可相互为病，病久转虚；病体素虚者，又易感外邪，两者互为因果。本患者以咳嗽为主诉，察该患者体形偏胖，平素多虑，损及脾脏，脾运化功能失司，故见饮食欠佳，全身乏力；风寒之邪外袭肺脏，致肺气上逆，故见咳嗽，咳痰，色白、质稀易咳出，鼻塞，流清鼻涕；风盛挛急，故见咽痒；观其舌脉，患者体虚而外感风寒之邪，故舌淡红、苔薄白，脉浮细。辨证属肺脾气虚，风寒外袭，肺失宣降。治以疏风散寒、宣肺止咳，又兼以补脾益肺。方选止嗽散加减，药用荆芥疏散风寒；前胡、紫菀、杏仁、百部宣肺止咳平喘；紫菀、百部温润止咳，以防温燥辛散伤肺；化橘红化痰止咳；黄芪、白扁豆健脾益肺；蝉蜕增强疏风作用；桔梗、甘草利咽止咳。二诊时患者咳嗽诸症明显好转，为方证对应之征象，患者虽有感风寒之邪，但症状不重，继续用原方加减，1周后咳嗽痊愈。

**案5**　许某，男，66岁，2018年5月11日初诊。

**主诉：**反复咳嗽半年，再发加重3天。

患者就诊前半年因受凉后出现鼻塞、咽痛、流清涕、咳嗽、少许咳痰，无发热，自行服用消炎药（药物不详）、风寒感冒颗粒1周后，症状好转，但后续仍反复发作，每遇寒发作，未重视就诊系统治疗。就诊前3天感冒后咳嗽再次加重。刻下：咳嗽，咳痰，色黄白相间，质黏，量不多，清晨咳嗽明显，鼻塞，流浓涕，前额痛，咽痛，怕风怕冷，口干口苦，饮食尚可，睡眠一般，睡后易醒，醒后难以入睡，大便成形，小便清。舌质偏红、苔薄黄，脉浮。

**西医诊断：**慢性支气管炎急性加重。

**中医诊断：**咳嗽。

**治法：**疏风解表、清肺止咳。

**方药：**止嗽散加减。

**处方：**紫苏叶10克，葛根15克，荆芥10克，薄荷6克，前胡10克，紫菀10克，法半夏10克，陈皮6克，芦根10克，太子参10克，甘草6克。共7剂，水煎服，每日1剂，分2次饭后温服。

**二诊：**患者咳嗽大减，恶寒，鼻塞流涕、咽痛等症状均明显好转，现仍有咳痰，量少、色白、质稀，舌质淡红、苔薄白，脉弦细。拟原方去薄荷、荆芥、紫苏叶，加茯苓10克、白术10克、黄芪20克、山药30克。

**处方：**葛根15克，前胡10克，紫菀10克，法半夏10克，陈皮6克，芦根10克，太子参10克，甘草6克，茯苓10克，白术10克，黄芪20克，山药30克。共7剂，水煎服，每日1剂，分2次饭后温服。

**【按语】**

外感风寒之邪犯肺，肺失宣降，故而发为咳嗽；寒邪郁肺，气机失于宣降，气不布津，津聚则为痰，故见咳痰；肺主皮毛，开窍于鼻，风寒束表，玄孔闭塞不通，故怕风怕冷，鼻塞流涕；表邪未解，郁而化热，见咳痰，色黄白相间，质黏，量不多，流稠鼻涕，口干口苦。辨证属风寒袭肺、郁而化热，治以疏风解表、清肺止咳，方选止嗽散加减，药用紫苏叶、荆芥宣肺疏风散寒解表；薄荷散风热利咽；前胡、法半夏、陈皮宣肺化痰止咳；紫菀温润止咳，以防温燥辛散伤肺；太子参滋肺阴，以防诸药温燥太过伤肺阴；甘草清热利咽，调和诸药。患者服7剂药后诸症减轻，考虑患者年纪较大，且平时易感风寒，拟原方加健脾益肺之药增强患者抗病能力。随访患者咳嗽治愈。

**案6**　赵某，女，6岁，2019年3月26日初诊。

**主诉：**咳嗽1周。

患儿就诊前1周受凉后出现咳嗽，咳嗽剧烈时伴气促，于小区诊所就诊，予以青霉素等治疗5日无明显疗效。刻下：咳嗽频作，气急痰鸣，面目略浮肿，舌苔白厚，脉浮。

**西医诊断：**急性支气管炎。

**中医诊断：**咳嗽。

**治法：**疏风散寒、宣肺止咳。

**方药：**止嗽散加减。

**处方：**白前6克，百部6克，紫菀10克，荆芥6克，炙甘草6克，桔梗6克，陈皮6克，僵蚕5克，川贝母3克，冬花10克。3剂，水煎服，每日1剂，频服。

**二诊：**2019年3月29日，患儿家属诉上方服后，咳嗽明显减轻，气息平缓，喉中少许痰鸣。原方加法半夏5克。

**处方：**白前6克，百部6克，紫菀10克，荆芥6克，炙甘草6克，桔梗6克，陈皮6克，僵蚕5克，川贝母3克，冬花10克，法半夏5克。3剂，水煎服，每日1剂频服。3剂尽后咳嗽痊愈。

**【按语】**

小儿咳嗽，外感居多，诚如《医学心悟》所说："咳嗽之因，属风寒者，十居其九。"其治若及早辛散，确可药到病除。然临床常见不少外感咳嗽，由于治不得法，致令缠绵难愈。程国彭说："盖肺体属金，畏火者也，过热则咳。金性刚燥，恶冷者也，过寒亦咳。其肺为娇脏，攻击之剂，既不仁受，而外主皮毛，最易受邪，不行表散则邪气留连而不解。"《黄帝内经》曰："微寒微咳。寒之感也，若小寇然，启门逐之即去。医者不审，妄用寒凉酸涩之剂，未免闭门留寇，寇欲出而无门，必至穿逾而走，则咳且见红。肺有二闭而不开。今鼻窍不通，则喉窍将启，能无虑乎？本方诸药合用，温润和平，不寒不热，既无攻击过当之虞，大有启门驱贼之势，是以克邪易散、肺气安宁，宜其投之有效欤。"张介宾说："俗云伤风不愈变成劳，夫伤风岂能成劳？……此医之所误尔。"在我们诊治的咳嗽病例中，有因发热迭进清热泻火之剂，或抗菌消炎药；有因干咳痰少喉痒，屡进养阴润燥者；亦有因咳嗽日久，而滥用滋补者。然愈治愈重，以致延绵日久。肺为娇脏，不耐寒热，用药当温润和平，既要解表散邪，又要肺气安宁，故每遇此等证候，投以止嗽散加减可获速效。止嗽散方中紫菀、百部、白前润肺止咳，降气祛痰，用于咳嗽迁延不愈或愈而复发，治咳嗽不分久新，皆可生效；以桔梗、橘红（陈皮去白）宣肺降气、止咳化痰；荆芥祛风解表，甘草调和诸药，二者与桔梗配合，更能清利咽喉。运用得宜，可用于诸般咳嗽。《医学心悟咳嗽》条下云："风寒初起，头疼鼻塞发热恶寒而咳嗽者，止嗽散加防风、苏叶、生姜散邪（疏风解表）；既散而咳不止，专用本方调和肺气。""若表寒未解，里有郁热，热为寒遏，咳嗽音哑，气急似喘，痰黏稠、口渴、心烦、或有身热，加生石膏、桑白皮、黄芩等解表清里，或者若是兼暑气伤肺，口渴、心烦、尿赤者，其症最重，用止嗽散加黄芩、黄连、花粉，以折其火；若夹痰湿，咳而痰黏，胸闷，苔腻者，加半夏、厚朴、茯苓、桑皮、生姜、大枣以燥湿化痰祛其湿；若燥气焚金，干咳无痰者，用止嗽散加瓜蒌、贝母、知母、柏子仁以润其燥。"咳血者，止嗽散加荆芥、紫苏、赤芍、丹参；咳而两胁痛，止嗽散加柴胡、枳壳、赤芍；咳而咽肿喉痛，止嗽散加桔梗、牛子；咳而右胁痛，隐引肩背，动则咳剧者，止嗽散加葛根、秦艽、郁金；咳而腰痛，甚则咳涎者，止嗽散加附子；咳而呕苦水者，止嗽散加黄芩、半夏、生姜；咳而矢气者，止嗽散加白芍；咳而呕者，止嗽散加乌梅、川椒、干姜，去甘草，有热者加黄连；咳而遗屎者，止嗽散加白术、赤石脂；咳而遗尿者，止嗽散加茯苓、半夏；若七情气结，郁火上冲者，止嗽散加香附、贝母、柴胡、黑山栀。

# 第三节 喘 证

**案1** 患者，女，45岁，2019年3月23日初诊。

**主诉：**间断气短、喘憋30年，加重半个月。

患者间断喘憋，气短30年，曾住院诊断为支气管哮喘、慢性阻塞性肺炎，出院后长期吸入沙美特罗氟替卡松吸入粉雾剂，或服用缓释型茶碱及祛痰药，效果欠佳。就诊前半个月无明显诱因出现咳喘、气短加重，气喘，胸膈满闷，偶咳嗽，咯痰少、色白质如泡沫样，或吐痰涎，睡眠欠佳。食欲一般，便干，一日一行，每晚夜尿2或3次。舌红少苔、有裂纹，脉弦紧。

**西医诊断：**支气管哮喘，慢性阻塞性肺炎。

**中医诊断：**喘证（肺肾亏虚）。

**治法：**宣肺平喘，补益肺肾。

**方药：**桂枝加厚朴杏子汤联合射干麻黄汤加减。

**处方：**桂枝9克，炒白芍12克，厚朴9克，苦杏仁9克，炙麻黄6克，射干12克，蜜紫菀9克，紫苏子9克，炒芥子3克，旋覆花9克，党参15克，黄芪15克，炒麦芽15克，炒枳壳15克，辛夷10克，白芷6克，生姜6克，大枣6克，炙甘草6克。14剂，每日1剂，水煎，分早晚2次口服。

**二诊：**2019年4月5日，气喘咳嗽明显减轻，鼻塞流涕缓解，睡眠好转，疲乏减轻，仍口干，每晚夜尿1或2次，舌红少苔，有裂纹，脉细弦。处方在初诊方基础上改厚朴15克、辛夷10克、白芷9克，加熟地黄20克、黄芩12克、麦冬15克。14剂，煎服法同前。

**三诊：**2019年4月16日，咳喘未再发作，偶有鼻塞，无流涕，口咽干燥减轻，怕凉减轻，纳眠可，二便调，舌红、苔薄，脉细缓。

**处方：**桂枝9克，炒白芍12克，厚朴15克，苦杏仁9克，炙麻黄6克，紫苏子9克，旋覆花9克，党参15克，黄芪15克，干姜6克，炒麦芽15克，炒枳壳15克，生石膏（先煎）30克，生姜6克，大枣6克，炙甘草6克，熟地黄 20 克，黄芩 12 克，麦冬 15 克，仙鹤草 30 克，功劳叶 15 克。14 剂，煎服法同前。

1 个月后复诊，自诉服药后气喘、咳嗽、咯痰未再发作，鼻塞、流涕、咽痒消失，疲乏、口干显著改善，抄三诊方 7 剂以巩固疗效。随访至 2019 年 11 月，气喘、咳嗽未见复发。

**【按语】**

患者哮喘多年，对寒冷等气候变化较为敏感，可见其体质素虚，先天禀赋不足，脏腑功能低下，痰饮遂生，久蕴有化热趋势，又兼卫气失固，易被外邪侵袭，故而出现风寒痰饮相挟，肺肾气虚之复杂证候。治疗当补益肺肾，祛邪扶正，以桂枝加厚朴杏子汤为主联合射干麻黄汤加减进行治疗。方中桂枝解表散寒、通阳化气，射干泻肺降逆、祛痰化饮、消痰散结，二者共为君药。麻黄宣肺化饮散寒、止咳平喘、开达气机；杏仁肃降兼宣发肺气；紫菀泻肺止咳、降逆祛痰、温化寒饮、调畅气机；厚朴、紫苏子、旋覆花降气消痰；白芥子豁痰利气、温肺散结；干姜温肺化饮；苏子、杏仁、厚朴润肠通便，肺肠表里相应，利于气机调畅；白芍合桂枝调和营卫；生姜、大枣益气补中。诸药共为臣药，宣降相伍，温肺化痰，调理肺气。党参、黄芪温补肺脾肾之气，培本固源，纳气平喘，以化生气血，滋荣肺气。患者鼻塞流涕，随证加辛夷、白芷宣通鼻窍，以上共为佐药。以炙甘草为使，调和诸药。全方共奏解表祛邪，补益肺肾，降逆定喘之功。桂枝加厚朴杏子汤中包含芍药和甘草二药，即芍药甘草汤，薛莎教授用此二者比例多为 2：1，以达益气解痉平喘之功。二诊时患者诸症缓解，但患者咽喉干燥偏红，配伍黄芩、麦冬以清润养肺，且患者口干、脉细弦，故佐以熟地黄填补阴精。三诊时病情平稳，此时状态主要以本虚为主，故增加仙鹤草和功劳叶调补气血。整体用药思路立足于患者就诊时状态，宣肺与降肺相合，以调和肺气宣发肃降，祛邪药与补益药同用，宣散降泄而不伤肺气，使肺肾得补，痰饮得清，风寒得解，宣降合宜而喘咳痰满诸症自除。

**案2** 患者，男，72 岁，2014 年 10 月 16 日初诊。

**主诉：**反复咳嗽、咳痰、喘促 30 余年，加重 3 天。

患者反复咳嗽喘气，曾住院诊断为慢性阻塞性肺炎，给予抗感染、祛痰、止咳、平喘等药物治疗，症状有所缓解。出院后仍有咳嗽、咳痰、气喘等症状，时轻时重，间断治疗给药，一直未愈。此次病发于就诊前3天，因受凉后再发，自觉畏寒，鼻流清涕，咳嗽、咳白色痰，喘促，张口抬肩、不能平卧，伴有纳差、腹胀，小便不利。自行服用头孢类抗生素，吸入舒利迭，应用沐舒坦、甘草片等，病情无明显缓解。刻下：恶寒，流清涕，张口呼吸、不能平卧，咳白色痰，神疲，纳差，腹胀，面色晦暗，形体偏瘦，舌淡、苔白腻，脉浮滑。

**西医诊断：**慢性阻塞性肺炎。

**中医诊断：**喘证（风寒袭肺）。

**治法：**宣肺散寒，降气消痰。

**方药：**二陈汤加减治疗。

**处方：**炙麻黄8克，陈皮10克，苦杏仁10克，紫菀15克，白前10克，厚朴15克，姜半夏10克，茯苓20克，紫苏子10克，莱菔子10克，麸炒白术15克，炙甘草10克。7剂，水煎服，每日1剂，早晚温水分服。

**二诊：**2014年10月24日，患者诉服用上述药物后，咳嗽气喘症状减轻，痰量减少，易于咳出，腹胀消失，纳可，舌淡、苔白腻，脉细滑。上方去炙麻黄，加白芥子10克。7剂，水煎服，每日1剂，早晚温水分服。

**三诊：**2014年10月31日，患者自述服用药物后诸症减轻，偶有咳白色痰、乏力、无腹胀、饮食二便可，舌淡、苔白，脉细。

**处方：**党参10克，黄芪20克，炙甘草10克，麦冬15克，五味子10克，北沙参20克，白前10克，枇杷叶10克。7剂，水煎服，每日1剂。

**【按语】**

患者素来体弱，一旦风寒袭体，易成暴急之证，故有张口抬肩、不能平卧的表现。故用二陈汤合三子养亲汤降气消痰，加炙麻黄发散风寒以解表。此时治标为主，以驱邪外出，缓解病患症状，减轻痛苦。二诊时外寒已去，但仍有痰浊于内，故上方去炙麻黄，加白芥子以减祛寒之功而增祛痰之效。三诊时外邪尽去，仍有肺虚之象，故用补肺汤合生脉散以补肺固本，取"正气存内，邪不可干"之功。

**案3**　丁某，男，68岁，无业，2019年1月20日初诊。

**主诉：**反复咳嗽6年，加重2天。

患者因就诊前6年受凉后出现咳嗽，于当地医院予抗生素治疗，此后咳嗽反复发作，2天前患者症状加重，甚至张口抬肩，不能平卧。平素喜食辛辣。刻下：咳喘，胸闷气短，痰黄黏稠，纳眠可，口干不欲饮，大便干结，小便可，舌质红、苔黄腻，脉滑数。

**西医诊断：**支气管哮喘。

**中医诊断：**喘证（痰热郁肺证）。

**治法：**清热化痰、宣肺定喘。

**方药：**清金化痰汤。

**处方：**炙麻黄5克，杏仁9克，半夏10克，陈皮10克，茯苓15克，苏子10克，白芥子10克，莱菔子10克，紫菀10克，桔梗12克，桑白皮15克，牛蒡子12克，甘草6克。6剂，每日1剂，水煎服。

**二诊：**上症明显减轻，痰量减少，易咳出，大便调，但有咽痒不适，舌质红，苔稍黄腻，脉滑。原方加蝉蜕3克、射干10克。再进10剂，服法同前。

**三诊：**病已去大半，偶有咳嗽，痰少，咽痒不适缓解。上方去炙麻黄、茯苓、桔梗、桑白皮、牛蒡，加黄芪15克、防风10克。10剂后患者无特殊不适，遂嘱其避风寒，调情志，适当锻炼增强免疫力。

**【按语】**

本患者咳嗽先由外感所致，后因失治及进食辛辣食物，致使火热之邪内蕴，肺热炽盛，加之平素饮食不节，损伤脾胃，致脾失运化，痰湿内生，母病及子，进一步损伤肺脏，致使痰热蕴结于肺。初诊时，薛莎教授重在清热化痰、宣肺定喘的同时，兼有健脾除湿。患者大便干结，加牛蒡子既可清利咽喉，又能通畅大便。复诊时患者诸证好转，大便调，但患者有咽痒不适，原方加蝉蜕及射干清热利咽，此药对为薛莎教授治疗咽痒咽痛的常用方药组合。三诊时患者病去八九分，便去炙麻黄、茯苓、桔梗、桑白皮、牛蒡子，加黄芪、防风益气固表。

# 第四节　胸痹心痛

**案1** 杨某，男，56岁，2019年3月3日初诊。

**主诉：**间断胸闷胸痛2年有余。

患者就诊前2年出现胸闷、胸痛、牵扯痛，以两乳头、剑突下为主，行胸腔镜下左肺结节切除。术后仍有胸痛，呈刺痛，伴胸闷，阵发性，持续几秒或1~2小时自行消失。体格检查：135/70毫米汞柱，HR 78次/分，患者有酒渣鼻，双颊潮红，睡眠欠佳，大便不成形，口苦，舌红、苔薄黄，脉弦。辅助检查：冠脉CTA未显示异常，肺部CT示肺大泡，肺通气正常。

**西医诊断：**胸痛。

**中医诊断：**胸痹心痛病（气滞血瘀证）。

**治法：**理气活血，通脉止痛。

**方药：**瓜蒌薤白丹参汤加味。

**处方：**柴胡10克，香附8克，赤芍10克，甘草6克，瓜蒌皮10克，薤白6克，丹参10克，郁金10克，茯神30克，陈皮6克，合欢皮10克，玄参10克，珍珠母30克。嘱服用6剂，水煎服，每日1剂，早晚温服。

**二诊：**面部潮红稍消退，睡眠好转，舌红、苔薄黄，脉弦。

**处方：**瓜蒌皮10克，薤白6克，柴胡10克，枳实10克，赤芍10克，郁金10克，猫爪草30克，砂仁6克，陈皮6克，佛手10克，生地10克，地骨皮10克，桑白皮10克，炙甘草6克。嘱服用7剂，水煎服，每日1剂，早晚温服。

**三诊：**患者诉面部红疹治疗后减轻，近1周胸闷，睡眠一般，舌红、苔薄黄，脉弦。上方加连翘10克、蒲公英10克。嘱服用7剂，水煎服，每日1剂，早晚温服。服药后患者病情好转，胸闷、胸痛消失。

【按语】

临证表明胸痹主要病机在于"痰"和"瘀"，冠状动脉的大血管病变对应中医之脉，微血管对应中医之络。津液的凝聚则为痰，血行不畅的瘀滞则为瘀，痰瘀互结，则脉络同病，致使心阳不达，胸阳不升，脉络郁阻，痹而不通，辨证要点为心胸闷痛，偶有喘憋短气、心悸不安之感，表现为形体肥胖、身体困重、神疲乏力、唇舌色暗、苔腻，俱为痰瘀互阻之态。薛莎教授临床常以"疏其血气，令其条达"为原则，多用瓜蒌、薤白、丹参三味为主方，以奏宽胸通阳、活血行瘀之效。甘寒之瓜蒌和辛温之薤白合用可以起到辛温通阳、宣畅胸膈的作用；瓜蒌甘寒滑利，功专清肺化痰、利气散结，开胸间之痰热，荡胸中之垢腻；薤白辛温通畅，独善通阳散结、辛开行滞、苦泄痰浊，使上、中、下寒滞得消。二药相配，尽开泄宣痹之事，行胸阳之痹结，为治疗痰瘀互结之胸痹要药。瓜蒌、薤白豁痰通阳，佐以丹参活血祛瘀，使得痰、瘀共治。瓜蒌豁痰清痰热，薤白通阳散痹结，丹参活血归心经。瓜蒌、薤白调和为用，化痰热清瘀阻，血脉疏通，胸阳得开；丹参活血要药，归入心经，效为靶药。三味小方，寒热并用，气机合调，血络通达。本例患者最初接诊考虑肝郁气滞，日久成瘀，配用香附、郁金来疏肝理气，陈皮行气护胃，珍珠母重镇安神。服药后患者面部红疹稍减轻，仍有胸闷。考虑患者有肝郁、肺热的表现，在疏肝基础上加用泻白散清肺热，加用猫爪草散结消肿，生地可抗过敏，二者联用治疗酒渣鼻。服三剂之后，患者两颊皮肤红疹消退，皮色较前黯淡，胸痛消失。

**案2** 甘某，女，67岁，2019年4月23日初诊。

**主诉**：间断胸闷2月有余。

**现病史**：患者就诊前2个月无明显诱因出现胸闷，无心慌、胸痛，偶有颈部酸胀，头晕，干咳，无汗出，恶心呕吐。胸闷间断发作，天气变化明显。食纳可，眠可，二便可，焦虑。

**既往史**：高脂血症，胆结石，甲状腺结节，垂体囊肿病史。

**查体**：142/72毫米汞柱，HR 70次/分，律齐，双肺未闻及干湿啰音，双下肢不肿，舌红、苔白有瘀点，脉细滑。辅助检查：心电图示窦性心律，T波改变；血脂TCHOT 16.23毫摩尔/升，TG 3.99毫摩尔/升，LDL 3.92毫摩尔/升。肝肾功能、血糖均正常；冠脉CTA示左冠状动脉前降支远端混合斑块，局部管腔轻度狭窄。

**西医诊断**：冠状动脉粥样硬化，高脂血症，胆囊结石，甲状腺结节。

**中医诊断**：胸痹心痛（痰浊中阻）。

**治法**：疏肝健脾，宽胸理气。

**处方**：瓜蒌薤白丹参汤加减。

瓜蒌皮10克，茯神30克，葛根30克，薤白8克，炒白术10克，丹参30克，柴胡12克，甘草6克，陈皮6克，赤芍15克，白芍15克，猫爪草30克，佛手6克，山楂30克，鸡内金15克。嘱服用7剂，水煎服，每日1剂，早晚温服。服药后患者自觉症状消失，未再予以治疗。

【按语】

本案患者就诊时胸闷，情绪比较焦虑，血脂偏高，结合舌脉考虑胸闷不适为痰浊中阻、肝气郁结所致。而本例患者有较多基础疾病，故在瓜蒌薤白丹参汤治疗的基础上，针对此患者的其他病症也做了相应加减用药。方中丹参为君药，直入血分，既能活血祛瘀、止痛，又不损伤气血。瓜蒌、薤白为臣药，其中瓜蒌涤痰散结，开胸通痹；薤白通阳散结，化痰散寒。二者合用，共助君药宽胸散结、通阳祛瘀之功。配伍逍遥散中的白芍、白术、茯神、柴胡共奏疏肝健脾之功。此外，方中配伍佛手疏肝健脾，行气而不伤气。赤芍苦寒，入肝经活血散瘀。临床研究证明，佛手具有预防冠心病、扩张冠状动脉、增加冠状动脉中的血流量，同时改善脑垂体的功能，预防心肌缺血和心脏功能减退的功效。陈皮理气健脾、燥湿化痰，具有扩张冠状动脉以及增加冠状动脉血流量的作用，所以可以改善和预防心脑血管疾病的发生。方中葛根不仅可以升举阳气，还可增强肝细胞的再生能力，加强肝脏的解毒功能，并可改善心肌缺血，对于高血压、高血脂等心脑血管疾病，均可起到一定的治疗作用。山楂不仅可以健脾除满，也可用于治疗高血脂、高血压以及这种冠心病引起的胸闷、憋气之感。猫爪草具有散结、解毒、消肿的功效。鸡内金具有健脾消积、软坚化石的功效。

**案3** 王某，女，70岁，2019年3月28日初诊。

**主诉：** 间断胸闷半年余。

**现病史：** 患者就诊前半年无明显诱因出现胸闷，无心慌、胸痛，偶有颈部酸胀，头晕，干咳，无汗出，恶心呕吐。胸闷间断发作，天气变化明显。食纳可，眠可，二便可，焦虑。

**既往史：** 有高脂血症病史10余年。

**查体：** 140/73毫米汞柱，HR 68次/分，律齐，双肺未闻及干湿啰音，双下肢不肿，舌红、苔白有瘀点，脉细滑。

**辅助检查：** 心电图检查可见缺血性改变。冠脉CTA未显示异常。肺部CT示肺大泡、肺通气正常。肝肾功能检查正常。

**西医诊断：** 胸痛。

**中医诊断**：胸痹心痛（痰瘀互结证）。

**治法**：宽胸理气，活血化瘀。

**方药**：血府逐瘀汤合瓜蒌薤白半夏汤。

**处方**：瓜蒌 30 克，桔梗 15 克，胆南星 15 克，牛膝 15 克，甘草 6 克，半夏 30 克，桃仁 12 克，川芎 15 克，枳壳 15 克，陈皮 15 克，柴胡 30 克，当归 15 克。嘱服用 7 剂，水煎服，每日 1 剂，早晚温服。服药后患者自觉症状改善，未再进行治疗。

**【按语】**

本案患者有高血脂病史 10 余年，有既往研究表明，"痰瘀互结"形成的高脂血症是冠心病心绞痛发生的始动和诱发因素。现代医学指出，高脂血症是痰浊的病理物理，脂质的沉着为痰浊，导致体内血液黏稠性升高，造成血液流动性降低，聚集性增高，血流边学发生改变，从而出现瘀血。而瘀血的停滞则会引起组织缺血、缺氧，导致脂质堆积。上述因素的共同作用，均会增加动脉粥样硬化发生。胸痹为本虚标实之病，本虚为阴阳气虚的亏虚，标实则是阴寒、痰浊、血瘀。与寒邪内侵、饮食不当及情志失调等有关。若寒邪内侵，则气滞血瘀；若饮食不当，则损伤脾胃，运化失健，则聚湿生痰；若情志失调，则或气滞血瘀，或气郁化火，灼津成痰；若年迈体虚，则肝肾亏虚、心阴阳亏耗，则气血不畅。治疗应以改善症状、延缓病情发展为主。血府逐瘀汤合瓜蒌薤白半夏汤治疗胸痹疗效显著，可有效改善患者的胸部憋闷疼痛、胸痛彻背、短气、喘息及不得安卧的症状。瓜蒌薤白半夏汤记载于《金匮要略》，主治痰盛瘀阻胸痹证。而血府逐瘀汤记载于《医林改错》，多用于胸中血瘀证。本方中瓜蒌具有宽胸散结、清热涤痰的作用。桔梗具有宣肺止咳、祛痰排脓的功效，胆南星具有清热化痰、息风定惊的作用，牛膝具有强筋骨、化瘀通经及引血下行的作用，甘草能调和诸药，半夏具有燥湿化痰、降逆止呕作用，桃仁具有活血化瘀、抗炎镇痛的作用，川芎具有活血化瘀、行气开郁的作用，枳壳具有消积化痰、理气宽中的作用，陈皮能发挥调中燥湿、理气健脾的作用，柴胡具有和解表里、疏肝解郁的作用，当归具有补血活血、调经止痛的作用。诸药合用，共奏活血化瘀、行气止痛功效。血府逐瘀汤合瓜蒌薤白半夏汤治疗互结型胸痹痰瘀能发挥不同方药优势，且药物安全性较高，能提高依从性与耐受性。有研究表明，血府逐瘀汤合瓜蒌薤白半夏汤能改善脂质代谢水平，降低血液黏稠度，有助于扩张冠状动脉，增强心肌供血及供氧能力，发挥良好的心肌保护作用。同时，血府逐瘀汤合瓜蒌薤白半夏汤通过临床随证加减，可适应病情变化及治疗兼夹症状。

# 第五节 心 悸

**案1** 舒某，女，54岁，2018年11月19日就诊。

**主诉：** 间断心慌胸闷1年余。

**病史：** 患者就诊前1年无明显诱因出现心慌，胸闷，无胸痛，呈阵发性，与劳累、情绪有关。食纳可，睡眠可，腰痛，小便不畅，口干，乏力，气短，舌暗红、苔薄白，脉细。

**辅助检查：** 动态心电图提示室性早搏；尿液分析示隐血（＋）。

**西医诊断：** 心律失常。

**中医诊断：** 心悸（气阴不足）。

**治法：** 益气养阴，通阳复脉。

**方药：** 炙甘草汤加减。

**处方：** 瓜蒌皮10克，炙甘草6克，太子参10克，生地10克，桂枝3克，阿胶6克，麦冬10克，火麻仁8克，大枣8克，薤白6克，白茅根30克，车前草10克，石韦10克，杜仲10克，炒白术10克。嘱服用7剂，水煎服，每日1剂，早晚温服。

**二诊：** 患者诉心慌稍好转，偶有腹胀，口干，舌红、苔薄黄，脉细。上方加赤芍6克，大血藤10克，丹参10克。嘱服用7剂，水煎服，每日1剂，早晚温服。

**【按语】**

患者频发室性早搏，中医诊断为心悸，患者阴血不足，心脉失养，故心悸，方用炙甘草复脉定悸。炙甘草汤最早见于《伤寒杂病论》第177条"伤寒脉结代，心动悸，炙甘草汤主之"，是张仲景用于治疗"脉结代，心动悸"的著名方剂。原方记载为："甘草四两（炙）、生姜三两（切）、人参二两、生地黄一斤、桂枝三两（去皮）、阿胶二两、麦门冬半斤（去心）、麻仁半升、大枣三十枚（擘）。上九味，以清酒七升，水八升，先煮八味，取三升，去滓，内胶烊消尽，温服一升，日三服。一名复脉汤。"仲景此方是为伤寒"脉结代，心动悸"所设，第178条中对此进行描述"脉按之来缓，时一止复来者，名曰结。又脉来动而中止，更来小数，中有还者反动，名曰结，阴也；脉来动而中止，不能自还，因而复动者，名曰代，阴也"。核心病机始终为阴阳气血受损，而以阴血亏虚为主，故治疗上，以滋阴养血为主，辅以温阳益气，使气血生化有源，共奏充脉养心之效。炙甘草汤方中麦冬养阴生津、润肺清心，火麻仁润以养阴，阿胶滋阴补血润肺，生地黄滋阴养血、充脉养心。诸药合用，共补阴血，此外尚可补阴精以化阳气，从"阴中求阳"之意；桂枝温阳通脉、助阳化气，生姜辛行温通，二者相合温心阳，通血脉，又防大队滋阴之品过于厚腻；人参、大枣补益中气，以滋气血生化之源，同时使气生则血行；炙甘草调和诸药，兼能配伍人参、大枣补益中焦，又可配伍桂枝辛甘化阳。方用瓜蒌苦寒润滑，开胸涤痰，薤白辛温通阳散结气。二药皆有行气通阳之功，瓜蒌偏于降泄，薤白偏于辛散。瓜蒌得薤白，苦寒之性去而化痰散结、宽胸利气之功犹在；薤白得瓜蒌，苦燥之性减而通阳散结、行气泄浊之力增。二药配伍，一降一散，相得益彰，共畅胸中之气，奏通阳散结、行气祛痰之效。此方将原方中人参改为太子参，因人参过于温补，治疗体内大气下陷效果较好，本例患者不太适用，而患者阴虚较盛，治当补其气阴，故改为滋阴效果更强、性味较为平和的太子参；患者小便不畅，伴有隐血，方中加入白茅根、车前草、石伟凉血止血，利尿通淋；患者自诉腰痛，方中加入杜仲补肝肾，强筋骨；患者自诉乏力、气短，加入白术助太子参健脾益气。

**案2** 张某，男，57岁，2020年1月3日初诊。

**主诉：** 间断心慌1年有余。

**病史：** 患者就诊前1年无明显诱因出现心慌，劳累或情绪激动后易发作，每次心慌持续20到30分钟，休息后可自行缓解。睡眠不佳，食欲一般。口干，二便可。舌红苔白，脉结代。辅助检查：动态心电图示平均心率65次/分，室性早搏1892次，房性早搏1457次，房性心动过速120阵次，停搏＞2秒3次。

**西医诊断：**心律失常。

**中医诊断：**心悸（心阴亏虚证）。

**治法：**益气养阴。

**方药：**炙甘草汤加减。

**处方：**炙甘草10克，党参15克，桂枝10克，麦冬15克，阿胶10克，生地15克，茯神30克，远志10克，炒白术30克，生龙骨30克，生牡蛎30克。嘱服用7剂，水煎服，每日1剂，早晚温服。

**二诊：**患者诉心慌减轻，偶有口干，舌红、苔白，脉结代。上方加北沙参15克。嘱服用7剂，水煎服，每日1剂，早晚温服。

【按语】

本案患者属于心悸，结合舌脉、症状表现可辨证为心阴亏虚证，故采用炙甘草汤治疗；患者睡眠不佳，故采用安神作用较强的茯神，配以远志交通心肾、安神。患者情绪激动时易心悸发作，故采用重镇安神、平肝潜阳之龙骨、牡蛎，且二者也可治疗失眠。患者食欲一般，故采用白术健脾益气，改善患者症状。研究表明，甘草的主要有效成分为黄酮类和三萜类化合物，蜜炙后可显著增加其含量，这些化合物是炙甘草发挥抗心律失常作用的主要物质基础。炙甘草对多种原因引起的心律失常均有良好的作用，尤其是缺血性心脏病。

**案3** 朱某某，男，45岁，2019年11月11日初诊。

**主诉：**心慌汗出1周。

**病史：**患者就诊前1周无明显诱因出现心慌、汗出，无明显胸闷、胸痛，偶有潮热，无头晕、乏力，口干，睡眠质量差，食纳可，二便可。舌暗红、苔少，脉细数。

**辅助检查：**心电图未见明显异常。

**西医诊断：**失眠。

**中医诊断：**心悸（阴虚火旺证）。

**治法：**滋阴降火，养心安神。

**方药：**黄连阿胶汤。

**处方：**黄连5克，黄芩10克，阿胶10克，白芍10克，酸枣仁15克，知母10克，珍珠母30克，煅龙骨30克，煅牡蛎10克，甘草6克，浮小麦30

克，地骨皮10克。嘱服用7剂，水煎服，每日1剂，早晚温服。

**二诊：** 患者诉心慌好转，仍有发汗，睡眠稍好转，舌暗红苔少，脉细数。上方加五味子6克，远志10克。

**三诊：** 患者诉未去心慌，出汗明显缓解，偶有胸闷，食纳可，眠可，舌暗红苔薄白，脉细数。上方去地骨皮，加瓜蒌皮10克。

**【按语】**

黄连阿胶汤出自《伤寒杂病论》少阴病篇："少阴病，得之二三日以上，心中烦，不得卧，黄连阿胶汤主之。"本条论述的为少阴病热化证。少阴包括手、足少阴二经和心、肾两脏。在正常生理情况下，心火必须下降于肾，使肾水不寒，肾水必须上济于心，使心火不旺，心肾相济，阴平阳秘。邪热一方面内外合邪而导致心火亢盛，另一方面灼伤肾阴，从而破坏了"阴平阳秘"的状态，导致心火愈盛而肾水愈虚，表现为"心中烦，不得卧"。在方药配伍量方面，主药黄连、黄芩、芍药、阿胶的用量比例为4∶2∶2∶3，苦寒泻火的黄芩、黄连用量略多于酸甘滋阴之品。黄芩、黄连苦味入心，清心火安神，阿胶益肾水，白芍滋阴，加上鸡子黄滋肾阴、养心血而安神。诸药合用，肾水可旺，心火可清，心肾交通，水火既济，诸证悉平，煅龙骨重镇安神，五味子酸收，敛心气，两药均能宁心安神定悸。

**案4** 女，56岁，2019年2月20日初诊。

**主诉：** 间断心慌汗出2年。

**病史：** 患者就诊前2年无明显诱因出现心慌、汗出，伴入睡困难，易醒，醒后不易再睡，多梦心烦，腰膝酸软，盗汗，五心烦热，纳可，大便干，小便可，舌红、少苔，脉细数。

**辅助检查：** 头颅CT未见明显异常。心电图示大致正常。

**西医诊断：** 失眠。

**中医诊断：** 不寐（心肾不交型）。

**治法：** 滋阴补肾，泻火宁心。

**方药：** 黄连阿胶汤加减。

**处方：** 黄连10克，黄芩10克，阿胶10克，鸡子黄15克，芍药20克，合欢皮20克，煅牡蛎30克，玄参15克。嘱服用7剂，水煎服，每日1剂，早晚温服。

**二诊：**2019年3月6日，患者诉入睡困难较前好转，偶有醒后不易再睡，心悸头晕缓解，腰膝酸软明显改善，盗汗减轻，五心烦热略好转。原方中加入酸枣仁20克，煎法及用法同前，续服14剂。

**三诊：**2019年3月20日，患者诉诸症明显改善。续上方，7剂，服药后患者自觉心慌、汗出症状消失，睡眠质量良好，未再用药。

**【按语】**

本方由黄连阿胶汤加减而成，其中以清热燥湿，清上焦及中焦火热之黄芩、黄连共为君药，二者皆归心经、胃经，能够很好地清心经之火毒，尤以黄连更甚。《神农本草经》载："合欢皮可安五脏，和心志，令人欢乐无忧。"合欢皮为治疗情志类疾病不可或缺的重要药材。煅牡蛎敛汗，玄参滋阴清热。二诊中加入安神敛阴之酸枣仁，酸枣仁中所含黄酮皂苷能够麻痹大脑神经，改善脑循环，抑制大脑皮层兴奋，进而发挥助眠之功效。

# 第六节　胃　痞

**案1**　张某，男，58岁，2021年3月24日就诊。

**主诉：**胃脘不适伴反酸数年。

患者经常胃脘不适伴有反酸，多食则腹胀，时有嗳气，曾于外院行胃镜提示萎缩性胃炎伴糜烂。患者现精神一般，饮食一般，多食易腹胀不适，时有口干，喜温饮，大便偏干，小便正常。舌红、苔薄腻，脉沉细。

**西医诊断：**萎缩性胃炎。

**中医诊断：**胃痞（寒热错杂）。

**治法：**助脾健运，理气消痞。

**方药：**半夏泻心汤和枳实消痞丸加减。

**处方：**半夏10克，黄连6克，酒黄芩10克，甘草6克，党参10克，柴胡10克，炒枳实10克，白术30克，赤芍10克，建曲10克，炒麦芽10克，陈皮6克，姜半夏6克，姜厚朴10克，煅瓦楞子15克，炮姜2克，吴茱萸2克。7剂，水煎服，每日1剂，早晚温服。

**二诊**：2021年3月31日，前方服用后，胃脘不适及反酸症状较前好转。时有口干，大便干结，日行1次。舌淡红、苔薄腻，脉沉细。上方焦栀子6克，再服7剂。

**三诊**：2021年4月13日，精神可，或有反酸、嗳气不适，无腹胀。夜间口干，舌红、苔薄腻，脉沉细。党参改为南沙参10克，加海螵蛸10克。再服7剂。

**四诊**：2021年4月20日，精神可，面色红润有气色，反酸、嗳气症状明显缓解，大小便正常，舌淡红、苔薄白。再服14剂以固其效。

【按语】

痞满最早见于《黄帝内经》，称为"痞""痞塞""痞隔"等。痞满病名首见于《伤寒杂病论》："满而不痛者，此为痞。"胃痞是感受外邪、内伤饮食、情志失调、体虚久病、药物所伤等多种病因导致。患者胃脘不适数年，长期反复发作，多食则腹胀不适，久病多虚，病久入里化热。半夏泻心汤用于治疗寒热错杂之痞证。枳实消痞丸用于脾虚气滞，寒热互证，对于脾胃素虚、升降失职、寒热互结、气机阻滞、心下痞满者可消痞除满、健脾和胃。患者喜温饮，表现为寒，大便干结则提示有热，舌苔薄腻则提示有湿。诸多症状都表现出来患者不仅有热，还有寒，不仅寒热错杂，还有虚实相兼。治宜调其寒热，消痞散结。全方注重平衡寒热，兼顾虚实，方中以半夏为君，可燥湿化痰，消痞散结，配以少量炮姜用其辛热来温中，黄芩、黄连均为苦寒之物，且都善清中焦之湿热，二者相配共同泄热散痞。半夏、炮姜、黄芩、黄连四味药物，辛开苦降，寒热平调，方中枳实、厚朴同用，二者皆可行气，气行则消痞除满。党参、白术、茯苓、甘草有四君子汤之意，顾护患者脾胃，再加炒麦芽益气健脾，建曲用于食滞中阻，陈皮可理气健脾，煅瓦楞子制酸止痛。最后用甘草益气健脾，调和诸药。后将党参易为南沙参是为了养阴，防止胃阴不足，亦可益气、益胃。再加海螵蛸可制酸止痛加强。全方重点在于辛开苦降和平调寒热，兼顾脾胃，脾胃为中焦气机升降枢纽，重视脾胃气机通畅，治疗胃痞的痞塞不通。方证合拍，即取显效。

**案2** 陈某，女，51岁，2022年11月17日初诊。

**主诉**：经常胃脘部不适，伴有疼痛。

**病史：** 患者经常胃脘部不适，伴有疼痛，或有嗳气。曾行胃镜提示胃息肉。患者精神尚可，近来反酸明显，胸胁部时有胀痛，饮食一般，大便或干或溏，小便正常。舌淡红、苔薄白，脉弦细。

**西医诊断：** 胃息肉。

**中医诊断：** 胃痞（肝脾不和）。

**治法：** 调和肝脾。

**方药：** 四逆散加减。

**处方：** 柴胡10克，赤芍12克，枳壳15克，甘草6克，炒鸡内金12克，延胡索15克，半夏6克，茯苓10克，白术10克，陈皮6克，青皮6克，瓦楞子15克，佛手6克，神曲10克，麦芽10克，太子参15克。7剂，水煎服，每日1剂，早晚温服。

**二诊：** 2021年11月24日，患者因不慎着凉，近来有咳嗽，咽痛不适，胸胁部胀痛明显，无发热，咳痰。精神可，饮食一般。上方加款冬花10克，苦杏仁10克，薤白8克，射干10克。再服7剂。

**三诊：** 2021年12月3日，前方服用后，咽痛咳嗽不适症状好转，胸胁部胀痛未再发。去款冬花、苦杏仁、射干。再服14剂。

**【按语】**

四逆散原用于"少阴病，四逆"，外邪入里，气机郁滞，不得疏泄，导致阳气内郁，不能达于四肢，可见手足不温。现多用于肝脾气机郁滞的胸胁胀满，脘腹疼痛，可行气解郁，疏肝理脾。方中柴胡可疏肝解郁，将四逆散原方中的白芍易为赤芍，枳实易为枳壳，是因赤芍止痛之力较强，枳壳偏行胸腹部之气，可理气宽中，行滞消胀，柴胡和赤芍相配，一升一降，可加强调畅气机之力，还能调和气血。延胡索、陈皮、青皮用于行气，陈皮还可理气健脾，鸡内金、神曲、麦芽共同消食脾胃，太子参补气健脾。患者反酸、胃痛不适，嗳气为气逆，气上冲逆，瓦楞子制酸止痛，陈皮、青皮、佛手共同行气止痛。全方注重行气解郁，疏肝理脾。二诊时，患者不慎着凉，加用款冬花可润肺下气，苦杏仁善肃降而宣发肺气止咳，射干利咽止痛，再加薤白温阳散寒，且对胸胁部痞满胀痛有益。全方注重疏肝理脾，顾护脾胃。

**案3** 陈某，女，75岁，2022年7月5日初诊。

**主诉：**上腹部胀满不适1月余。

**病史：**就诊前1个月患者无明显诱因开始出现上腹部胀满不适，时有嗳气，矢气多，口苦口干，素来大便稀，日行2次，无腹胀，纳可，无呕吐，无发热。患者当下精神一般，饮食一般，睡眠差，小便正常，大便如上诉。舌红、苔薄黄腻，脉沉细数。既往有慢性胃炎、失眠病史。

**西医诊断：**慢性胃炎。

**中医诊断：**胃痞（湿热中阻）。

**治法：**清热化湿，和胃消痞。

**方药：**藿香正气散加减。

**处方：**广藿香10克，大腹皮10克，姜厚朴10克，陈皮6克，茯苓10克，白芷10克，紫苏叶10克，炒白术10克，桔梗15克，甘草片6克，姜半夏6克，南沙参10克，炒鸡内金10克，布渣叶15克。7剂，水煎服，每日1剂，早晚温服。

**二诊：**2022年7月12日，前方服用后，上腹部胀满不适较前好转，口干口苦较前好转，偶尔大便偏稀，舌红、苔薄腻。为巩固疗效，再服10剂。

【按语】

藿香正气散原用于外感风寒，内伤湿滞证，内伤湿滞，湿阻中阳，中焦脾胃受损，升降失常可出现上吐下泻，气机受阻，可出现胸膈满闷、脘腹疼痛不适，本方最主要病机为湿。本案中患者大便偏稀，舌红、苔薄黄腻，提示患者内有湿热，湿阻中焦，脾胃受损，气机失调，可出现脘腹胀满不适，湿气传导肠道，肠道主津液功能异常，水液代谢失常，可出现大便偏稀，主要病机为湿和热。方中用广藿香为君药，芳香化湿，其芳香之气可以化中焦湿浊，中焦湿阻，气机不畅，用大腹皮行气宽中，厚朴则下气除满，用陈皮理气健脾，助脾化湿，同样白术和茯苓健脾利水。紫苏叶和白芷辛温，紫苏醒脾宽中，行气止呕，白芷燥湿化痰。桔梗宣肺利膈，可解表，助化湿；半夏一用于燥湿，二用于胸脘痞满来消痞散结。患者口干明显，用南沙参益气养阴。布渣叶既可消食，又可清热利湿，最后用鸡内金，健脾消食。诸药合用，清热与内化湿滞，健脾利湿与理气合胃共用，使得湿热内化、气机通畅、调和脾胃。清热利湿后，气机通畅，疗效理想。

**案4**　陶某，男，62岁，2021年5月18日初诊。

**主诉：**脘腹胀满不适2年有余。

**病史：**患者就诊前2年开始出现脘腹部的胀满不适，无脘腹部疼痛，口干、咽干明显，无口苦，喜温饮。平素体虚，自汗、短气，易有乏力感。既往有慢性胃炎史、胃息肉切除史。患者目前精神一般，饮食一般，睡眠一般，大小便正常。舌红、苔薄白，脉虚细数。

**西医诊断：**慢性胃炎。

**中医诊断：**胃痞（气阴两虚）。

**治法：**益气养阴，疏肝理脾。

**方药：**生脉散加减。

**处方：**广藿香10克，大腹皮10克，姜厚朴10克，陈皮6克，茯苓10克，白芷10克，紫苏叶10克，炒白术10克，桔梗15克，甘草片6克，姜半夏6克，南沙参10克，炒鸡内金10克，布渣叶15克。7剂，水煎服，每日1剂，早晚温服。

**二诊：**2022年7月12日，前方服用后，上腹部胀满不适较前好转，口干、口苦较前好转，偶尔大便偏稀，舌红、苔薄腻。为巩固疗效，再服10剂。

**【按语】**

藿香正气散原用于外感风寒，内伤湿滞证，湿阻中阳，中焦脾胃受损，升降失常可出现上吐下泻，气机受阻可出现胸膈满闷、脘腹疼痛不适，本方最主要病机为湿。本案中患者大便偏稀，舌红、苔薄黄腻，提示患者内有湿热，湿阻中焦，脾胃受损，气机失调，可出现脘腹胀满不适，湿气传导肠道，肠道主津液功能异常，水液代谢失常，可出现大便偏稀，主要病机为湿和热。方中用广藿香为君药，芳香化湿，其芳香之气可以化中焦湿浊，中焦湿阻，气机不畅，用大腹皮行气宽中，厚朴则下气除满，用陈皮理气健脾，助脾化湿，同样白术和茯苓健脾利水。紫苏叶和白芷辛温，紫苏醒脾宽中，行气止呕，白芷燥湿化痰。桔梗宣肺利膈，可解表，助化湿；半夏一用于燥湿，二用于胸脘痞满来消痞散结。患者口干明显，用南沙参益气养阴。布渣叶既可消食，又可清热利湿，最后用鸡内金健脾消食。诸药合用，清热与内化湿滞，健脾利湿与理气合胃共用，使得湿热内化，气机通畅，调和脾胃。清热利湿后，气机通畅，疗效理想。

**案5** 吴某，男，63岁，初诊2017年11月18日。

**主诉：**上腹部胀满不适半年。

患者诉半年前无明显诱因出现上腹部胀满不适，进食后嗳气明显，无反酸、恶心呕吐。神疲纳差，怕冷，大便稀溏，每日2～3次，舌淡、苔薄白，脉细。既往有慢性胃炎病史。

**西医诊断：**慢性胃炎。

**中医诊断：**胃痞病（脾阳亏虚）。

**治法：**温中健脾，理气消胀。

**方药：**理中汤加减。

**处方：**太子参30克，炒白术10克，干姜6克，炙甘草6克，焦山楂10克，神曲10克，炒麦芽10克，木香6克，佛手10克，砂仁6克，藿香10克，吴茱萸6克。7剂，水煎服，每日1剂，分2次口服。

**二诊：**2017年11月25日，患者诉服药后腹胀稍减轻，嗳气次数减少，食欲和怕冷好转。大便稍成形，每日1～2次。睡眠欠佳，舌淡、苔薄白，脉细。上方加茯神30克。继服7剂。

其后随访患者，上诉症状未见反复。

**【按语】**

本案患者症状为纳差、腹胀，便溏、怕冷，结合患者舌脉，考虑患者乃脾阳虚弱所致，中阳不足，不能运化水湿，脾胃气机升降失常，故腹胀满，胃气不降反升，故见嗳气；脾胃阳虚不能运化水谷，清浊不分而并走于下，故大便溏，次数多。方用理中丸温中祛寒，益气健脾。理中丸见于《伤寒杂病论》辨霍乱病证并治篇。太阴病以吐、利、腹痛、腹满为特征，属太阴脾虚寒证。方中以干姜为君，大辛大热，温中祛寒，扶阳抑阴，为振奋脾阳之要药。以人参之补，益气健脾，以复运化，协助干姜以振奋脾阳为臣药。君臣相配，温养中焦脾胃阳气，以复运化、统摄、升降之能。以白术之燥，健脾燥湿，防脾虚生湿，为佐药。以炙甘草之和，益气和中，为使药。诸药合用，一温一补一燥，使中焦重振，脾胃健运，升清降浊机能得以恢复，则吐泻腹痛可愈。人参大补元气，量大易致腹胀，故本例改人参为太子参，以使补而不胀；藿香健脾化湿行气，木香、砂仁行气消胀，佛手护胃兼健脾化痰，并有疏肝作用。焦三仙消食开胃，佐以吴茱萸，既能散寒助阳，又能止泻。二诊时，患者腹胀、便溏、纳差症状好转，睡眠欠佳，故效不更方，加用茯神宁心安神。

**案6** 张某，男，60岁，2022年1月20日初诊。

**主诉：** 胃脘部胀满不适20年余，加重1月余。

**病史：** 患者20年来时有胃脘部胀满不适，就诊前1个月胀满不适，较前加重，伴有胃痛及背部疼痛。曾于他院行胃镜提示慢性糜烂性胃炎、胃窦炎、十二指肠球炎。病检示慢性胃炎伴中度肠上皮化生。患者当下精神一般，口干、喜热饮，无反酸，无恶心呕吐，无口苦，饮食正常，睡眠可，二便正常。舌暗红、苔薄白，脉涩。

**西医诊断：** 慢性糜烂性胃炎。

**中医诊断：** 胃痞（瘀血阻滞）。

**治法：** 理气消痞，行气止痛。

**方药：** 丹参饮加减。

**处方：** 丹参20克，檀香5克，高良姜6克，醋香附10克，赤芍15克，佛手6克，豆蔻10克，乌药10克，甘草片6克，南沙参12克，醋延胡索15克，陈皮6克，砂仁6克。7剂，水煎服，每日1剂，早晚温服。

**二诊：** 2022年1月27日，前方服用后，胃痛及背部疼痛有所缓解，现仍有胃脘部胀满不适，多食则加剧胀满不适。患者目前精神尚可，易口干、喜热饮，饮食一般，睡眠正常，大小便正常，舌脉同前。上方加木香6克，行气止痛，消食导滞。再服14剂。

**三诊：** 2022年2月15日，近来未再发胃痛，自诉近来进食油腻，脘腹部时有胀满。加陈皮10克，再服10剂。

**四诊：** 2022年2月25日，患者面色红润，精神可，自诉脘腹不适明显缓解，无胃痛，无口干、口苦、不适。为巩固疗效，再服10剂。嘱患者清淡饮食，定期复查胃镜。

**【按语】**

痞满初期多为实证，可因外邪入里、食滞内停，痰湿中阻等病因，影响脾胃功能，导致脾胃运纳失职，脾主运化，胃主受纳，清阳不升，浊阴不降。胃痞日久，可由实转虚，脾胃为后天之本，正气逐渐消耗，损伤脾胃，因胃痞常与脾虚不运、升降无力有关，脾胃虚弱，正气不足，病邪易内侵，形成虚实夹杂、寒热错杂之证。痞满日久不愈，气滞血停，气血运行不畅，亦可产生胃痛等其他变证。本案患者胃痞日久，由实转虚，脾胃虚弱，气机运行不畅，气为血之帅，血瘀内停，脉络瘀阻，血络损伤，故产生胃痛。本案主要病机为理气消痞，行气止痛。丹参饮出自《时方歌括》，是气滞血瘀导致的心胃诸痛常用方剂。丹参味苦，性微寒，善于通行血脉，广泛用于各种瘀血病证，配以檀香和砂仁行气，以助血行。此案中患者胃痞兼有胃痛，需要行气止痛，理气消痞，方中乌药辛温，行气疏肝，散寒止痛，用高良姜行气止痛，香附可理气调中，善治气滞腹痛。延胡索可活血、行气、止痛，加强丹参饮活血行气之力。"白补赤泻，白收赤散"，赤芍苦、微寒；归肝经，可散瘀止痛。佛手理气和中，豆蔻和陈皮加强佛手行气之力，还可健脾开胃。甘草可调和诸药。

**案7** 彭某，女，37岁，2022年6月24日初诊。

**主诉：**胃脘不适1年有余。

**病史：**患者就诊前1年开始出现胃脘部胀闷不适，易感疲倦乏力，或有头昏，自觉口臭明显，无明显口干、口苦、不适，无恶心呕吐。患者目前精神一般，饮食正常，睡眠一般，大便时溏，小便正常。既往有轻度脂肪肝病史。舌淡红、苔薄白，脉细弱。

**西医诊断：**慢性胃炎。

**中医诊断：**胃痞（胃气不和）。

**治法：**益气健脾，行气消痞。

**方药：**参苓白术散加减。

**处方：**姜半夏6克，茯苓10克，太子参15克，生白术10克，天麻8克，炒白扁豆10克，桔梗8克，薏苡仁10克，砂仁6克，陈皮6克，甘草6克，莲子15克。7剂，水煎服，每日1剂，早晚温服。

**二诊：**2022年7月1日，前方服用后，胃脘不适较前好转，但仍有疲倦乏力感，食少纳差。陈皮10克，再服7剂。

三诊：2022年7月8日，患者精神可，自诉胃脘不适，但胀满感未再发作。为巩固疗效，前方再服10剂。

**【按语】**

胃痞辨证应首辨虚实。外邪侵袭、饮食内伤、痰湿中阻、湿热内蕴等病因导致的胃痞为实痞。虚体虚弱，脾胃气虚，无力运化水谷，或胃阴不足，失于濡养所致则为虚痞。患者胃脘部不适1年有余，病程长，平素易感疲倦乏力，可知患者胃痞多因脾胃气虚，失于濡养发为胃痞，治疗上以调理脾胃气机升降、行气除痞消满为主。参苓白术散主要用于脾虚湿盛而导致的饮食不化、胸脘痞闷、面色萎黄等。本案患者脾胃气虚，气机受阻，故胃脘胀满不适；食积不化则有口臭；水谷不得运化，故有便溏。不拘于原方，将原方中的人参改为太子参，太子参甘、微苦，可益气健脾，为清补之品。方中白术和茯苓为常用健脾渗湿的药对，三药均可健脾益气。再加莲子以助太子参、茯苓和白术健脾益气，还能止泻。用白扁豆和薏苡仁帮助白术和茯苓加强渗湿止泻。砂仁辛温，对于湿阻中焦导致的脾胃气机阻滞，可化湿行气，还能温中止泻。用陈皮行脾胃中焦之气，还可燥湿行气。《黄帝内经》中对水液代谢概括为："饮入于胃，游溢精气，上输于肺，通调水道，下输膀胱，水津四布，五经并行。"本案患者内有湿浊中阻，在调理脾胃的同时，加用桔梗，桔梗性散上行，以此宣肺利气，通调水道，还能载药上行，培土生金。患者内有湿邪，湿邪重浊，易致头身困重，在健脾除湿的同时，加用天麻。天麻善治眩晕头痛，不论虚实皆可使用，以此缓解患者头晕症状。半夏辛温，有助于行气消痞。最后用甘草调和诸药。

# 第七节　呃　逆

**案1** 张某，男，75岁，2018年11月1日初诊。

**主诉：** 呃逆1周。

**病史：** 患者就诊前1周无明显诱因出现呃逆，间断发作，可有胁肋部不适，进食后也诱发呃逆发作，口干，喜热饮，无胃痛，食少纳差，睡眠可，大便稀，小便正常，舌淡红、苔薄白，脉细。

**西医诊断：**膈肌痉挛。

**中医诊断：**呃逆（胃气不和）。

**治法：**顺气解郁，和胃降逆。

**方药：**旋覆代赭汤加减。

**处方：**旋覆花10克，代赭石20克，半夏6克，太子参30克，甘草6克，干姜10克，炒白术10克，茯苓10克，桂枝10克，柴胡15克，赤芍30克，枳实10克，延胡索15克，砂仁6克，陈皮6克，炒麦芽30克，大枣10克，厚朴10克。7剂，水煎服，每日1剂，早晚温服。

**二诊：**2018年11月8日，患者精神可，前方服用后，呃逆发作频率明显下降。再服7剂，巩固其效。

**【按语】**

中医通常认为呃逆是因为外邪犯胃、饮食不节、情志不遂、正气亏虚等导致的，主要病机是因为胃失和降，膈间气机不利，气逆动膈，病位在膈，与胃、肺、肾、肝、脾均有关。本案患者双胁肋胀痛，肝郁气滞明显，而肝郁非肝气之虚，郁则气实，气郁一定程度必然横逆犯胃，上逆动膈，故出现呃逆。脾主运化，所谓"思则气结"，思虑过度，则脾的运化功能受到影响，脾虚血亏；肝性喜条达而恶抑郁，情志不遂，肝气郁结，横逆犯脾，则脾脏受损，亦可导致中焦运化失常，气血生化乏源，故出现大便稀等症状。旋覆代赭汤出自《伤寒杂病论》："伤寒发汗，若吐若下，解后，心下痞硬，噫气不除者，旋覆代赭汤主之。"本方具有化痰消痞、和胃降逆之功效。旋覆花可下气消痰，降逆止呕，代赭石助旋覆花降逆下气，止呕化痰，代赭石质重善镇冲逆，但味苦性寒，加用干姜用于制约代赭石之苦寒，防止苦寒伤胃，半夏可降逆和胃，患者口干，喜热饮，用补气生津、健脾益肺之太子参，而且太子参和甘草、大枣可共同益脾胃。方中还有四逆散加减，用柴胡、赤芍、枳实和甘草来调和肝脾，用白术和茯苓补气健脾。《世补斋医书》言："茯苓一味为治痰主药。痰之本，水也，茯苓可以利水；痰之动，湿也，茯苓又可行湿。"白术和胃化痰，两药合用，和胃除湿之功更强。桂枝为痰饮病、蓄水证的常用药，以此助阳化气。《本草备要》云陈皮"能燥能宣，有补有泻，可升可降"，其用有三：一散胸中之寒，二理胸腹之气，三健脾胃之功。延胡索和陈皮共用可行气、理气，促使气机通畅运行，厚朴下气除满。全方虽然以旋覆代赭汤为主方以降逆止呃，但是也需要同时运用陈皮、柴胡、砂仁等药物行气，注重气血通畅运行。治疗中注重调节气机，顺气解郁，和胃降逆。方证合拍，因此疗效理想。

**案2** 罗某，男，34岁，2022年1月24日初诊。

**主诉：** 反复出现呃逆3月余。

**病史：** 患者就诊前3个月因受凉后出现呃逆，后自行恢复。期间不慎受凉，呃逆反复出现。患者目前精神一般，食少纳差，偶有反酸，呃逆发作时可有胸胁部胀闷不适。既往有胃痉挛病史。睡眠尚可，二便正常，舌淡红、苔薄白腻，脉濡。

**西医诊断：** 胃神经官能症。

**中医诊断：** 呃逆（脾气亏虚）。

**治法：** 益气健脾，燥湿化痰。

**方药：** 六君子汤合四逆散加减。

**处方：** 北柴胡10克，白芍12克，炒枳壳15克，甘草6克，姜半夏6克，姜厚朴10克，太子参15克，砂仁6克，茯苓10克，炒白术10克，陈皮6克，干姜5克。7剂，水煎服，每日1剂，早晚温服。

**二诊：** 2022年1月31日，前方服用后，呃逆未再发，目前食欲一般，易感乏力。将理气健脾的加至陈皮10克，再服7剂。

**三诊：** 2022年2月7日，患者面色红润，精神可，纳可，大小便正常。为巩固疗效，原方再服5剂。

**【按语】**

本案中，患者感受外邪后出现呃逆，病程3个月，日久体虚，脾胃虚损，运化功能失常，气机升降失常，胃气上逆，引发呃逆，反酸，吐清水。脾胃虚弱，运化无力，故纳少。患者舌脉提示内有痰湿，是由于气虚加气逆，气不能行津，影响体内水液代谢，痰湿留滞体内。因此，本案患者治疗上应益气健脾，燥湿化痰。六君子汤源于明代虞抟的《医学正传》，有益气健脾、燥湿化痰功效。四逆散出自《伤寒杂病论》，四逆者，乃手足不温也。其证缘于外邪传经入里，气机为之郁遏，不得疏泄，导致阳气内郁，不能达于四末，而见手足不温。六君子汤多用于益气健脾，燥湿化痰。方中用太子参替代人参，太子参为清补之品，性平力薄，可益气健脾，适用于脾虚体倦，食欲不振者。白术苦温，可健脾除湿，加强太子参益气健脾之效。患者气虚湿浊内生，砂仁化湿行气，适于脾胃气滞，湿阻中焦者。脾胃虚，津液代谢异常，茯苓可健脾除湿，可加强白术健脾除湿；用陈皮理气健脾，燥湿化痰；半夏和厚朴可燥湿化痰，二药增强陈皮燥湿化痰之力。厚朴善燥湿化痰，再用少量的干姜可温中散寒，干姜辛热，善温中散寒，助脾胃阳气。干姜还能增强陈皮、半夏、厚朴的燥湿化痰之力。患者呃逆发作时胸胁部可有胀闷不适可知患者有肝气郁滞。用柴胡既可疏肝，又可行气，条达肝气，疏肝解郁，还可升举脾胃清阳之气。白芍味苦、酸，性微寒，养血柔肝，可治肝脾不和，胁肋疼痛，干姜可制约芍药寒性。枳实易为枳壳，枳壳偏行胸腹部之气，可理气宽中，行滞消胀，柴胡和白芍相配，一升一降，可加强调畅气机之力，还能调和气血。诸药合用，益气健脾，燥湿化痰，调和肝脾，疗效良好。

**案3** 张某，男，69岁，2022年8月8日初诊。

**主诉：** 呃逆3天。

**病史：** 患者就诊前3天在进食生冷食物后出现呃逆，伴有胃脘部胀满不适，精神尚可，食少纳差，喜温饮，纳可，大便秘结，依药而行，或有便溏，小便正常。无发热恶心，无口苦，无胸闷心痛，无腹胀胃痛等不适。舌红、苔薄白，脉沉细弦。

**西医诊断：** 胃肠神经官能症。

**中医诊断：** 呃逆（肝脾不和）。

**治法：** 降逆止呃，调和肝脾。

**方药：** 旋覆代赭汤合四逆散加减。

**处方：** 姜半夏10克，姜厚朴10克，北柴胡10克，炒枳壳20克，甘草6克，白芍15克，焦山楂8克，炒鸡内金8克，炒麦芽8克，旋覆花10克，煅代赭石15克，太子参15克，生姜3克，大枣10克，蒲公英10克，连翘10克。7剂，水煎服，每日1剂，早晚温服。

**二诊：** 2022年8月15日，前方服用后，呃逆未再发，目前仍有大便秘结或便溏，代赭石10克，炒鸡内金10克，炒麦芽10克。再服7剂。

**【按语】**

患者呃逆3天，起因进食生冷，病程较短，与饮食不当有关。呃逆可因进食太快、过食生冷，或滥服寒凉药物，使寒气蕴蓄于胃，可循经脉手太阴肺经上于膈，导致呃逆。或过食辛辣、饮酒、过用温补之剂，燥热内生，腑气不行，气逆动膈，发生呃逆。总之，饮食不当，过寒凉、辛辣均可导致呃逆的发生。本案则是进食寒凉之物后发生的。患者伴有胃脘部的胀满不适，考虑为寒凝气滞，肝气不畅，可导致肝脾不调。肝气郁滞，木郁不达，继而横逆犯脾，气机运行不畅，升降失常则见心下痞胀；肝经循两胁，肝郁气滞则见胀痛累及胸胁。因此治疗上应当疏肝理脾，调畅气机，遂以四逆散进行加减。旋覆代赭汤原用于"伤寒发汗，若吐若下，解后，心下痞硬，噫气不除者"，外邪经发汗、吐、下后，损伤中气，痰涎内生，胃失和降，痰气上逆则发呃逆。本方患者误食生冷后，损伤正气，用旋覆代赭汤益气补虚，降逆止呃。方中旋覆花性温，可下气消痰，降逆止呃；代赭石质重沉降，善镇冲逆。赭石甘苦质重，平肝降气止逆。食用生冷，喜温饮，可知脾胃受损，脾胃虚寒，用辛温之生姜辛散温通可温胃散寒，和中降逆。用生姜还可制约代赭石寒凉之性，使得代赭石镇降气逆的同时不损伤脾胃。半夏辛温，可降逆和胃；厚朴苦辛温，可下气除满，二药同用，共助下气。太子参为气阴双补之品，可健脾胃。四逆散为疏肝理脾之剂。患者食生冷后，寒邪内阻，用柴胡升发阳气，疏肝行气，透邪外出。柴胡疏肝解郁，以使肝气条达。用白芍敛阴养血柔肝，可补肝气。枳壳可宽胸利膈，理气宽中，行滞消胀。大枣、甘草可益脾胃，补气虚，扶助已伤中气。脾胃损伤，脾主运化，胃主受纳，二者皆有受损，患者食少纳差，用焦山楂可消食行气；鸡内金消食健胃，健运脾胃；炒麦芽消食健胃，尤其擅长促进淀粉性食物消化。三药合用可增强消食健脾的作用。用连翘、蒲公英疏风清热。注重降逆止呃，调畅气机，调理脾胃，使胃气得降，呃逆则愈。

**案4** 贾某，女，54岁，2022年6月20日就诊。

**主诉：**间断呃逆3月有余。

**病史：**患者自诉就诊前3个月感冒后开始出现呃逆，饮食偏凉、气候等多种原因均可诱发呃逆加重，饮热水后常可缓解症状。既往有慢性胃炎、

Hp（＋）病史。患者当下少神，食少纳差，多食则易腹胀不适，睡眠尚可，自觉易疲倦乏力，无口干、口苦，喜热饮，大便偶溏，小便正常。无心慌胸闷，无反酸呕吐、胃痛等不适。舌淡、苔薄白，脉沉细。

**西医诊断：**慢性胃炎。

**中医诊断：**呃逆（脾阳亏虚）。

**治法：**降逆止呃，温补脾胃。

**方药：**理中丸加减。

**处方：**半夏10克，厚朴10克，人参10克，白术10克，甘草6克，陈皮6克，砂仁3克，黄芪20克，干姜10克，吴茱萸3克，焦麦芽10克，焦山楂10克，焦神曲10克。7剂，水煎服，每日1剂，早晚温服。

**二诊：**2022年6月28日，前方服用后，呃逆发作频率明显降低，自觉精神、体力较前好转，二便正常。现患者症状好转，去吴茱萸，防止其辛热过燥。再服7剂。

**三诊：**2022年7月5日，患者面色红润，精神可，前方服用后，呃逆未再发作。为巩固疗效，前方再服10剂。

【按语】

脾胃位于中焦，胃居于膈下，肺主肃降，都以降为顺，二者相互影响。呃逆根据病理性质有虚实之分，虚证多由脾胃阳虚或者胃阴不足等正虚气逆所致。本案患者因感冒后出现呃逆，考虑因寒邪内伤，寒邪与正气交争，气机逆乱，胃气上逆发为呃逆。发病已3月有余，病程较长，日久导致脾胃虚寒，脾胃功能受损，可出现食少纳差、便溏等多种症状。理中丸出自《伤寒杂病论》："霍乱，头痛发热，身疼痛，热多欲饮水者，五苓散主之；寒多不用水者，理中丸主之""大病瘥后，喜睡，久不了了，胸上有寒，当以丸药温之，宜理中丸"。原方用于治疗太阴病虚寒下利，具有温运中阳，调理中焦，用于脾胃虚寒证，因此取名为"理中"丸。方中干姜为大辛大热之品，可温脾阳，祛寒邪；人参甘温，可补气健脾。脾喜燥勿湿，脾虚运化无力则易生湿邪，用白术燥湿，还可健脾。甘草可调和诸药，调和药性。半夏辛温，归脾胃经，可燥湿降逆。半夏善于燥湿化痰，降逆止呕。厚朴味苦、性辛温，苦降下气消积，可除无形之湿满和有形之湿满。半夏与厚朴助中焦气机运行，还可助白术燥湿。陈皮理气健脾，加强白术健脾之力。患者脾胃亏虚，气血生化之源不足，脾胃运化无力，予以焦麦芽、焦山楂、焦神曲助消化。气虚不足，予以黄芪补气健脾，黄芪为补中益气要药。脾胃气虚，湿浊易生，患者时有便溏，用砂仁温中止泻，还可助白术化湿行气。中焦虚寒，需要温中散寒，用辛热之吴茱萸，加强理中丸温补中焦脾胃。

# 第八节　泄　泻

**案1**　王某，男，50岁，2018年4月20日就诊。

**主诉：**腹泻半月余。

患者就诊前半个月无明显诱因出现腹泻，每日需要如厕，排便4或5次，大便稀溏，色黄，矢气肠鸣，伴有口干，夜间睡眠欠佳，睡后易醒，尿频、尿急，无尿痛，舌红、苔薄腻，脉沉细。

**西医诊断：**肠炎。

**中医诊断：**泄泻（肾阳虚衰）。

**治法：**温肾健脾，固涩止泻。

**方药：**四神丸加减。

**处方：**制吴茱萸6克，盐补骨脂10克，醋五味子6克，肉豆蔻6克，肉桂6克，大枣10克，干姜6克，淫羊藿10克，南沙参10克，北沙参10克，陈皮6克，炒麦芽30克，炒鸡内金12克，茯神30克，生地黄10克，白头翁10克，甘草6克。7剂，水煎服，每日1剂，早晚温服。

**二诊：**2018年4月27日，腹泻症状减轻，每日1或2次，大便稍成形，口干减轻，夜间睡眠稍改善，尿频、尿急明显缓解。舌苔同前。中病即止，故原方减用白头翁再服7剂。患者二诊后未复诊，随访得知患者服药后排便正常，小便如常，纳可，夜间睡眠质量改善。后未服药。

**【按语】**

泄泻是以大排便次数增多或次数正常但粪便稀薄为主要临床表现的病症，是临床常见的消化系统疾病。脾肾阳虚是泄泻的重要病因病机。治疗上应温肾健脾，固涩止泻。薛莎教授选用四神丸加味，以壮命门之火，温肾暖脾，治疗

"五更泻"。方中补骨脂辛苦大温，归肾、脾二经，可温补元阳，补命门之火以温养脾土，奏"入肾以治水"之功。肉豆蔻性温，其气芳香辛，归脾、胃、大肠经，具有温脾暖胃、涩肠止泄的作用。主治温中下气，暖脾胃，止泻，固大肠，为臣药。补骨脂与肉豆蔻二药可以温肾暖脾之功增强。吴茱萸辛苦温，入肝、胃二经，温暖肝脾肾以散阴寒，同时辛热性燥亦可除湿以燥脾，具有温中、止痛、理气、燥湿之功效。故用吴茱萸在本方中为佐药，以助君臣二药温肾暖脾之功以止泻。五味子酸、温，入肺、肾二经，能固肾益气，涩精止泻，具有敛肺、滋肾、生津、收汗、涩精的作用。方中改生姜为干姜，温暖中焦，肉桂补火助阳，有增强温肾阳之功；淫羊藿善补命门之火，治小便频数；炒鸡内金涩精止遗，加之陈皮、炒麦芽，尚能理气健脾助运，使补而不滞；茯神安神，生地黄、南沙参、北沙参养阴，防治温燥太过而伤阴，白头翁善清胃肠湿热，另本品苦寒，主要作用于大肠，亦能中和药性。薛莎教授在辨证施方时一直注意阴阳平衡，亦由此可见。次方温涩并用，以温为主；脾肾并补，重在治肾。方证合拍，效果显著。

**案2** 魏某，女，55岁，2017年4月14日初诊。

**主诉：**腹泻3个月有余。

患者诉就诊前3个月与家人怄气后出现泄泻，伴有腹痛，每日2~4次，曾予以双歧杆菌三联活菌胶囊调节肠道菌群、蒙脱石散止泻等治疗，停药后症状反复，后行肠镜检查及便常规检查，均未见明显异常，遂寻求中医治疗。当下患者仍有腹泻，伴有腹痛肠鸣，每遇情绪波动时症状加重，口干，欲饮热水，咳少许白痰，自觉舌体麻木，睡眠尚可，纳差，舌红润、少苔，脉弦细。

**西医诊断：**肠炎。

**中医诊断：**泄泻（肝气乘脾）。

**治法：**抑肝扶脾，健脾止泻。

**方药：**痛泻要方合四君子汤加减。

**处方：**陈皮6克，麸炒白术10克，炒白芍10克，防风10克，太子参15克，南沙参10克，北沙参10克，茯苓10克，香橼15克，炒鸡内金15克，射干10克，姜厚朴10克，姜半夏10克，酒黄精15克，白头翁10克，甘草6克。7剂，水煎服，每日1剂，早晚温服。

**二诊**：2017年4月21日，腹泻次数减少，腹痛消失，咳嗽好转，口干较前改善，仍有舌体麻木。守上方进行加减，减南北沙参，鸡内金滋阴之品，加丹参10克行气活血。再服7剂。

**三诊**：2017年4月28日，服药后大便基本正常，现无腹痛，仍感舌体麻木，丹参加量至20克，延胡索10克行气活血，再服14剂。

**四诊**：2017年5月10日，大便正常，无腹痛，舌体无麻木，提示前方有效。再服7剂巩固其效果。

**【按语】**

本案患者出现腹泻，伴有腹痛，经肠镜检查排除器质性病变，经西医治疗未能改善患者症状，遂寻求中医治疗。经分析，患者首先出现症状在与家人恼气之后，每次泄泻时伴有腹痛、肠鸣，且症状随情绪变化，有加泄泻属于脾胃系统常见病，其发病不外乎感受外邪、饮食不节、情志失调、久病体虚、先天禀赋不足等几个方面，在临床遇重，四诊合参，考虑患者泄泻乃肝气不舒，横逆犯脾，导致脾失健运，因而出现泄泻。痛泻之证由土虚木乘、肝脾不和、脾运失常所致。治宜补脾抑肝，祛湿止泻。方中白术苦甘而温，补脾燥湿以治土虚，为君药。白芍酸寒，柔肝缓急止痛，与白术相配，于土中泻木，为臣药。陈皮辛苦而温，理气燥湿，醒脾和胃，为佐药。配伍少量防风，具升散之性，与术、芍相伍，辛能散肝郁，香能舒脾气，且有燥湿以助止泻之功，又为脾经引经之药，故兼具佐使之用。此外，四君子加炒鸡内金意在益气健脾开胃，以助脾运；香橼既能疏肝解郁，亦能理气和中，同时尚能燥湿化痰。患者有咳嗽，咳少许白痰，姜半夏、姜厚朴又有半夏厚朴汤之意，降逆开郁化痰，射干利咽消痰；患者口干，遂予以南沙参、北沙参、酒黄精濡润养阴生津。全方不但可以补脾健脾，同时也止泻，柔肝理气而止痛，使脾健肝柔、痛泻自止。

**案3** 林某，男，67岁，2021年7月21日初诊。

**主诉**：便溏1个月。

患者诉就诊前1个月来大便不成形，每日排便8~10次，大便呈深褐色，伴有黏液，腹痛，腹胀，矢气频繁，矢气后腹胀稍减轻，舌苔白腻微黄，脉濡。既往有肠息肉病史。

**辅助检查**：便常规检查未见明显异常。

**西医诊断**：肠炎，结肠息肉。

**中医诊断**：泄泻（湿浊中阻）。

**治法**：芳香化湿，分利止泻。

**方药**：藿香正气散合葛根芩连汤加减。

**处方**：广藿香10克，大腹皮10克，姜厚朴9克，陈皮6克，茯苓10克，白芷6克，生姜3克，北沙参10克，桔梗10克，姜半夏6克，白头翁10克，葛根30克，黄连6克，酒黄芩10克，炒鸡内金10克，芡实10克，六神曲10克，焦山楂，10克，炒麦芽10克，甘草6克。7剂，水煎服，每日1剂，早晚温服。

**二诊**：2021年7月28日，服药后排便次数减少，大便带黏液明显减少。守上方，继续予7剂巩固疗效。

**【按语】**

泄泻发病不外乎感受外邪、饮食不节、情志失调、久病体虚、先天禀赋不足等几个方面，上述因素造成肠道功能失司而发为本病。湿为阴邪，易困脾阳，因而基本病机变化在于脾病和湿盛。由于本案中湿盛是本病的重要发病因素，因此治疗上常用运脾化湿法，湿盛为主者，重在祛湿，辅以健脾，还要根据夹寒和夹热的不同，分别采用温化寒湿与清热化湿之法。方中藿香为主，芳香化湿且有解表健胃之功，表里兼治；茯苓、白术健脾祛湿、辅正气畅通运化正常；陈皮、半夏降逆除痰燥湿疏里滞；大腹皮行水消满；紫苏、白芷散寒利膈、宽中利气，紫苏虽为解表药，但兼能行气宽中和胃；厚朴行气化湿、宽胸除满；桔梗宣肺利湿；生姜、大枣调和脾胃，甘草调和诸药。全方配伍精当，使上焦得通，中焦得运，风寒得散，湿浊得化，气机通畅，脾胃调和，则诸症自愈。清代医家吴瑭在此方基础上灵活变通，加减运用其治疗湿温、湿郁三焦，升降失司、脘闷便溏及秽湿着里、气机不宣的湿热泄泻，可谓承前启后。患者舌苔白腻，中见黄色，且患者排便后均带有黏液，考虑湿已化热，遂连用葛根芩连汤分利肠道湿热，以止泄利。葛根芩连汤，为表里双解剂，具有解表清里之功效，方中葛根辛甘而凉，入脾胃经，既能解表退热，又能升阳脾胃、清阳之气而治下利，故为君药；黄连、黄芩清热燥湿、厚肠止利，故为臣药；甘草甘缓和中，调和诸药，为佐使药。炒鸡内金、炒麦芽，焦三仙健脾消食开胃。纵观两者合方，不单配伍解表药，也有清里药，相互配伍，祛湿作为主旨，全身气机通畅，脾胃调和，方证对应，此方有效。

**案4** 何某，女，20岁，2022年8月15日初诊。

**主诉：**腹泻2个月。

患者就诊前2个月来大便次数增多，不成形，无黏液，脓血，查大便常规未见异常，饮食少，倦怠乏力，胸膈满闷，无腹痛，自行服用地衣芽孢杆菌活菌、金双歧等调节肠道菌群药，症状不能完全缓解，面色萎黄，舌红、苔白，脉细。

**西医诊断：**慢性肠炎。

**中医诊断：**泄泻（脾胃虚弱）。

**治法：**健脾益气，化湿止泻。

**方药：**参苓白术散加减。

**处方：**太子参10克，茯苓10克，白术8克，山药10克，甘草8克，白扁豆10克，莲子10克，薏仁10克，砂仁8克，桔梗10克，鸡内金10克，神曲10克，炒麦芽10克，白头翁10克，焦山楂10克。7剂，水煎服，每日1剂，早晚温服。

**二诊：**2022年8月22日患者大便次数减少，仍不成形，偶有里急后重，舌红、苔白，脉细。上方加黄连6克、木香6克，清热燥湿，行气止痛。再服7剂。

**三诊：**电话随访患者当下病情好转，未服药。

**【按语】**

在本案中，患者因脾胃虚弱，导致食少乏力，大便稀，面色萎黄。参苓白术散主治脾气虚弱挟湿；方中太子参补气，健脾养胃；白术、茯苓燥湿健脾；山药、薏苡仁、扁豆健脾化湿；砂仁芳香化湿，和胃降逆；桔梗宣肺养肺；甘草调和诸药；方中加用焦三仙（焦山楂、麦芽、神曲）和鸡内金健脾消食开胃，白头翁具有止泻的作用。诸药合用，全方共奏健脾益气、渗湿止泻之效。

# 第九节 便 秘

**案1** 程某，女，42岁，2021年4月28日初诊。

**主诉：** 排便困难1年。

患者诉自产二胎后出现排便困难，大便三四日一行，为羊屎便，每次排便量较少，伴有腹胀，进食后明显，行肠镜及便常规检查均未见明显异常，西医给予通便及胃肠动力药后，排便困难情况稍缓解，一旦停药，症状即出现反复。患者精神一般，口唇色淡，偶感心悸，小便正常，纳、眠欠佳，舌淡、少苔，脉细。

**西医诊断：** 功能性便秘。

**中医诊断：** 便秘（血虚型）。

**治法：** 养血润肠通便，兼以行气。

**方药：** 四物汤加减。

**处方：** 生白术30克，熟地黄10克，当归10克，川芎10克，炒白芍10克，陈皮6克，麸炒枳实10克，姜厚朴6克，炒莱菔子10克，柏子仁10克，桑葚15克，甘草6克。7剂，水煎服，每日1剂，早晚温服。嘱患者日常多进食清淡、易消化的食物。

**二诊：** 2021年5月4日，患者诉服药后矢气频繁，矢气后腹胀明显减轻，现排便较前顺畅，一二日一行，便偏软，食欲较前好转。据效不更方原则，继续予以上方7剂，排便正常。

**三诊：** 电话回访病情好转，大便正常。

【按语】

便秘是临床常见的症状，而不是一种疾病，主要是指排便次数的减少、粪便量的减少、粪便的干结、排便延时费力等。现代中医临床一般以虚实为纲，辨别便秘，实者包括热秘、气秘及冷秘，虚者又需要辨气、血、阴、阳的不同。便秘的治疗总以"通下"为基本原则。根据虚实的不同，治疗上也有差异。在本案中，患者便秘出现的时机是一个很重要的提示信息，在产后出现，妇人产后便秘主要是由血虚精亏，肠失濡润所致。此案中，患者尚可见口唇色淡、心悸等症，综合考虑，患者属于血虚秘，以四物汤为主方养血润肠，此为治因，改熟地黄为生地黄，重在滋阴增液。方中大量应用生白术，一方面，白术为补气健脾第一要药；另一方面，白术尚能和胃，生津液，使肠道津液常润，粪质因濡润而不燥，白术一药两用，既补又通。因本案中，患者便秘本质上属于虚秘，故不用苦寒之大黄峻下。因患者腹胀明显，考虑患者血虚同时尚有气滞，本方着眼于病机，标本兼治，故药到病除，收效显著。本方以生地、白芍阴柔补血之品（血中血药）与辛香的当归、川芎（血中气药）相配，动静结合，补血而不滞血，活血而不伤血，故应用陈皮、麸炒枳实、炒莱菔子、姜厚朴等药行气除胀；桑葚为甘、寒之品，滋阴补血，生津润燥；柏子仁养心安神，同时润肠通便；甘草调和诸药。选方对症论治，标本兼治，达到了治病求本的目的，该方效果相当有临床意义。

**案2** 张某，女，58岁，2021年6月22日初诊。

**主诉：** 排便不畅数年。

患者数年无明显诱因大便干结，排便困难，腹部坠胀感，无明显腹痛，二三日一行，常自行口服通便茶辅助排便，遂寻求中医治疗。眼睑下垂，精神尚可，饮食可，睡眠一般，小便正常，口苦口干，舌红、苔薄白，脉弦。胃肠镜检查：肠炎，萎缩性胃炎伴肠上皮化生。大便常规未见明显异常。

**西医诊断：** 功能性便秘。

**中医诊断：** 便秘（气虚秘）。

**治法：** 健脾和胃，润肠通便。

**方药：** 补中益气汤加减。

**处方：** 太子参15克，黄芪15克，生白术30克，升麻6克，柴胡6克，当归15克，陈皮6克，厚朴10克，枳实10克，甘草6克。7剂，水煎服，每日1剂，早晚温服。

**二诊：** 2021年6月30日，大便仍然坚硬，舌苔略黄，脉弦，上方加入莱菔子15克、槟榔10克，除胀行气，知母清热养阴8克。再服7剂。

**三诊：** 2021年7月7日，排便较前好转，每日1次，舌苔黄色较前好转，脉同前，提示该方有效，继续前方治疗方案，再服7剂巩固其效果。

**【按语】**

脾胃同居中焦，脾主升清，属脏宜藏，胃气主降，属腑宜通，脾胃功能协调，以维持受纳运化功能的正常进行。本案中，患者年老体弱，脾胃功能减退，导致便秘。老年人便秘多属于脾虚所致，脾胃亏虚，化生无力，气虚容易影响大肠的传导过程，导致气机阻滞。中医认为老年人的便秘多因为"体质虚弱"，不能以单纯"泻"法治疗其"虚秘"，切勿随意攻伐，导致机体越虚。要考虑老年人的"体质虚弱"的特点，应当采用"补法"，也就是"塞因塞用"，即为虚则补之，故在方中选用补中益气汤进行加减，重在调理脾胃，升阳益气，以增强患者的脾胃功能，则其便秘自除，小治病必求于本体现。方中黄芪味甘微温，入脾、肺经，补中益气，升阳固表，故为君药。配伍太子参、炙甘草、白术，补气健脾，为臣药。当归养血和营、黄芪补气养血；陈皮理气和胃，使诸药补而不滞，共为佐药。少量升麻、柴胡升阳举陷，协助君药以升提下陷之中气，共为佐使；炙甘草调和诸药，为使药。加用厚朴、枳实行气以补中兼行。全方补气为主，升提为辅，补中寓升；甘温益气为主，略佐行气，补中兼行，补而不滞。

**案3** 丁某，女，40岁，2022年1月12日初诊。

**主诉：**便秘1月有余。

患者就诊前1个月无明显诱因出现排便不畅，大便干结，三四天一次排便，借助开塞露无效，服番泻叶等辅助排便食入即吐，性格暴躁，当下自觉腹胀，无恶心呕吐，无口苦口干，喜饮冷水，精神、饮食一般，舌红、苔黄，脉滑数。

**西医诊断：**功能性便秘。

**中医诊断：**便秘（热秘）。

**治法：**泄热导滞，润肠通便。

**方药：**麻子仁丸加减。

**处方：**火麻仁15克，柏子仁10克，桃仁10克，苦杏仁10克，熟大黄6克，枳实8克，厚朴8克，白芍15克，白术8克，茯苓8克，鸡内金20克，山楂10克，神曲10克，麦芽10克，炙甘草6克，大枣8克。7剂，水煎服，每日1剂，早晚温服。

**二诊**：2022年1月19日，患者服药2剂后已解大便，排便困难较前好转，仍有腹胀，减熟大黄防伤正气，加入延胡索10克调畅气机。再服7剂。

**三诊**：2022年1月25日，患者大便好转，腹胀好转，考虑病情好转，该方有效。再服7剂，巩固效果。

【按语】

在本案中，患者借用现代医学治疗开塞露、通便茶等方法无效，其大便干结，排便困难，三四天一次，腹胀不适加之口苦，原因在于胃肠湿热，脾液不足，辨为脾约证。脾约证最早由张仲景提出，《伤寒杂病论》中与脾约相关的记载有两处，第179条"问曰：病有太阳阳明，正阳阳明，少阳阳明，何谓也？答曰：太阳阳明者，脾约是也；正阳阳明者，胃家实是也；少阳阳明者，发汗利小便已，胃中燥烦实，大便难是也"及第247条"趺阳脉浮而涩，浮则胃气强，涩则小便数，浮涩相搏，大便则坚，其脾为约，麻子仁丸主之"。《金匮要略》中："趺阳脉浮而涩，浮则胃气强，涩则小便数，浮涩相搏，大便则坚，其脾为约，麻子仁丸主之。其泄热导滞，润肠通便。"方中以火麻仁为君药，润肠通便，而其余三仁——苦杏仁、桃仁、柏子仁皆为润肠通便之药，其性滑利，白芍养阴敛津，柔肝理脾，共为臣药，大黄苦寒泄热，攻积通便；枳实下气破结；厚朴行气除满，共用以加强降泄通便之力，同为佐药，大枣补益脾气，炙甘草调和诸药，为使药。而为防止泻下太过耗伤脾胃，加用白术，茯苓健脾益气，焦三仙（山楂，麦芽，神曲），鸡内金健胃消食，增强胃肠蠕动。泻下药与润肠药并用，攻润结合，体现润下之法。

**案4** 孙某，女，25岁，2022年3月9日初诊。

**主诉**：便秘半年余。

患者半年来无明显原因反复出现便秘，时常口服通便茶，刚开始服药时排便较顺畅，一段时间后则药效不明显，不服药时则不能排便。曾寻求于中西医，均未能改善症状。大便干结，肠鸣音亢进，矢气多，嗳气频繁，胁腹痞满胀痛，精神一般，睡眠欠佳，大便常规未见异常，饮食略油腻，大便四五日一次，量少，不成形，舌淡、苔薄白，脉细。

**西医诊断**：功能性便秘。

**中医诊断**：便秘（气秘）。

**治法**：健脾顺气，降逆通便。

**处方**：六磨汤加减。

**方药**：乌药 10 克，枳壳 10 克，木香 10 克，沉香 10 克，槟榔 10 克，大黄 5 克，延胡索 10 克，山楂 15 克，炙黄芪 20 克，炒麦芽 10 克，神曲 10 克，白术 10 克，党参 15 克，炙甘草 10 克，合欢皮 10 克。7 剂，水煎服，每日 1 剂，早晚温服。

**二诊**：2022 年 3 月 16 日，患者大便干结好转，但仍有腹部胀满，加用厚朴 10 克除胀行气。再服 7 剂。

**三诊**：2002 年 3 月 23 日，患者大便好转，腹胀较前减轻，考虑病情好转，该方有效。再服 7 剂，巩固其效。

【按语】

便秘症状虽发生在肠道，但与肺、脾、肝、肾等脏腑功能密切相关。本案中，患者便秘正是由于其气机不畅引起腑气不通，大肠传导失职。便秘为标，气滞为本。患者因大便不通，加上患者肠鸣音亢进，矢气多，嗳气频繁，胁腹痞满胀痛，精神一般，睡眠欠佳均为气机不调的体现，气秘与脾胃升降失调，肝气郁结，肺失宣发肃降密切相关。六磨汤出自《世医得效方》。而《金匮翼·便秘》曰："气秘者，气内滞，而物不行也。"六磨汤治疗该病出于《和剂局方》，由木香、枳壳、乌药、沉香、槟榔、大黄组成，具有行气导滞、消肿止痛、通腑导下的功效。大黄、枳壳、槟榔三药合用以攻积导滞、通腑泻泄；木香、沉香、乌药疏肝行气、理气导滞。两组药物合用加强行气通便的功效。延胡索增强行气之功，而炙黄芪、党参、白术具有顾护脾胃的作用，合欢皮改善睡眠，而焦三仙（山楂，麦芽，神曲）促进消化，全方健脾与行气兼施，行大于补，方证对应，效果显著。

**案 5** 张某，女，77 岁，2022 年 1 月 12 日初诊。

**主诉**：便秘半年余。

患者半年前无明显诱因出现排便不畅，平素大便干结难下，皮肤干燥，形体消瘦，面色无华，头晕目眩，两颧红赤，心烦失眠，口干，潮热盗汗，腰膝酸，精神饮食一般舌红少苔，脉细数。近日来大便不出，自觉肛门坠胀。曾行心电图、肝胆胰脾彩超未见明显异常。

**西医诊断**：功能性便秘。

**中医诊断**：便秘（阴虚秘）。

**治法**：滋阴增液，润燥通便。

**方药**：增液汤加减。

**处方**：生地 20 克，麦冬 20 克，玄参 20 克，肉苁蓉 10 克，南沙参 10 克，北沙参 10 克，石斛 10 克，合欢皮 10 克，大枣 10 克，炙甘草 6 克。7 剂，水煎服，每日 1 剂，早晚温服。

**二诊**：2022 年 1 月 19 日，患者第二剂后排便，但排便仍感困难，口干减轻，食欲仍欠佳。上方加陈皮 10 克、佛手 10 克顾护脾胃，黄芪 10 克益气补中，肉苁蓉增加剂量至 20 克。再服 5 剂。

**三诊**：2022 年 1 月 24 日，患者服药后排便，基本上两日一行，排便无困难乏力感，面色好转，仍有失眠，上方现减大黄，加用首乌藤 20 克，酸枣仁 10 克安神助睡眠。再服 7 剂，续继巩固。

1 个月后电话随访基本正常。

**【按语】**

便秘一症，病机复杂，临床经常有顽固难愈者，要仔细辨证，对证用药，方能取效。便秘一症，病位在肠，涉及脾胃，肝肾多脏，性质可分寒热虚实，风痰燥湿多端，与气血津液关系密切，治法有通因通用，塞因塞用。阳明温病，津亏便秘，患者大便困难，皮肤干燥，形体消瘦，面色无华，头晕目眩，两颧红赤，心烦失眠，口干，潮热盗汗，腰膝酸，舌红少苔，脉细数，治当增液润燥以通便，所谓"增水行舟"是也。方中玄参重用为君，苦咸而凉，具有养阴增液，软坚润下，泻火散结之功，吴瑭称其："味苦咸微寒，壮水制火，通二便，启肾水上潮于天，其能治液干，固不待言，《本经》称其主治腹中寒热积聚，其并能解热结可知。"（《温病条辨》）麦冬与生地为臣药，以增强玄参滋阴润燥之力，其中麦冬甘寒质润，擅长滋益胃肠阴液；生地甘苦而寒，养阴润燥，清热凉血。三药合用，重剂而投，大补阴液，润滑肠道，促使糟粕下行，且可借三药滋润之寒凉以清热，从而使诸症得解。本方的配伍特点是：重用与纯用养阴药，增液润燥以泻下通便，"妙在寓泻于补，以补药之体，作泻药之用，既可攻实，又可防虚"（《温病条辨》）。考虑患者年纪，肾气不足，考虑加用肉苁蓉补肾气，合欢皮助睡眠，南北沙参，石斛增强滋阴润燥的作用，该方重剂咸寒甘润，增水行舟，寓泻于补，方证对应。

# 第十节 眩 晕

**案1** 张某，男，42岁，2016年7月10日初诊。

**主诉：**阵发性头晕2年余，加重10天。

患者就诊前2年无明显诱因开始出现头晕头沉症状，呈阵发性，无头痛及恶心呕吐，就诊于当地某医院，查血压170/100毫米汞柱，诊断为"高血压病"，自服"降压灵"，平素血压未系统监测。10日前患者自觉头晕加重，遂来就诊。查ECG示窦性心律；血压185/100毫米汞柱。现症：头晕目眩，头重如裹，肢体困重，胸闷呕恶，舌质淡、苔白腻，脉弦滑。

**西医诊断：**高血压病3级。

**中医诊断：**眩晕（风痰上扰）。

**治法：**健脾燥湿，息风化痰，降逆和胃。

**方药：**半夏白术天麻汤加减。

**处方：**半夏12克，天麻12克，白术10克，陈皮10克，茯苓10克，炙甘草6克，代赭石（先煎）15克，生姜3片，大枣5枚，薏苡仁15克。7剂。

**二诊：**2010年7月17日，患者自觉头晕目眩减轻，仍肢体困重，前方加泽泻30克，以增强利水渗湿之功。

**三诊：**2016年7月24日，服7剂后眩晕、肢体困重等症状已消失。

**【按语】**

高血压病是以头晕、血压升高为主要临床表现、伴或不伴有多种心血管危险因素的综合征。中医学将其归属于"眩晕"范畴。汉代张仲景从痰饮立论，并创用泽泻汤及小半夏加茯苓汤治疗痰饮眩晕。元代朱丹溪进一步提出"无痰不作眩"理论，临床上常用半夏白术天麻汤治疗痰湿中阻、风痰上扰之眩晕。方中半夏、天麻共为君药，正如李东垣云"足太阴痰厥头痛，非半夏不能疗，眼黑头眩，风虚内作，非天麻不能除"；茯苓、泽泻同为臣药，正如丹溪所云"治痰法，实脾土，燥脾湿，是治其本"；陈皮理气化痰，乃"治痰先理气，气行痰自消"之意；代赭石下气祛痰，泽泻利水渗湿，生姜、大枣调和脾胃，薏苡仁健脾利湿。诸药合用，使风息痰清，眩晕自愈。

**案2** 李某，女，54岁，2017年8月3日初诊。

**主诉：** 间断眩晕10余年。

患者就诊前10余年无明显诱因突然出现眩晕，专科诊断为梅尼埃病。10余年来眩晕间断发作，发作时伴心下不适、呕吐。间断口服药物治疗（具体不详），效果欠佳。近半年余眩晕发作频次增多，发作时呕吐加重，在神经内科就诊，诊断为脑血管痉挛，服用西药治疗效果不明显，间断出现头痛伴麻木。

**现症：** 眩晕间断发作，发作时伴有呕吐、心下不适、头痛伴麻木、怕风；平素入睡困难，纳差，食多易胃胀。舌质淡暗、苔薄白腻，脉细缓。

**西医诊断：** 梅尼埃病。

**中医诊断：** 眩晕（脾虚湿阻，痰湿上扰）。

**治法：** 健脾和胃，理气化痰。

**方药：** 温胆汤合枳术丸加减。

**处方：** 姜半夏9克，竹茹10克，枳实10克，陈皮10克，茯苓15克，佛手10克，生龙骨30克，生牡蛎30克，天麻10克，蔓荆子10克，生白术15克，炒鸡内金10克，焦山楂10克，甘草6克。7剂，日1剂，水煎服。

**二诊：** 2017年8月24日，诸症好转，舌质淡暗、苔白，脉细缓。效不更方，上方加红花6克活血化瘀。

**三诊：** 2017年9月7日，患者诉近1月头痛未发作，偶有轻微眩晕。舌质淡暗有齿痕，舌苔薄白腻，脉细缓。上方去白术，加党参10克。

**【按语】**

患者因眩晕来诊，有眩晕、呕吐、纳差、心下不适、眠差等症状，因此处以温胆汤侧重于调睡眠。温胆汤出自南宋·陈无择《三因极一病证方论》，治疗"大病后虚烦不得眠"，"又治惊悸"。当然调中焦也有助于睡眠，二者兼顾，中焦通畅，睡眠改善，全身症状得以缓解。温胆汤合枳术丸加减，又含有半夏白术天麻汤之意。患者初诊时舌苔白腻，脾胃虚弱，痰湿较重，此时应用血药当慎重考虑。脾胃损伤时从血分治疗不仅不能缓解病情，血药反会加重脾胃负担，加重痰湿之证。因此临证中当时刻有阴阳思维，辨清气血阴阳表里虚实及治疗的先后次第。二诊时舌苔变薄，湿气得化，方加红花活血化瘀。

**案3** 张某，女，71岁，2018年9月1日初诊。

**主诉：**头晕半月余。

头晕目眩，困倦，纳呆伴胃胀，耳鸣，手脚发凉，双小腿略见肿胀，眠可，二便调。脉沉细弱，舌淡、苔薄白，边有齿痕。高血压病史6年有余。血压最高185/105毫米汞柱，平日口服苯磺酸氨氯地平片，5毫克/次，1次/日，血压控制不佳。门诊测血压170/95毫米汞柱，心率75次/分。

**西医诊断：**高血压病3级。

**中医诊断：**眩晕（中阳不足，水饮内停）。

**治法：**温阳化饮。

**方药：**苓桂术甘汤加减。

**处方：**茯苓30克，桂枝15克，生白术15克，甘草10克，柴胡10克，白芍15克，枳实10克，党参10克，陈皮10克，泽泻30克，生薏苡仁30克，乌药10克，槟榔10克，干姜5克。7剂，水煎，2次，口服。

**二诊：**2018年9月8日，患者用药1周后，头晕明显减轻，晨起口苦，时有后头痛，其他症状均较前有所好转，便秘。

**处方：**茯苓30克，桂枝10克，甘草10克，生白术15克，生姜10克，陈皮10克，薏苡仁30克，姜半夏6克，蔓荆子10克，羌活10克，熟大黄5克，龙胆6克，当归10克。7剂，水煎，每日2次，口服。

**三诊：**2018年9月15日，患者用药1周后，头晕、晨起口苦基本消失，其他症状均明显好转。

**【按语】**

该患为老年患者，初诊可见体形微胖，面色晦暗，且平素饮食不节，体质较差，易感冒，符合《伤寒杂病论》中痰饮所致眩晕发病人群的基本特征。该类人群多体弱，抵抗力差，病以痰饮为患，平素饮食不节，脾胃功能受损，水湿停聚成痰，上蒙清窍，故导致头晕目眩等一系列症状的发生。临床治疗拟方苓桂术甘汤加减，合四君子汤以健脾化湿，温阳利水。加用乌药、槟榔行气利水，泽泻、薏苡仁健脾化湿利水。二诊时患者头痛，加用羌活、蔓荆子祛风止痛。薛莎教授结合患者临床表现及对经方苓桂术甘汤的灵活运用，方证相合，故在短期内就取得了良好的治疗效果。

案4 徐某，女，67岁，2019年10月10日初诊。

**主诉：**头晕1月有余。

患者就诊前1个多月情绪不佳后出现头晕、耳鸣等症状。刻下：头晕、视物旋转，头昏，伴耳鸣，另诉头晕发作时自测血压较平素升高，无恶心欲吐、耳闷、疲乏等不适，易汗出，口干，纳眠尚可，舌红、苔薄黄腻，脉弦滑。既往有高血压病史，口服降压药（药物不详）血压控制可。门诊测血压：110／75毫米汞柱。

**西医诊断：**后循环缺血。

**中医诊断：**眩晕病（风痰上扰）。

**方药：**半夏白术天麻汤加减。

**处方：**法半夏15克，炒白术15克，天麻10克，陈皮6克，茯苓15克，葛根30克，丹参30克，龙骨30克，牡蛎30克，胆南星10克，竹茹10克，泽泻15克，枸杞15克，石斛10克。7剂，2日1剂，水煎服。

**二诊：**2019年10月18日，服药后头晕、耳鸣稍减轻，但视物旋转症状仍存在，仍口干。舌暗红、苔薄黄少，脉弦细。辨证为肝肾阴亏证，方予六味地黄丸加减：生地黄15克，熟地黄10克，山萸肉10克，枸杞子15克，制何首乌10克，北沙参15克，麦冬10克，葛根30克，丹参20克，僵蚕10克，蝉蜕10克，天麻10克，石决明30克，钩藤10克，菊花10克，龙骨30克，牡蛎30克，桂枝6克。5剂，服法同前。

**三诊：**2019年11月3日，诉头晕、视物旋转症状较前明显减轻，发作频率较前进一步减少，但仍偶感情绪不佳，故前方去僵蚕、菊花，加白芍20克、麦芽10克。10剂，服法同前。

**四诊：**2019年11月23日，药尽再诊时患者诉头晕、情绪不佳之症较初诊时明显好转，遂以三诊方再随证加减治疗10剂，病情稳定。

**【按语】**

本案患者为老年女性，以头晕、视物旋转为主症，发作最初诱因为情绪不佳，结合舌、脉，初诊时辨为风痰上扰证，考虑肝气不舒，引动内风，肝木克脾，脾运失司，痰湿内生，最终风痰上扰，发为眩晕。予半夏白术天麻汤加减以熄风化痰定眩。方中半夏、天麻平肝熄风、祛痰止眩，半夏、陈皮燥湿化痰，白术、茯苓、泽泻健脾化湿，龙骨、牡蛎增平肝潜阳、镇静安神之功，胆南星、竹茹化痰开窍、清热除烦，葛根升清阳，丹参活血祛瘀，石斛滋阴清热，枸杞补肝肾。二诊时患者症状减轻程度不大，且仍口干，舌暗红、苔薄黄少津，脉弦细，湿象已去，瘀阻津亏，结合患者年老，考虑风痰日久致阴亏瘀结、肝肾阴虚、髓海失养而见眩晕。变方予六味地黄丸加减，治以滋阴补肾、潜阳熄风。方中生熟地滋阴补肾、填精益髓，山萸肉、枸杞、制首乌补肝肾、益精血，北沙参、麦冬滋而不腻，葛根、丹参活血祛瘀生新生津，僵蚕、蝉蜕配伍升降相因，祛风化痰，天麻、钩藤、石决明、菊花熄风化痰、平肝潜阳，桂枝阳中求阴、助气生津。三诊患者头晕、视物旋转症状较前明显减轻，但仍偶有情绪不佳，故去僵蚕、菊花祛风，加白芍、生麦芽疏肝理气。后病情进一步改善，继续随证加减治之。

**案5** 林某，男，70岁，2021年5月10日初诊。

**主诉：** 反复眩晕3月有余。

患者就诊前3个月无明显诱因出现头昏，住院查头颅核磁共振示左侧基底节区急性脑梗死，诊断为脑梗死，予以对症治疗（具体不详）。患者3个月来持续性头昏，右腿行动不利，自觉乏力，无视物旋转，无恶心呕吐。既往史：高血压病1年有余，平素服用苯磺酸氨氯地平片调控血压；有房颤病史多年，服用达比加群酯治疗。查体：血压155/95毫米汞柱；心率90次/分，律不齐；面色潮红；右下肢肌力为4＋；右下肢中度凹陷性水肿。现觉头昏，易燥热，大便时干时稀，小便正常，纳差，眠尚可，舌淡、苔黄腻，脉弦。

**西医诊断：** 脑梗死，高血压，心房纤颤。

**中医诊断：** 眩晕（肾虚水泛，肝阳上亢）。

**治法：** 温肾利水，平肝息风。

**方药：** 真武汤合天麻钩藤饮加减。

**处方：** 制附子6克（先煎），白术10克，茯苓15克，赤芍10克，天麻10克，钩藤10克（后下），菊花6克，蔓荆子10克，白蒺藜10克，牡丹皮10克，杏仁10克，地龙10克，杜仲10克，怀牛膝10克，桑寄生10克，车前子15克。7剂，每日1剂，水煎，早晚温服。

**二诊**：2021年5月17日，患者服药后头昏症状较前好转，右下肢水肿稍减轻。予初诊方加玉米须30克、冬瓜皮30克。7剂，每日1剂，水煎，早晚温服。

**三诊**：2021年5月24日，患者偶有头昏，夜寐欠安，右下肢水肿明显消退。予二诊方去玉米须，加炒酸枣仁10克。7剂，嘱患者监测血压，避免劳累。

**四诊**：2021年6月7日，患者诸症减轻，继用三诊方调治，眩晕未再发作。

**【按语】**

本案患者为老年男性，素体肾阳亏虚，气化不利致下肢水肿，水肿则阴盛，阴不潜阳，虚阳上浮，肝阳上乘脑窍乃致眩晕。肾阳虚，水湿泛滥，故大便时稀；气机不畅，故见下肢乏力；水湿泛滥，影响脾胃运化功能，故见纳差；肝阳上亢，故见燥热、面色潮红。薛教授辨为肾虚水泛、肝阳上亢证，治以温肾利水、平肝息风，在真武汤合天麻钩藤饮基础上圆机活法、随证加减。患者平素易燥热、面色潮红为肝阳上亢、郁而化火所致，加用菊花、蔓荆子清肝泻火，白蒺藜疏肝解郁；下肢水肿较甚，加用车前子、瓜蒌皮利水消肿。薛莎教授擅用车前子利水消肿，实验研究表明，车前子能明显增加尿量，且不增加尿中钾离子浓度。牡丹皮、赤芍活血，地龙通络；杜仲、牛膝、桑寄生补肝肾、强筋骨。二诊时用玉米须、冬瓜皮利水消肿。三诊时患者夜寐欠安，加用炒酸枣仁以宁心安神助眠。药证合拍，故诸症减轻，眩晕未再发作。

# 第十一节  头  痛

**案1**  张某，男，33岁，2021年6月18日初诊。

**主诉**：反复头痛7月有余。

患者就诊前7个月因劳累后出现反复头痛，间断发作，额头及两侧胀痛为主，伴头昏、乏力、自汗，每周发作2或3次，持续时间约数小时，曾多次就诊于当地医院，诊断为顽固性头痛，患者精神差，无高血压、糖尿病等基础疾病，饮食、睡眠如常，大便不成形，小便尚可，舌淡、苔薄白，脉沉细无力。

**西医诊断**：顽固性头痛。

**中医诊断**：头痛（气虚头痛）。

**治法**：补中益气。

**方药**：补中益气汤加减。

**处方**：人参10克，炙甘草6克，生黄芪30克，蔓荆子15克，川芎10克，升麻6克，当归15克，陈皮10克，藁本10克，柴胡10克，炒白术15克，菊花10克。7剂，水煎服，每日1剂，早晚温服。

**二诊**：2021年6月25日，前方服5剂后头痛发作程度较前减轻。前方服完，头痛发作频率较前明显降低，仍有两侧头痛，伴颈项部僵硬头痛，上方加香附10克，白芍10克，羌活10克，葛根15克。再服14剂。

**三诊**：2021年7月10日，精神可，面色较红润，头痛未再发，提示前方获显效。再服7剂以固其效。

**【按语】**

顽固性头痛一般被划分为内伤性头痛，且该头痛及其他伴随症状均出现于患者长期劳累后或是在过度劳累后有所加剧，有些患者常伴有头昏乏力、气短、自汗、精神萎靡、机体免疫力低下等症状，有些则也表现为便溏、舌苔薄且色泽发白、脉象较弱。由于该病发病较为缓慢且病程较长，会对患者的生活、工作学习等方面造成严重的影响，给患者带来诸多精神上和身体上的负担与痛苦。就顽固性头痛的具体症状而言，可大致分为以下几种：有些患者表现为偏侧痛重，有些患者表现为搏动性旁痛，还有些患者表现为巅顶疼痛，以及爆裂疼痛、头痛连项，伴有眩晕、伴恶风寒等。补中益气汤药方主要由炙甘草、人参、黄芪、升麻、当归、橘皮、柴胡、白术等八味中草药构成。且该药方是补升阳气、除热甘温的名方。补中益气汤的功效在于补充患者机体阳气，达到浊阴自降、清窍充养等功效，很大程度上表现出了"若欲通之，必先充之"的原则。再加上药方中添加的蔓荆子、川芎、藁本、羌活等药物祛风止痛，则可以很好地起到益气升清、祛风止痛的疗效。

**案2** 胡某，45岁，办公室职员，2020年7月1日初诊。

**主诉**：反复发作偏头痛3年有余。

患者就诊前3年无明显诱因出现偏头痛，头痛以头颅两侧为重，痛则心烦易怒，反复发作，多方医治乏效。曾行头颅核磁共振及磁共振血管造影未见明显异常。睡眠欠佳，二便尚可，舌质红、苔白，脉弦。

**西医诊断：**偏头痛。

**中医诊断：**头痛（太阳少阳合证）。

**治法：**和解太阳，少阳邪气。

**方药：**桂枝汤合小柴胡汤加减。

**处方：**柴胡、桂枝、白芍各12克，黄芩、姜半夏、党参各9克，蜈蚣1条，川芎10克，蔓荆子10克，生姜3片，大枣4枚，合欢皮10克，炙甘草6克。7剂，每日1剂，水煎服。

**二诊：**2020年7月9日，患者诉服药期间偏头痛未发作，提示前方获显效。再服7剂以固其效。

**【按语】**

根据经络辨证，头颅两侧为足少阳胆经循行部位，头颅两侧疼痛当为足少阳胆经病；痛则心烦易怒，为小柴胡汤证无疑；心腹肠胃者，五脏六腑也。少阳经行半表半里，少阳受邪，邪并于阴则寒，邪并于阳则热。柴胡和解少阳，故主寒热之邪气也。凡十一脏，皆取决于胆，胆经不降，则相火上逆，故口苦、耳聋、目眩、咽干、易怒。柴胡升下陷之肝阳；黄芩降上逆之胆火；半夏降胃气以助黄芩降甲木之胆火，升乙木之肝阳，使气机升降有序，少阳经气得和，故小柴胡汤和解少阳也。《素问·太阴阳明论》曰："伤于风者，上先受之。"桂枝汤为太阳中风而设，用桂枝实表阳之不足，白芍敛荣气之疏泄，合用以调荣卫也，炙甘草以补中气，生姜、大枣助胃气，补胃液，以调荣卫也。桂枝，味甘、辛，气香，性温，入肝经而行血分，走经络而达营郁，善解风邪，最调木气，升清阳之下陷，降浊阴之冲逆，舒筋脉之挛急。白芍，味酸、微苦，微寒，入肝经而清风，走胆腑而泻热，散胸胁之痞热，调心中之烦悸，敛荣气之疏泄。桂枝达肝气之郁，白芍清风木之燥，桂枝、白芍合用则肝气得疏，血痹得痛，其痛自止矣。病久入络，责之于瘀，蜈蚣熄风镇痉，通络止痛，攻毒散结，恰合本证。所以用桂枝汤合小柴胡汤，双解太阳、少阳之邪气，方证相合，效如桴鼓，多年顽疾一朝愈。

**案3** 许某，女，44岁，工人，2018年3月17日初诊。

**主诉**：头痛2年。

患者诉头痛已2年有余，每于经前2天左右发作，平素则正常不发作。偶头晕目眩，腰膝无力，前额头痛，夜间痛甚，痛如针刺。月经量偏少，5天干净，经血色黑，痛经，经前乳胀，舌质紫暗，舌下络脉稍有迂曲，脉弦涩而数。月经即将来潮。

**西医诊断**：顽固性头痛。

**中医诊断**：头痛（瘀血头痛）。

**治法**：活血化瘀，疏肝理气，补益肝肾。

**方药**：通窍活血汤加减。

**处方**：桃仁15克，红花10克，川芎15克，赤芍10克，柴胡10克，牛膝15克，熟地黄10克，牡丹皮8克，当归10克，茯苓10克，枸杞子10克，菊花6克，陈皮6克，枳壳10克，葛根15克，香附10克，白芷10克。7剂，水煎服，早晚各服1次。

**二诊**：2018年3月30日，患者诉头痛减轻，服药第3天月经来潮，量较前明显增多，色红，腹痛减轻。现月经已干净。舌暗舌下络脉稍有迂曲，脉弦涩而数。上方桃仁改为6克、川芎10克，加女贞子10克、旱莲草15克。7剂，水煎服，早晚各服1次。后随访半年，患者头痛不再复发。

【按语】

本案患者头痛已2年有余，且每于经前反复发作，加之临床表现符合中医顽固性头痛的诊断标准。患者头痛，疼痛性质为针刺样，瘀血与夜间同属阴，患者头痛夜间痛甚，可辨为瘀血阻滞。疼痛部位在前额，从经络走行路线可辨为阳明经。阳明乃多气多血之经，一旦有瘀血阻滞，其气机也会郁结。患者经血色黑量少，便是"瘀血不去新血不生"的典型表现，加之舌脉均能体现瘀血阻滞的病理变化。又因头痛时间较长，两年来经西医治疗无效，患者心理压力较大而表现得急躁，结合患者经前乳房胀痛，此年龄段的女性体质特点及偶有头晕目眩、腰膝无力等症，当辨为肝气郁结、肝肾不足。故本案治疗采用活血化瘀、疏肝理气、补益肝肾的大法，主方选用通窍活血汤活血化瘀、开窍止痛。同时，善用引经药，葛根、白芷走阳明经；气为血之帅，血为气之母，用柴胡、香附、枳壳疏肝理气，气行则血行，气血并治。薛莎教授从整体出发，通过正确地辨证审因，精当地遣方用药，治好了患者许久不愈的顽固性头痛。

**案4** 王某，女，35岁，2017年3月16日初诊。

**主诉：** 反复头痛5年，再发加重1周。

患者就诊前5年反复发作头痛，诉头痛多为一侧头胀痛，生气、激动时出现，严重时有搏动性疼痛，多位于太阳穴或头顶部，自服止痛药可缓解。前1周患者生气后出现头胀痛，伴眩晕、烦躁易怒、难以入睡，偶有两胁窜痛，胸膈胀闷不舒，恶心欲呕，口苦，大便稍干结，小便偏黄，舌红、苔黄，脉沉弦有力。既往有高血压病史，规律服药，未监测血压。体格检查：血压162/96毫米汞柱。

**西医诊断：** 偏头痛。

**中医辨证：** 头痛（肝郁气滞）。

**治法：** 疏肝解郁、通络止痛。

**方药：** 柴胡疏肝散加减。

**处方：** 柴胡15克，白芍10克，枳壳10克，郁金10克，川芎10克，香附10克，黄芩10克，山栀子8克，牡丹皮10克，藁本10克，合欢花10克，甘草6克。7剂，水煎服，早晚各服1次。同时嘱患者在情绪稳定时加强与家人的沟通，以取得家人理解与帮助，尽可能避免诱发。

**二诊：** 2017年8月5日，患者复诊诉服药后头痛消失、心胸舒畅，近来头痛再发，但程度较前明显减轻，舌红、苔薄黄，脉沉弦。上方加蔓荆子10克，7剂，水煎服，早晚各服1次。后随访3个月，患者未再发作头痛。

**【按语】**

患者一侧头部胀痛，辨病为头痛。每因生气、激动时出现，并伴有胸胁部不适，结合舌脉，可辨证为肝郁气滞证。肝气主升主动，但常出现升动太过，而致肝气上逆、扰动清空。该患者头痛发于郁怒，郁怒伤肝，肝失疏泄，气不循经致两胁窜痛；其气上逆扰动清窍而致头痛眩晕；其气横逆乘脾碍胃，出现胸膈胀闷不舒，恶心欲呕；肝阳上亢、气郁化火，则热象出。柴胡疏肝散是出自《景岳全书》的名方，方中柴胡入肝经，条达肝气而疏郁结；枳壳、香附疏肝理气宽中；白芍、川芎、郁金活血养阴，柔肝止痛；黄芩、山栀子、牡丹皮苦寒清泄肝热；合欢花解郁安神；藁本为使，引药上行，兼以祛风止痛；甘草缓急止痛，益气和中，调和诸药。全方以肝脏生理特点为基准，运用理气以疏肝，养血柔肝以制肝阳，清热凉血以消肝火，共复肝主疏泄之功。

# 第十二节　汗　　证

**案1**　张某，男，50岁，2019年8月4日初诊。

**主诉：**自汗10年有余。

冬天怕冷易感冒，鼻流黄涕；夏天怕热，动辄尤甚。平素口苦，纳可，睡眠一般，大小便正常。舌红、苔薄黄微腻，脉弦数。

**西医诊断：**自主神经紊乱。

**中医诊断：**自汗（湿热内蕴，热重于湿）。

**治法：**清热化湿。

**方药：**寒水石方加减。

**处方：**寒水石20克，生石膏30克，知母10克，茯苓15克，泽泻15克，煅龙骨30克，煅牡蛎30克，皂角刺10克，炒苍术6克，法半夏10克，桂枝6克，炙甘草3克。14剂，水煎服，每日1剂，早晚服。

**二诊：**2019年8月18日，药后汗出减少，仍有额头汗出，舌淡紫、苔薄白，脉弦数。上方加太子参15克、白芷10克。14剂，煎服法同前。

**三诊：**2019年9月2日，汗出较前进一步减少，近日开始出现咽痛，不发热，舌淡紫、苔微黄腻，脉细沉。上方去煅龙骨、煅牡蛎，加淡豆豉10克。14剂，煎服法同前。

**四诊：**2019年9月16日，药后汗出较前减少，头面为主，尿少，舌淡、苔薄白，脉细沉。上方去法半夏、淡豆豉，加淮山药30克、炙附子6克。14剂，煎服法同前。

治疗2月后回访，患者诉病情明显好转，停药后仅偶见额头汗出，未反复。

**【按语】**

患者流黄涕、口苦、苔黄微腻等症状提示其邪热内盛，虽患者湿象不显，但本病反复发作，迁延不治，故认为其体内亦存在湿邪，但热重于湿，"湿热熏蒸，迫液外泄，汗出过多"。因此在治疗上选择了治疗湿热内蕴但热重于湿的寒水石方进行加减。加入煅龙骨、煅牡蛎以加强敛汗，法半夏与茯苓、泽泻和苍术同用加强燥湿，桂枝与茯苓、泽泻取五苓散之意，温通膀胱，使湿从小便走。因患者体虚易感，故加入皂角刺，因为现代药理学证明皂角刺对免疫系统有促进作用。二诊根据患者舌脉，湿热之象中热象较前明显改善，湿邪内蕴阻滞气血运行，舌色转淡紫，且患者体虚易感，故加入太子参、白芷加强扶正祛风。后继续以寒水石方为基础化裁治疗1个月，湿热尽去。

**案2** 刘某，女，55岁，2020年5月7日初诊。

**主诉**：盗汗逐渐加重2年有余。

目前汗出以上身为甚，沾衣湿被。患者平素咳嗽气喘，动辄尤甚，神疲乏力，畏寒，下肢发凉，多食则腹胀，夜不能寐，夜间不喘。舌紫，边有齿痕，苔薄，脉沉细。

**西医诊断**：自主神经功能紊乱。

**中医诊断**：盗汗（营卫不和，阳虚血瘀）。

**治法**：调和营卫，温阳活血。

**方药**：桂枝加龙骨牡蛎汤合五苓散加减。

**处方**：桂枝10克，干姜20克，煅牡蛎20克，生龙骨20克，猪苓15克，茯苓30克，麸炒白术30克，肉桂5克，泽兰15克，制附子10克，柴胡10克，薤白10克，姜厚朴10克，苏梗10克，三七粉5克，丹参15克。7剂，水煎服，每日1剂，早晚分服。

**二诊**：2020年5月14日，患者病情改善，汗出减少，夜寐较前转安。自觉胸闷，动则气促，时有腹胀，口苦，小便色深，舌紫，齿痕明显，苔薄白，脉沉细。上方去苏梗，干姜减至10克，猪苓减至15克，肉桂减至3克。14剂，煎服法同前。

**三诊**：2020年6月4日，服药后病情进一步好转，汗出减少，单焦虑明显，入寐困难，大便溏结不调，苔脉同前。上方去猪苓，加牛膝15克，红参片5克，郁金15克，煅磁石15克，肉桂增至5克。14剂，煎服法同前。

**四诊**：2020年6月18日，病情进一步好转，晨起汗出，神疲乏力。舌脉同前。14剂，煎服法同前。上方去薤白、厚朴、牛膝、泽兰、煅磁石，加黄芪50克，醋五味子10克，皂角刺10克，炙甘草5克，炒鸡内金6克。14剂，煎服法同前。近2个月患者治疗诸症较前均显著改善。

**【按语】**

《黄帝内经》中说道："阴在内，阳之守也，阳在外，阴之使也。"营阴和卫阳协调作用，才能使得汗液排泄有度，而患者年近六旬，正气渐衰，"七七，任脉虚，太冲脉衰少"，因此极易出现营卫失和。同时患者畏寒、下肢发凉、脉沉细、舌紫等症反映其阳气亏虚，瘀血内存，所以治疗时选择了桂枝加龙骨牡蛎汤合五苓散加减以调和营卫，温阳化气；又加用柴胡、苏梗、三七粉、丹参活血行气；同时其气喘动辄尤甚，故选用薤白以宽胸中之气，正如《本草备要》中说其能"治肺气喘急"，并选用姜厚朴健胃消食以消腹胀。二诊时患者汗出、夜寐较前均改善，因此减少干姜、猪苓、肉桂之量，使温阳利水之功缓。后继续在上方基础上加减治疗1个月，患者营卫不和、阳虚血瘀之象较前明显改善，未再复诊。

**案3** 周某，男，35岁，2021年9月27日初诊。

**主诉：**汗出半年余。

患者近半年汗出较多，间断服用中药治疗，未见明显好转。现症：全身汗出较多，白昼与夜间均汗出，无明显恶寒发热，平素易感冒，疲乏，口干，无口苦；夜间胸部汗出稍多，伴阵发性潮热、心烦；头晕，无头痛，偶有左侧心前区憋闷感伴轻微疼痛，可牵扯至肩胛区；胃脘部偶有不适，可自行缓解；食欲食量可，夜寐一般，尿稍黄，大便正常，每日1次。舌暗红、苔薄白，脉弦细。

**西医诊断：**自主神经功能紊乱。

**中医诊断：**汗证（阴虚血瘀证）。

**治法：**益气养阴，化瘀止汗。

**方药：**当归六黄汤合血府逐瘀汤加减。

**处方：**黄芪30克，黄连5克，黄檗10克，黄芩6克，生地黄15克，熟地黄15克，当归10克，桃仁10克，红花10克，川芎10克，柴胡10克，枳壳10克，浮小麦30克，煅牡蛎30克，钩藤15克，夜交藤30克，甘草5克。14

剂，日1剂，水煎服，早晚温服。

**二诊：**2021年10月11日，汗出较前减少，疲乏感减轻，夜间阵发性潮热，心烦缓解，稍口干，无口苦，偶有头晕，近期未出现心前区憋闷疼痛感，纳眠可，二便正常。舌红稍偏暗、苔薄白，脉弦细。在上方基础上进行加减，

**处方：**黄芪20克，黄连5克，黄檗10克，生地黄15克，熟地黄10克，当归10克，川芎10克，柴胡10克，浮小麦30克，煅牡蛎30克，钩藤10克，甘草5克。14剂，日1剂，水煎服，早晚温服。

**三诊：**2021年10月25日，汗出明显减少，白昼基本无汗出，夜间稍汗出，无阵发性潮热、心烦等不适，精神状态良好，纳眠可，二便调。舌淡红、苔薄白，脉沉细。予玉屏风散加味巩固治疗。

**处方：**黄芪20克，白术15克，防风10克，当归10克，川芎10克，黄檗10克，地骨皮15克，知母10克，甘草6克。7剂，日1剂，水煎服，早晚温服。

**【按语】**

汗证多从气虚、阴虚、实热、湿热论治，临床有不效者，可从瘀血考虑，采用活血化瘀法治疗。本案患者为中年男性，无特殊病史，以汗出为主症，辨证为阴虚血瘀证，以当归六黄汤合血府逐瘀汤为基础方进行加减，临床疗效较好。《临证指南医案·汗》谓："阳虚自汗，治宜补气以卫外；阴虚盗汗，治当补阴以营内。"阳加于阴谓之汗，虚火伏藏于阴分，寐则卫气行阴，助长阴分伏火，两阳相加，迫使阴液失守而汗出。就血瘀型汗证而言，血瘀既是致病因素，又是病理产物。或因瘀血阻络，新血不生，阴血不足，血不载气，阳气浮散，阴阳失调，腠理不固则汗泄失常；或因汗证失治，迁延日久，阳气阴血耗伤，气虚不能行血，血留则成瘀，血虚则血行涩滞不畅亦可成瘀。汗液排泄与心肺二脏密切相关，阴虚血少，血行瘀滞则易致汗出异常；久病肺虚，肌表不固易致汗出。本案处方用药重用黄芪实卫固表，既补已虚之表，又固未定之阴；生地黄、熟地黄滋阴养血，黄连、黄檗清心除烦，合血府逐瘀汤中桃仁、红花、川芎活血化瘀之功，使瘀化血行；当归养血和血，柴胡、枳壳理气行滞，使气行则血行。佐加煅牡蛎、浮小麦收敛固涩止汗，使瘀化汗止，卫表得固。

**案4** 李某，男，50岁，2022年8月1日初诊。

**主诉：** 多汗半年。

患者就诊前半年来易出汗，以头颈部为主，下午汗出尤甚，入睡可，多梦早醒，二便可，舌尖红、苔薄白，脉紧。

**西医诊断：** 自主神经功能紊乱。

**中医诊断：** 汗证（脾肾亏虚）。

**治法：** 补益脾肾。

**方药：** 补中益气汤加减。

**处方：** 升麻9克，当归10克，川芎10克，生地黄15克，龟板10克，炒白芍20克，党参20克，黄芪30克，炒白术10克，陈皮9克，薄荷6克，紫苏叶18克，藁本20克，细辛6克，炒酸枣仁15克，炙甘草6克，柴胡10克，熟附子9克，牡丹皮15克，生栀子10克，桑叶6克，淫羊藿15克，制五味子6克。7剂，每日1剂，水煎，分2次口服。

**二诊：** 2022年8月16日，患者自诉汗出减少，以颈部为主，睡眠改善，大便干，舌苔薄，舌质红，脉紧。

**处方：** 上方减牡丹皮、栀子、泽泻、淫羊藿、五味子，加肉苁蓉15克。7剂，服法同前。

**三诊：** 2022年8月30日，患者自诉头颈部出汗明显减少，眠浅，下颌部发疹，大便干，舌暗，尖红，苔薄白，脉紧。上方加金银花10克。7剂，服法同前。

**四诊：** 2022年9月13日，患者自诉汗出少，夜寐偏浅，下颌发疹，二便调，舌暗，尖红，苔薄白，脉细。上方加紫花地丁10克、人参6克。7剂，服法同前。

**五诊：** 2022年10月11日，患者自诉出汗睡眠已如常，口不干，下颌发疹减少，下颌皮肤仍发红，二便调，舌尖红，苔薄，脉细。

**处方：** 当归10克，川芎10克，生地黄15克，龟板10克，炒白芍15克，黄檗10克，升麻6克，党参15克，生白术10克，茯苓10克，炒酸枣仁15克，炙甘草6克，肉桂3克。7剂，服法同前。

【按语】

该患者为中老年男性，身体机能开始由阴阳壮盛转向阴阳亏虚，证属本虚标实。初诊抓主症：头颈出汗及脉紧。头颈汗表明阳明有热，脉紧为表阴证之象，能入睡、多梦早醒、舌尖红，为心肾不交。本病病机为清阳不升，气机失调，心肾不交，予补中益气汤升发脾胃阳气，甘温除虚热，加白芍调和营卫；川芎调畅上中下焦一身之血气；生地黄、龟甲滋阴增液；紫苏叶、藁本、熟附子、细辛解除表阴；酸枣仁宁心安神，敛汗生津；栀子解上焦之郁热；桑叶、牡丹皮泻火；五味子补益肺肾之阴；淫羊藿补益肾阳。二诊患者睡眠改善，出汗减少，阳入于阴，心肾相交，减去牡丹皮、栀子、泽泻、淫羊藿、五味子。因大便干，加生麻黄加强开燥之力，加肉苁蓉补益肾精通便。脉仍紧，燥因寒而起，寒为本气，燥为化气，故予麻黄辛温解表，开燥利水。三诊因眠浅，大便干，加肉苁蓉通便；下颌发疹，肺胃有热，加金银花清热。四诊加紫花地丁加强清热解毒；人参益气，使金水相接，心肾相交而改善睡眠。五诊患者主诉已改善，但舌仍尖红、脉细，为汗出致气阴两伤之象，故予八珍汤补益气血，因熟地黄滋腻，且本患者有阴亏火旺之势，故四物汤熟地黄改为生地黄滋阴生津清热，且加升麻升清解毒；酸枣仁宁心安神，敛汗生津；龟板滋阴益肾，黄檗清泻相火，佐少量肉桂引火归原。风药有发汗升津之效，无过汗之虞。前四诊均给予风药薄荷疏肝散热，藁本、紫苏叶温通行气，寒温并用，更可助上身之邪气轻宣透解，导邪外出，使阴阳平和。嘱患者早上服药，是因该患者出汗的根本病机在于清阳不升并伴有夜寐早醒，早晨服药使清阳升、郁热出而改善症状，避免因发散造成的兴奋而影响睡眠。

**案5**　王某，女，60岁，2020年10月20日初诊。

**主诉：**畏寒8天，加重伴大汗淋漓2天。

患者就诊前8天无明显诱因出现畏寒，伴双腮部发紧感、耳堵塞感、头晕、头胀、后颈及背部发酸感，无发热、寒战、汗出、鼻塞、流涕、咳嗽等，遂到当地医院就诊，诊断为"急性上呼吸道感染""前庭神经元炎"，予泼尼松、利巴韦林及倍他司汀口服3天，病情明显好转，未继续治疗。2天前无明显诱因，开始出现畏寒较前明显加重，伴大汗淋漓，日换衣数次，汗质清稀而冷，汗味不明显。1天前出现口苦，偶有嗳气。刻下：大汗淋漓，不能自止，动则更甚，汗质清稀而冷，汗味不明显，畏寒明显，头胀，后颈及背部发酸，口苦，偶有嗳气，纳呆，二便常，睡眠可。无口渴、发热、四肢厥冷。舌红、苔黄厚稍腻，脉略浮。

**西医诊断：** 自主神经功能紊乱。

**中医诊断：** 汗证（少阴少阳并病）。

**治法：** 温阳固表，和解少阳。

**方药：** 桂枝加附子汤合小柴胡汤。

**处方：** 桂枝10克，白芍10克，生姜4克，大枣6克，炙甘草6克，葛根15克，人参9克，制附片6克，柴胡24克，黄芩9克，半夏9克。中药颗粒3剂，日1剂，开水冲服。患者服药3天后痊愈。

【按语】

患者汗出量多为最突出的表现，宜从汗证入手。患者自觉口苦为病在半表半里的少阳病表现；偶有嗳气可视为"喜呕"之轻证；纳呆亦可看作是"嘿嘿不欲饮食"之轻症。舌红、苔黄厚稍腻为实证、热证、阳证征象。因此，"口苦、偶嗳气、纳呆、舌红、苔黄厚稍腻"属半表半里实热阳证，即少阳病。综上所述，少阴病、少阳病证候按先后顺序出现，刻下同时并存，故诊断为汗证（少阴少阳并病）。根据《伤寒杂病论·辨太阳病脉证并治》第20条"太阳病，发汗，遂漏不止，其人恶风，小便难，四肢微急，难以屈伸者，桂枝加附子汤主之"，以及第96条内容，治宜温阳固表、和解少阳。方选桂枝加附子汤合小柴胡汤。方中淡附片扶正固阳，固摄津液；桂枝温经通脉、助阳化气，助淡附片温经复阳、固表止汗，又能解肌祛风散寒、平冲降逆；白芍敛阴和营，与桂枝配伍，一温一寒，一收一散，相反相成，调和营卫；葛根解肌，除经气不利之颈背酸痛；生姜既能解表散寒，又可以温中化饮；半夏和胃降逆，祛湿化饮；柴胡疏解少阳半表半里之热；黄芩既除半表半里之热，且与柴胡合用可制约淡附片、桂枝、生姜的温热之性；人参大补元气，助淡附片固脱止汗，同时又与大枣、炙甘草一起健脾补中生津。

# 第十三节 不 寐

**案1** 熊某，女，54岁，2016年6月16日初诊。进诊室见患者精神欠佳，愁容不展，长吁短叹。

**主诉：**失眠3月有余。

患者诉夜间不易入睡，睡后易醒，醒后难以再次入睡，多梦，白天精神差，伴心烦口渴、烘热汗出、急躁易怒、胸胁满闷胀痛不适、时有头晕目眩、疲劳乏力、心情低落、悲伤欲哭，食纳可，喜喝热饮，大便稍干，小便尚调，舌尖红，脉弦细。

**西医诊断：**更年期失眠。

**中医诊断：**不寐（肝郁血虚）。

**治法：**养血安神，清热除烦，兼疏肝解郁。

**方药：**酸枣仁汤合当归补血汤加减。

**处方：**炒酸枣仁30克，知母10克，茯神30克，川芎6克，黄芪30克，当归6克，薄荷6克，生麦芽30克，麸炒白术20克，麸炒枳实6克，姜半夏12克，天麻12克，玉竹10克，百合10克，甘草6克。共5剂，每日1剂，水煎，分2次饭后服。

**二诊：**2016年6月22日，患者诉夜间睡眠的时间较前长，夜间醒的次数减少，头晕乏力好转，但食欲欠佳，二便尚可，舌红，脉弦细。

**处方：**原方去百合加用砂仁6克，焦三仙各30克。共3剂，日1剂，水煎，饭后服。

**三诊：**2016年6月26日，患者诉诸症好转。继续二诊方药5剂，巩固疗效。

【按语】

该患者的病机关键在于肝血不足，更年期女性，天癸竭，生理机能减退，肝藏血、疏泄功能失常，易出现肝血不足、肝气郁结的症状，血属阴，故患者表现为阴虚内热的征象。虚热为标，阴血不足为本，因此薛莎教授坚持以滋阴血为主，辅以退虚热、疏肝的治疗原则，选用酸枣仁汤合当归补血汤加减。酸枣仁汤是治疗失眠的常用方，方中重用酸枣仁，以其甘酸质润，入心、肝之经，养血补肝，宁心安神。仲景原方中用茯苓以助酸枣仁宁心安神之效，薛莎教授认为虽茯苓与茯神同出一物，性味相同，但茯苓入脾、肾之用多，而茯神则入心之用多，有宁心安神之功，专用于心神不安、健忘、惊悸、失眠等症，因此惯用茯神代替茯苓。知母苦寒质润，滋阴润燥，清热除烦。川芎味辛以发散行气，调肝血而疏肝气。甘草和中缓急，调和诸药。全方辛散与酸收并用，补血与行血结合，具有养血调肝之妙。

四诊合参虑患者肝气郁结的征象明显，方中宜加用疏肝解郁的药物，常用的疏肝药物有柴胡、枳壳、香附等，但薛莎教授在临床上多用薄荷、生麦芽替代之。薄荷味辛、微苦、微凉，入肝经，有疏肝解郁之功效。有医籍记载"夫薄荷入肝胆之经，善解半表半里之邪，较柴胡更为轻清""用香附以解郁，不若用薄荷解郁更神也"。麦芽是临床上常用的消食化积的药物，鲜少用于疏肝解郁。

薛莎教授在治疗更年期失眠患者的过程中，还注重从脾胃调理，脾胃为后天之本，且历来有"胃不和则卧不安"之说，故在方中加用砂仁、白术、枳实等药物，有健脾开胃，调中补虚之意。此外，薛莎教授在遣方用药时，还适当运用中西医结合的思维，西医学认为失眠的患者部分与脑血管疾病有一定联系，该病案中患者有眩晕不适等症状，现代药理学研究认为天麻富含天麻素、蛋白质、氨基酸、微量元素等，具有抗癫痫、抗惊厥、镇静、镇痉、镇痛等作用，故在方中适当加用天麻以改善患者头晕症状。

**案2** 郑某，女，46 岁，2017 年 3 月 17 日初诊。

**主诉：** 失眠半年余。

患者自诉就诊前半年来睡眠差，每晚只能睡 2～3 小时，易醒，平素伴见心烦易怒，常觉眼部干涩，食欲一般，大小便如常，月经量少，常 2～3 个月一行，甚或半年一行，舌红、苔薄，脉弦细。

**西医诊断：** 失眠。

**中医诊断：** 不寐（阴血亏虚）。

**治法：** 养血安神，清热除烦。

**方药：** 酸枣仁汤加味。

处方：炒酸枣仁 30 克，茯神 30 克，知母 10 克，川芎 10 克，煅珍珠母 30 克，首乌藤 30 克，制远志 12 克，石菖蒲 10 克，郁金 10 克，陈皮 6 克，砂仁 6 克，焦山楂 10 克，炒神曲 10 克，炒麦芽 10 克，甘草 6 克。7 剂，水煎服，每天 1 剂，分早晚 2 次服用。

二诊：2017 年 3 月 24 日，诉服药后睡眠较前稍好转，每晚可睡 4～5 小时，仍觉眼部干涩，舌脉同前，原方加枸杞 10 克养肝明目。并嘱患者平素可用少量菊花配枸杞泡茶喝。

**【按语】**

中医学认为，天癸欲竭，肝阴血亏虚，肝在窍为目，目失所养则表现为干涩不适；肝失疏泄，母病及子，常累及心阴，心阴虚火旺，易扰乱心神，产生心烦、失眠、心悸、易怒等临床表现；肝常横逆犯脾，表现为食欲不振，甚则泄泻等脾虚证。治以疏肝滋阴，开郁安神；辅以消食健脾，以酸枣仁汤为主方加味治疗。根据兼症首先加入大剂量安神药。

煅珍珠母平肝潜阳、重镇安神，首乌藤养心安神；制远志宁心安神；石菖蒲开窍宁神，兼可化湿和胃；加少量郁金清心宁神、行气解郁；陈皮配砂仁，起行气调中之功，并可防安神之品滋腻太过；焦山楂、焦神曲、焦麦芽消食健脾和胃；甘草调和诸药。全方气血同治，共奏疏肝滋阴、安神定志之功，阴阳得和，则失眠愈。

案3 张某，女，52 岁，2019 年 9 月 13 日初诊。

**主诉：**心烦失眠伴疲倦乏力半月。

患者诉半月前出现心烦失眠，伴神疲体倦乏力。诊见心烦，急躁易怒，神疲体倦乏力，自觉全身潮热，手足心烦热，纳欠佳，寐差，不易入睡，睡后易醒，每天睡眠少于 4 小时，二便调。平素易焦虑抑郁，舌淡、苔薄白，脉细数。

既往有高血压病 3 年，规律服用氨氯地平，每次 5 毫克，每天 1 次，血压控制情况可。

**西医诊断：**高血压性失眠。

**中医诊断：**不寐（心脾两虚）。

**治法：**益气补血，健脾养心，宣透郁热。

**方药：**栀子豉汤合归脾汤加味。

黄芪15克，焦栀子15克，淡豆豉15克，茯苓30克，麸炒白术15克，人参10克，炙甘草6克，龙眼肉10克，当归10克，炒酸枣仁10克，大枣10克，制远志10克，木香10克，陈皮6克，砂仁6克。7剂，每日1剂，水煎服，早晚各服用1次。

**二诊：**2019年9月20日，服药后患者心烦、疲倦乏力较前改善，纳可，睡眠好转，睡眠时间达到4小时左右，全身潮热、手足心烦热改善不明显，舌淡、苔薄白，脉弦细数，左关偏弱。原方去黄芪、炒酸枣仁，加首乌藤、白芍各15克，熟地10克。7剂，煎服法同前。

**三诊：**2019年9月27日，服药后患者睡眠改善，每天睡眠时间达5~6小时。无心烦，无手足心热，精神佳，余无不适，舌淡红、苔薄白，脉细。嘱患者合理饮食，适当运动，保持心情愉快。上方5剂巩固疗效。随访3个月患者血压控制良好，心烦失眠症状明显改善。

**【按语】**

在高血压患者中，睡眠障碍的发病率显著增加，特别是入睡困难的患者明显增多。《黄帝内经》言："肝者，将军之官，谋虑出焉。肝藏魂，主情志，喜调达，恶抑郁。若数谋不决，或情志不畅则肝气郁结，气枢不转，欲伸则内扰神魂而不寐。"薛莎教授认为，本案患者平素情志抑郁焦虑，肝气不舒，一因阴阳失交而不寐；二因肝郁日久化热，热扰心神而不寐；三因脾胃为后天之本，气血生化之源，患者平素思虑过度，忧思伤脾，暗耗精血，土虚木乘，脾失健运，气血生化不足，心神失养而出现不寐。且患者临七七之际，历经、带、胎、产，气血耗损，营阴肝血不足，肝失所养，肝主疏泄失常，气机疏泄无度，郁久化热，热扰心神，亦导致虚烦不寐。《金匮要略》曰："见肝之病，知肝传脾，当先实脾。"故宜用归脾汤健脾养心安神，益气生血，现代临床研究亦表明，归脾汤加减可以改善失眠患者的临床症状，提高患者的睡眠质量。患者肝郁日久化热，合用栀子豉汤清透郁热，泻火除烦。方中人参、黄芪、白术益气健脾，茯苓健脾，当归养阴血，蜜远志安神益智，炒酸枣仁敛阴安神，龙眼肉健脾养心，大枣、炙甘草和中，炒栀子、淡豆豉透郁除烦。二诊时，患者仍手足心热，潮热，脉弦细数，左关偏弱，说明患者本有肝肾阴虚内热，阴虚生热，故原方去黄芪、酸枣仁，加白芍敛肝阴，合当归养血活血，熟地黄补肝肾之阴，首乌藤养心安神，方证对应，疗效确切。

**案4**　朱某，女，61岁，2021年7月6日初诊。

**主诉：**失眠5年有余。

患者入睡困难，睡而易醒5年有余，加重一周。曾多次求助于中西医治疗，效果均不佳，自述平时喜食肥甘厚味之品。就诊前一周，复因情绪激动致失眠加重，入睡困难，甚则整夜不寐，寐则恶梦纷纭，伴有心烦气躁、饮食无味、口干。大便日1次，质黏不成形，小便黄。舌质红、苔黄腻，脉滑数有力。

**西医诊断：**顽固性失眠。

**中医诊断：**不寐（痰热扰心）。

**治法：**清胆和胃，理气化痰。

**方药：**黄连温胆汤加减。

**处方：**姜半夏10克，陈皮6克，茯苓30克，生甘草6克，枳实12克，竹茹12克，黄连6克，栀子20克，柴胡10克。7剂，每日1剂，水煎服，早晚各服用1次。嘱调情志，勿食辛辣。处方同时予心理疏导。

**二诊：**2021年7月14日，服药7剂后，患者即觉睡眠症状改善，患者一周来入睡困难有所好转，醒后复能入睡，每晚能睡4小时左右，情绪好转，但仍多梦，睡眠不深。大便日1次，质黏，小便黄。舌红、苔黄腻，脉滑数。上方加龙骨30克、牡蛎30克镇惊安神。7剂，每日1剂，水煎服，早晚各服用1次。用药及注意事项同前。

**三诊：**2021年7月21日，患者睡眠明显好转，每晚能睡5~6小时，易入睡，睡眠较之前深，梦减少，情绪好转。大便日1次，小便稍黄。舌红、苔稍黄腻，脉滑数。效不更方，继服上方7剂以巩固疗效。

**【按语】**

人之寤寐，由心神控制，而营卫阴阳的正常运作是保证心神调节寤寐的基础。饮食不节、情志失常、劳倦、思虑过度及病后、年迈体虚等因素，皆可导致心神不安、神不守舍。所以薛莎教授中医认为，不寐涉及心、肝、脾、胃、肾等多个脏腑，主要病变在心，其基本病机是气血脏腑功能失调，阴阳失交，使阳不入阴，心神不安而致不寐。

顽固性失眠病程较长，病情复杂，多为虚实夹杂之证，而实者多为痰热。痰热的形成主要有两方面的原因：一为肝郁化火，炼液为痰；二为食积蕴生痰热。结合病因病机，治法以补虚泻实为主，在此基础上再辅以安神定志之品是治疗失眠的基本治疗方法。顽固性失眠以痰热扰心之实证多见，症见胸闷、心烦不寐、胆怯易惊、多梦、头重目眩、或腹胀、恶心呃逆、舌红、苔黄、脉滑数等。治疗上应以泻实为主，治宜清热化痰、和中安神，选方黄连温胆汤加减。黄连温胆汤出自《六因条辨》，由温胆汤演变而来，本方所治诸症，均属痰热为患。方中黄连性寒味苦，入心经、胃经，清热燥湿化痰，用于心烦不寐之痰热甚者。半夏辛温，燥湿化痰，理气和胃；竹茹甘而微寒，归胆胃经，其凉能去热，苦能降下，专清热痰，为宁神开郁之佳品；半夏与竹茹，二者一温一凉，化痰和胃，清热除烦之功备。治痰须治气，气顺则痰消，陈皮辛苦温，理气行滞，燥湿化痰；枳实辛苦微寒，降气导滞，消痰除痞；陈皮与枳实二者相合，理气化痰之力增。痰之成，本在脾，故以茯苓健脾渗湿，以杜生痰之源；以甘草为使，调和诸药。

二诊时患者觉睡眠症状改善，但仍多梦，睡眠不深。薛莎教授在原方基础上加龙骨 30 克、牡蛎 30 克，镇惊安神，取得良好疗效。

# 第十四节 痹 证

**案 1** 王某，女，55 岁，2004 年 1 月 7 日初诊。

**主诉：**四肢关节疼痛 12 年。

患者就诊前 12 年无明显诱因出现四肢关节疼痛不适，每遇风寒则加剧，虽炎夏而不欲扇。于当地卫生院给予抗风湿止痛类药物治疗，症状稍有缓解，但停药后症状如前，为求进一步系统治疗，患者来笔者所在医院就诊。血液检查 ESR 63 毫米/时，ASO（＋）。症状以肢体关节酸楚，屈伸不利，恶风寒痛苦状，精神一般，睡眠一般，饮食可，大小便可，舌淡、苔白，脉浮缓。

**西医诊断：**风湿性关节炎。

**中医诊断：**痹证（行痹兼寒型）。

**治法**：祛风通络，散寒除湿法。

**方药**：防风汤加减。

**处方**：鸡血藤15克，防风12克，炙麻黄3克，当归15克，桂枝12克，羌活12克，独活12克，茯苓12克，川芎10克，党参15克，甘草6克，生姜3克，大枣6枚。嘱服用7剂。水煎服，每日1剂，早晚温服。服中药的同时并加服布洛芬0.4克，日2次，与中药间隔1h后服用。服中西药期间，未发现明显的不良反应。

**二诊**：复诊上述症状明显缓解，遇风冷阴雨疼痛症状明显好转，但有恶风虚汗出，效不更方，继续守上方加黄芪20克、陈皮10克、白芍12克。服14剂。

**三诊**：上述症状渐愈，为巩固治疗，继服上方14付。后随访1年未见复发。

**【按语】**

症状表现为肢体关节肌肉酸楚，其疼游走不定，关节屈伸不利，多见于上肢、肩、背。或见恶风发热等初期表证，舌淡、苔白，脉浮缓。上述中医认为属实证范围，但病久易有实中夹虚之表现。根据风善行而多变、疼痛游走而不定的原理，用《宣明论方》防风汤合《内外伤辨惑论》羌活胜湿汤随证加减，随经络部位而引经。防风汤中防风可以解表祛风止痛胜湿，能祛风湿止痹，桂枝具有除痹祛风之效，麻黄、生姜有助于防风发散风寒，鸡血藤补血行血，通经活络，当归、但羌活的辛温解表，不同于麻黄、桂枝的解表，它是以风湿（或风寒）袭表，侵犯经络，出现头痛项强、肢节酸痛时，应用最佳。特别是风湿之邪侵犯机体上半部时，如头痛、项强、脊背肩胛酸痛等，与细辛、川芎、秦艽等配合，疗效明显。独活，亦入肾经、膀胱经，以祛风胜湿、通痹止痛为胜。它所治疗的部位以机体下半部为主，如腰膝酸痛、足跟痛等。风湿袭表者，羌活为主；风湿入骨者，独活为主。若风湿侵犯全身者，羌活、独活均可选用，大枣可以利痹活血也有助于除湿祛风，甘草调和诸药，诸药合用发挥疏风宜痹止痛之功。

**案2** 陈某，男，45岁，2007年2月12日初诊。

**主诉**：双膝关节疼痛不适3年。

患者就诊前3年无明显诱因出现双膝关节酸楚，后逐渐转至疼痛，痛有定处，遇寒则剧，得热疼减，关节酸胀，乏力，耳鸣，睡眠一般，饮食可，大小便可，舌苔薄白，脉细。血液检查ESR、ASO、RF属正常范围。

**西医诊断：** 风湿性关节炎。

**中医诊断：** 痛痹（肝肾亏虚）。

**治法：** 滋补肝肾，温经止痛。

**方药：** 方以独活寄生汤加减。

**处方：** 独活10克，寄生10克，秦艽10克，防风10克，细辛3克，当归10克，白芍15克，川芎10克，熟地10克，肉桂6克，茯苓10克，杜仲10克，怀牛膝15克，磁石30克，甘草12克，制川乌6克，玄胡15克，金雀根10克。嘱服用14剂。水煎服，每日1剂，早晚温服。

**二诊：** 上述症状好转，但麻木酸楚感尚存，上方去除川乌，加鸡血藤15克、木瓜10克、玄胡10克，继上方连服14剂，日1剂。

**三诊：** 上述症状渐愈，为巩固疗效并加服小活络丸6克，日2次，服用1个月。后随访一年未见复发。

**【按语】**

痹证因风、寒、湿、热等外邪侵袭人体，留滞经脉、关节、肌肉，气血运行不畅而闭阻经络所致，痹证日久不愈必责之肝肾。肝为刚脏，藏血主筋，肾藏精，主骨生髓，肝肾二脏乙癸同源而精血相互资生，肝肾虚则精血无以生，筋骨失其濡养而痹证难愈，故治当以补肝肾强筋骨。本例患者症状表现为关节酸楚疼痛、乏力、耳鸣、脉细，考虑为肝肾亏虚型痹证，方用独活寄生汤。独活寄生汤出自《备急千金要方》，有祛风湿、止痹痛、益肝肾、补气血的功效。方中独活辛苦微温，长于除久痹，治伏风，祛下焦风寒湿邪以蠲痹止痛，为君药。秦艽、防风祛风湿，止痹痛；细辛辛温发散，祛寒止痛；肉桂温里散寒，温通经脉，共为臣药。桑寄生、牛膝、杜仲补肝肾而强筋骨，其中桑寄生兼能祛风湿，牛膝兼能活血利肢节；人参、茯苓、甘草补气健脾；当归、芍药、地黄、川芎（养血活血，均为佐药。再加金雀根、延胡索活血行气，通脉止痛。综观全方，以祛风散寒除湿药为主，辅以补肝肾、养气血之品，邪正兼顾，能使风寒湿邪俱除，气血充足，肝肾强健，诸症自愈。

**案3** 张某，男，55岁，2007年5月23日初诊。

**主诉：** 四肢关节疼痛5年有余。

患者自述就诊前5年因长期夜宿于外，开始出现四肢关节酸楚沉着，未行特殊治疗，近3年来症状逐渐加重，经当地卫生院对症抗风湿止痛消炎的药物治疗后，症状稍能缓解，但效果欠佳，全身重着，肌体关节屈伸不到，时有麻木感，以双膝关节为主。血液检查ESR 25毫米/时，ASO（－）。近日稍食生冷则有出现腹泻症状，精神可，睡眠一般，饮食可，大小便可，舌苔白腻，质淡，脉濡缓。

**西医诊断：** 风湿性关节炎。

**中医诊断：** 痹证（着痹）。

**治法：** 除湿通络，祛风散寒。

**方药：** 方用蠲痹汤合薏苡仁汤加减治疗。

**处方：** 药用薏苡仁30克，羌活、独活各12克，苍术8克，川乌6克，当归12克，川芎12克，茯苓12克，砂仁（后下）6克，建曲15克，扁豆15克，炒谷麦芽15克，防己9克，甘草6克。嘱服药7剂，水煎服，每日1剂，早晚温服。

**二诊：** 上述症状明显好转，疼痛缓解，但麻木关节不利症状仍有，守上方去砂仁、茯苓，加鸡血藤15克、伸筋草20克、木瓜15克，停用西药，嘱服用14剂。

**三诊：** 复诊上述症状渐愈，血液检查恢复正常，后随访病愈，2年未见复发。

**【按语】**

症状表现为患者浑身重着，肢体关节肌肉疼痛，肌肤有麻木不仁感，时有酸痛，关节肿胀，行动不便，得热或得按则可使疼痛缓解，或有一些患者有湿阻上焦者头重如裹，阻滞中焦者胸腹撑胀，停滞下焦者便溏、带下等，舌质淡、苔白腻，脉濡缓。根据临床表现中医认为属于湿邪阻滞脉络之证，故当以除湿通络、温经祛风散寒为主。方选蠲痹汤合薏苡仁汤加减治疗。临床根据疾病所在部位跟踪治疗，均能收到较好疗效。蠲痹汤主治风湿相搏，身体烦疼，项臂痛重，举动艰难，及手足冷痹，腰腿沉重，筋脉无力。蠲痹汤功能益气和营，祛风除湿。治风湿相搏，身体烦疼，项臂痛重，举动艰难，及手足冷痹，腰腿沉重，筋脉无力。方中黄芪、甘草益气；防风、羌活疏风除湿；当归、赤芍药和营活血；姜黄理血中之气滞，祛除寒湿；姜为引，和营卫，达膝理，共奏营卫兼顾、祛风除湿之功。

# 第十五节　腰　　痛

**案1**　魏某，女，75岁，2008年5月21日初诊。

**主诉：** 反复腰部胀痛、乏力1年有余。

患者就诊前1年开始无明显诱因出现腰部胀痛、乏力，伴右髋部疼痛、活动受限，行走困难。专科情况：腰1-2棘突间及椎旁轻度压痛、叩击痛，无下肢放射痛，双下肢直腿抬高试验（－），右髋4字试验（－），双下肢肌力、肌张力正常。腰椎CT显示：腰1椎体骨折，部分折块向后方移位，硬膜囊受压；腰椎椎间盘退行性改变，骨质增生。精神欠佳，睡眠一般，饮食可，大小便可，舌苔白腻质淡，脉沉细。

**西医诊断：** 腰1椎体骨折，腰椎椎间盘退行性改变。

**中医诊断：** 腰痛病（气滞血瘀）。

**治法：** 活血化瘀，温阳通络。

**方药：** 阳和汤加减。

**处方：** 熟地30克，肉桂6克，麻黄6克，鹿角胶9克，白芥子6克，炮姜3克，黄芩6克，当归15克，川芎10克，玄胡15克，白芍10克，生甘草6克，陈皮6克。嘱服用14剂，水煎服，每日1剂，早晚温服。嘱患者卧硬板床休息，予以抗炎、对症治疗。

**二诊：** 上述症状明显缓解，自觉睡眠差，守上方加首乌藤30克。14剂。

【按语】

本病属于中医的腰痛范畴，患者因腰部受损，气血瘀滞，阻塞经络，经络不畅，不通则痛，故见腰部疼痛；骨断筋伤，筋骨失其支持、司运动功能，故见功能障碍；结合舌脉，故证属气滞血瘀。由于患者年老，且腰椎骨质及椎间盘有退行性改变，骨质增生，不宜施行手术治疗，可采取保守治疗，主要是活血化瘀、温阳通络。同时，可予以炎症治疗及局部理疗。患者素体阳虚，为营血不足，寒凝湿滞，痹阻于肌肉、筋骨、血脉所致，故局部或全身见一系列虚寒表现。治宜温阳补血，散寒通滞。方中重用熟地，滋补阴血，填精益髓；配以血肉有情之鹿角胶，补肾助阳，强壮筋骨，两者合用，养血助阳，以治其本，共为君药。寒凝湿滞，非温通而不足以化，故方用姜炭、肉桂温热之品为臣。脾主肌肉，姜炭温中，破阴通阳；寒在营血，肉桂入营，温通血脉。佐以麻黄，辛温达卫，宣通经络，引阳气，开寒结；白芥子祛寒痰湿滞，可达皮里膜外，两味合用，既能使血气宣通，又可令熟地、鹿胶补而不滞。甘草生用为使，解毒而调诸药。综观全方，其配伍特点是补血药与温阳药合用，辛散与滋腻之品相伍，宣化寒凝而通经络，补养精血而扶阳气。用于阴疽，犹如离照当空，阴霾自散，化阴凝而布阳气，使筋骨、肌肉、血脉、皮里膜外凝聚之阴邪，皆得尽去，故以阳和名之。现代药理研究已经证实，阳和汤能强心利尿，增加冠脉流量，扩张血管，抑制血小板聚集，增加白细胞，并有激素样作用，还可保肝，利胆，抑菌，抗甲状腺功能亢进及调节性腺功能。

**案2** 杨某，女，30岁，2010年10月2日初诊。

**主诉：**腰痛不适半年余。

患者自诉半年前素体瘦弱因难产在某医院作剖宫产手术后，数日从阴道中掉出一大血块，质硬光滑，此后自觉腰痛，时轻时重，未行特殊治疗。近几个月来症状逐渐加重，腰痛重坠持续不减，腰弯后则不欲起，局部热敷后渐可恢复，遇冷遇劳更甚，腰膝无力，手足不温，颜面色白，舌质淡、苔薄白，脉沉细。

**西医诊断：**腰肌劳损。

**中医诊断：**腰痛病（肾阳不足兼寒湿）。

**治法：**祛寒湿，温经通络。

**方药：**右归丸加味。

**处方：**熟地黄15克，肉桂10克，山茱萸（酒炙）15克，枸杞子15克，当归15克，杜仲（盐炒）15克，炒白术15克，炮姜6克，巴戟天30克，川续断12克，狗脊骨12克，沙苑子12克，菟丝子12克，鹿角霜9克，茯苓12克，炙甘草6克。嘱服用7剂，水煎服，每日1剂，早晚温服。

**二诊**：患者自诉腰部疼痛减半，沉重感消失，仍有酸软无力感，活动较前灵便，更拟温补肾阳，兼除寒湿。守上方继续服用14剂。

**三诊**：服14剂后腰痛已轻微，但仍时痛时消，能弯曲立直，活动自如，舌薄白，脉较有力，更以上方三倍，加白术60克，薏米60克，熟附子30克。共为细末，炼蜜为丸（每丸重9克），早晚各服1丸，开水冲服。丸药服完后恢复健康。

**【按语】**

"腰为肾之府""肾为先天之本"，藏真阴而寓真阳。命门居于肾中，为水火之脏。肾之水谓之元精，命门之火谓之元气，水亏火乏均能致病，所以只宜固藏，不宜泄漏，因此肾多虚证。该患者在半年前曾因难产手术后，致肾之元阳虚损而腰痛，时发时止，终未彻底治疗。又因着湿遇冷而腰痛加剧，并有重坠感。即所谓"邪之所凑，其气必虚"。故先以右归丸以温化法，培补肾阳，使病失大半。巴戟天、狗脊骨、菟丝子、鹿角霜、熟附子温助元阳；炒杜仲、菟丝子、沙苑子、川续断补肝肾，强筋骨；茯苓、薏米、白术兼顾寒湿，标本并治，俾寒湿祛除，元阳渐充，而形体得健，腰痛得愈。右归丸为"阴中求阳"的代表方剂。药物组成：熟地黄、山药、山茱萸、枸杞子、鹿角胶、菟丝子、杜仲、当归、肉桂、制附子。主要功效：温补肾阳，填精补血。用于肾阳不足，命门火衰证。方中肉桂、附子与鹿角胶合用，具有温补肾阳、填精补髓之功；熟地黄、山茱萸、山药，合菟丝子、枸杞子、杜仲，滋阴益肾，养肝补脾，当归补血养肝，诸药合用，共奏温阳补肾，填精补血之功。右归丸可应用于肾阳虚型骨科疾病的治疗，如骨质疏松症、腰椎间盘突出症、强直性脊柱炎等疾病。

肾藏精，精生髓，而肾主骨，肾中精气盛衰影响骨髓的生化和骨髓功能的发挥。随着年老体衰，肾精及肾气的亏损，不能充养骨中之髓，精亏可诱发骨质疏松症，即骨痿、骨枯、骨极等，根本病机为"水亏其源，火衰其本"。

**案3** 李某，女，25岁，2021年12月8日初诊。

**主诉**：腰痛不适2个月有余。

患者就诊前2个月因居住不慎，受凉受潮，发生腰部疼痛，时轻时重，缠绵不愈，于外医院多次治疗后，疼痛稍缓解，效果欠佳，逾时又发作，为求进一步系统治疗，遂来我院诊治。专科情况：腰1-2棘突间及椎旁轻度压痛、叩击痛，无下肢放射痛，双下肢直腿抬高试验（－），双下肢肌力、肌张力正常。精神欠佳，睡眠一般，饮食可，大小便可，舌苔白腻质淡，脉沉迟细涩。

**西医诊断：**腰肌劳损。

**中医诊断：**腰痛病（寒湿腰痛）。

**治法：**祛寒湿，温经通络。

**方药：**肾着汤加味。

**处方：**白术 30 克，云茯苓 30 克，干姜 9 克，炒杜仲 15 克，狗脊骨 15 克，川续断 15 克，巴戟天 15 克，炒薏米 20 克，怀牛膝 15 克。嘱服用 14 剂，水煎服，每日一剂，早晚温服。

**二诊：**患者自诉服用上药后疼痛减轻，腰部舒缓，凉感自觉消失，因经事将至，守上方酌加理血调气之品，去狗脊骨、巴戟天。

**处方：**白术 30 克，云茯苓 30 克，干姜 9 克，炒杜仲 24 克，川续断 15 克，炒薏米 24 克，怀牛膝 15 克，当归 15 克，白及 15 克，香附 9 克，鸡血藤 30 克。7 剂，水煎，隔日服。嘱其痊愈后，勿犯寒湿。

**【按语】**

本案患者因居住不慎、受凉受潮而腰痛酸困发凉，以肾着汤灵活加减，不数日而病愈。患者"腰中冷"当为阴邪所致，然寒与湿均为阴邪，且都易损伤阳气，故均可出现"腰中冷"的症状。因此，仅根据"腰中冷"一症，推测可能有寒、湿或寒湿。本病应为"寒湿"致病。笔者认为肾着汤证发病病因寒湿是外受的。外受寒湿未及里，与里阳不足内生寒湿在症状表现上存在差异性。寒湿外受，若未影响到里，多以体表症状为主要表现。肾着汤证的寒湿之邪当为由外来而非内生。肾着汤中的肾并非指肾脏而是指肾之外府腰部，即寒湿侵犯的部位为太阴脾脏所主的腰部肌肉。肾着汤的病机及症候表现与"劳损"后的症状有相似之处，劳损者症状则缺乏典型的演变过程，因患病部位不同，劳损的组织结构不同，可有各不相同的症状或隐痛，或酸痛，或肿胀，或功能障碍，症状常因劳累或受冷而加重。这类病证，由于局部组织，气血运行失调，一般易遭受寒湿侵袭，所谓"邪之所凑，其气必虚"的道理，并通过人体经络表里内外的联系影响内脏，使有关脏腑功能失调，故其临床表现不单是劳损的病变。脾主运化、四肢，肌肉。脾运正常，水津四布，肌肉强壮温暖有力，反之则内生寒湿成为内部隐患。劳损者由于其特殊的病理变化，易致外来寒湿之邪侵袭，如果脾运不健之患者，劳损后易致内外之邪相聚着而不去，反之寒湿偏盛者于劳损处也能通过经络传导关系阻遏脾阳、使内外之邪相合结聚。肾着汤在于暖土胜湿，我用该方出于安内攘外之治本祛邪之法、通过肾着汤脾得温运，内生寒湿才能化解，再配合解肌散寒，温经化湿，通络止痛等药物组方，使外着寒湿无依附之处，这样才能达到诸证自消之目的。

**案4** 陈某，女，35岁，初诊2022年6月24日。

**主诉：**反复腰痛3年有余。

患者产后3年来经常出现腰部疼痛，重则夜不能寐，疼痛喜按，经期时明显，经后期及夏季阴雨天症状加重，伴乏力、头昏，活动或小便后稍减轻。患者精神差，面色萎黄，食欲一般，睡眠欠佳，月经后期量少，有血块，白带量多，或有黄带，小便短赤，舌质红、苔薄白，中部稍腻，脉滑数。

**西医诊断：**慢性腰肌劳损。

**中医诊断：**腰痛病。

**治法：**清热利湿，养血疏经。

**方药：**四妙丸合四物汤加减。

**处方：**忍冬藤30克，牛膝15克，薏苡仁15克，关黄檗10克，当归10克，甘草6克，陈皮6克，佛手10克，赤芍15克，川芎10克，熟地黄10克，炒酸枣仁30克，茯神30克，知母10克。7剂，水煎服，每日1剂，分2次口服。

**二诊：**2022年7月3日，前方服后腰痛发作频率明显降低，乏力、头昏缓解，睡眠可。舌质红、苔薄白，脉滑。上方取酸枣仁、知母。继服7剂。

**三诊：**2022年7月11日，患者疼痛明显缓解，月经按时而至，月经量较前增多，白带减少，头昏乏力诸症皆无。嘱前方继服14剂巩固疗效。

**【按语】**

腰为肾之府，其人产后虚劳，久则带脉虚，血不养筋，筋不荣则腰痛。加之土湿木郁，生气不达，郁在上焦则化表热，清阳不上达而作眩晕，郁在下焦则水道不利，肾失作强，故腰痛频作。又血能载气养气，血虚则气滞，血行不畅,不荣则痛,气血不能下行濡养腰腹则腰疼而月经失常,不能上承以濡养上肢及头面诸窍,故见头晕、乏力。经期阴血亡失,腰腹失养,故经期疼痛加重。故治之宜养血以利血脉,气血通畅则局部经脉通利而疼痛止。《证治要诀·诸痛门》:"妇人血过多,及素患血虚致腰痛者,当益其血。"用四物汤加减。本例通过不喜饮水、白带量多、乏力、头昏、疼痛喜按这些线索,得出疾病病机是土湿木郁。从健脾利湿、疏肝理血入手,用四妙散清热化湿:方中黄檗苦以燥湿,寒以清热,其性沉降,长于清下焦湿热,牛膝能补肝肾,祛风湿,引药下行,专治下焦湿热之两脚麻木,痿软无力,薏苡仁独取阳明而利湿舒筋,故主治湿热下注,以重启脾胃中焦之枢纽作用,并舒筋止痛,因患者兼有血虚,又带下异常,故去苍术易以忍冬藤清热疏风通络消脓。加四物汤养血柔肝,方中地归芎芍四药补血配活血,动静相伍,补调结合,补血而不滞血,行血而不伤血,遇气血不和之疼痛尤适宜。加陈皮、佛手疏肝理气止痛;酸枣仁、茯神滋养心肝,安神,知母轻解郁热。由于方证合拍,即取显效。

# 第十六节 水 肿

**案1** 王某某,女,40岁,2019年6月10日初诊。

**主诉:**全身水肿1个月有余。

患者就诊前1个月无明显诱因出现颜面部和四肢水肿,晨起时明显,未予以重视,随后出现腰酸腰痛,小便频数,于2019年6月8日至外院就诊,抽血检查提示:血红蛋白100克/升,血浆蛋白22.5克/升,总蛋白38.6克/升,总胆固醇8.21毫摩尔/升,甘油三酯4.16毫摩尔/升,肾功能正常。尿蛋白:3+;尿隐血:2+;24小时尿蛋白定量:4.5克。临床诊断为肾病综合征,轻度贫血和高脂血症,并予以阿托伐他汀钙降脂治疗和激素泼尼松片,每日30毫克治疗。因全身浮肿不适,遂至门诊求助中医。就诊时,患者诉乏力易疲惫,怕冷,食欲欠佳,尿频,大便时有不成形,夜寐可,月经不调。查体:全身浮肿,双下肢浮肿明显。舌淡胖边有齿痕苔白,脉细弱。

**西医诊断:**肾病综合征。

**中医诊断:**水肿(肾阳衰微)。

**治法**：温肾健脾，利水消肿。

**方药**：用加味五苓散加减。

**处方**：黄芪 30 克，桂枝 10 克，炒白术 10 克，茯苓 30 克，猪苓 15 克，泽泻 10 克，白茅根 30 克，木香 6 克，砂仁 6 克，薏苡仁 30 克，淫羊藿 10 克，车前子 10 克，甘草 6 克，金樱子 15 克，山药 10 克，菟丝子 10 克。7 剂，水煎服，每日 1 剂，早晚温服。嘱患者卧床休息，低脂、低盐、高热量、优质低蛋白饮食，控制水摄入量。

**二诊**：2019 年 6 月 18 日，前方服后全身水肿明显减轻，仅双下肢水肿，尿频减轻，仍有四末不温，大便不成形。上方加益智仁 15 克，再服 14 剂。

**三诊**：2019 年 7 月 3 日，前方服用 4 剂后全身水肿基本消退，余剂服用后，精神可，大便较前成形，怕冷和乏力明显改善，复查血红蛋白 110 克/升，血浆白蛋白 29 克/升，总蛋白 45.6 克/升。尿蛋白：1＋；尿隐血：－；24 小时尿蛋白定量：2.2 克。再服 7 剂巩固治疗。

**【按语】**

肾病综合征，根据症状可以归属于中医"水肿""尿浊""腰痛""虚劳"等范畴。其发病脾肾密切相关，肾主水，肾阳不足，则气激发和推动作用减弱，致水液不化而致水湿内停；脾失健运，水液不能上输于肺，输布功能障碍，致水溢肌表。同时，对于久病者，还因水湿不运，阻滞气机，妨碍血行，形成瘀血，故脾肾阳虚证水肿者多还兼有血瘀。即本病多以脾肾阳虚为本，血瘀痰湿为标，以补肾健脾、利水化瘀之法标本兼治。五苓散方中重用味甘淡而性寒的泽泻为君，泽泻主归肾、膀胱经擅治下焦之水，白术味甘，益气健脾，可助脾运布津液，生津止渴，具有内固中气，外御湿侮之功。泽泻白术二者相合，增强化气利水之功。方中茯苓补脾渗湿，"利小便"；猪苓利水渗湿，"利水道"，可使水湿邪气自上而下，尽出于膀胱之府，两者皆有利水渗湿之效，前者侧重于津液形成前的"化"，而后者则侧重于津液形成后的"利"，二者联合既可使水湿从阳以化气，又可使已成之津液从小便而出，促进机体水液代谢。茯苓、猪苓与君药泽泻均为淡渗利湿之品，三者联合共奏通调水道之效。白术与茯苓相须为用，共奏健脾燥湿利水之效。桂枝味辛甘而性温，走表散寒，温经通络，故选桂枝与茯苓合用，以行水布津，以散阴邪，增强利水之效。本案中，患者全身水肿明显，伴有腰酸腰痛，小便频数，四末不温，可见肾阳虚水停之象明显；患者大便不成形，乏力疲惫，舌淡，食欲欠佳，是脾虚失运，水湿内生的表现。故采用五苓散加味，方中重用黄芪，以增强补气升阳、利水消肿之效；加用淫羊藿以温阳补肾，增强温阳利水之效；方中车前子利水消肿；加木香、砂仁和薏苡仁，理气和胃，健脾祛湿，茯苓、山药、菟丝子取茯菟丸之意，补肾健脾涩精。全方共凑温肾健脾，利水消肿之效。

**案2** 陈某，女，56岁，2019年10月23日初诊。

**主诉：** 双下肢水肿3年余，加重1年。

患者就诊前3年无明显诱因出现双下肢水肿，伴眼睑浮肿，间断性发作，常于久立或劳累后症状明显，休息后可缓解。起初未予重视，近1年来双下肢水肿明显加重，发作频繁，休息后难以恢复。遂于外院就诊，查血、尿常规以及肝、肾、甲状腺功能均正常，双下肢血管彩超结果亦提示无明显异常。已绝经。否认高血压、糖尿病等病史。刻下：身体困倦，神疲乏力，纳呆腹胀，大便稀溏。查体：颜面、眼睑浮肿，双下肢膝关节以下水肿，按之凹陷，难以恢复，舌质淡，舌苔白腻满布舌面，舌两边布满齿痕，脉滑。

**西医诊断：** 特发性水肿。

**中医诊断：** 水肿（脾虚湿蕴）。

**治法：** 益气健脾，祛湿行水。

**方药：** 人参15克，黄芪15克，白术15克，茯苓30克，薏苡仁30克，白扁豆30克，山药15克，桂枝10克，砂仁6克，炙甘草10克，苍术10克，厚朴10克，陈皮6克，炒六神曲15克，炒麦芽15克，炒山楂15克。7剂，水煎服，每日1剂，早晚温服。嘱患者低脂、低盐饮食，规律作息。

**二诊：** 2019年10月31日，前方服后自觉困重感减轻，眼睑、双下肢水肿明显减轻，腹胀缓解，大便欠实，食欲改善，舌苔仍白腻上方加白蔻仁6克，藿香10克，防己10克。再服14剂。

**三诊：** 2019年11月17日，前方服后双下肢水肿完全消退，仅晨起时眼睑稍水肿，无明显乏力困倦感，食欲可，大便较前成形。前方再服去防己，再续7剂巩固治疗。

**【按语】**

特发性水肿又称功能性水肿、单纯性水肿，是一种原因不明的水盐代谢紊乱致使细胞外液在皮下间隙异常增多的一类综合征，多发于20～50岁女性，表现为颜面部及四肢水肿，具有周期性变化的特征。目前临床常以利尿剂、激素及改善毛细血管通透性的药物对症施治，但存在成瘾性及不良反应，尚无根治方法。薛莎教授认为，本病发病主要为脾、肾、三焦功能失调，水液代谢异常所致，其中脾主运化功能失常是本病发病的关键。由于较长期的饮食失调等原因导致脾胃虚弱，精微不化，故可见颜面、眼睑浮肿，动则下肢肿胀、疲乏无力、大便溏、舌质淡、舌苔白腻等脾虚湿阻的症候。因此薛莎教授在此采用"培土制水"法，运用参苓白术散合苓桂术甘汤加减治疗特发性水肿。参苓白术散方中茯苓、山药、薏苡仁健脾渗湿；砂仁、陈皮调气行滞；人参、白术、甘草补中益气；桔梗能载诸药上浮，又能通天气于地道，使气得升降而益和。苓桂术甘汤为温阳化饮、健脾利湿的经典方剂，方中茯苓健脾利水，渗湿化饮；桂枝温阳化气，助茯苓温阳利水；白术健脾燥湿；甘草、大枣调中和胃，健运中焦。本案中患者纳呆便溏，舌苔白腻，边有齿痕，脾虚湿蕴之象明显，加用苍术、厚朴合陈皮有平胃散之意，加强和胃燥湿之效；加焦三仙消积化滞，以健脾助运，水湿得化，诸药合用，补而不滞，温而不燥，渗利不伤阴，共奏益气健脾、化湿利水之效。

**案3** 王某，女，55岁，2019年4月5日初诊。

**主诉：** 右下肢水肿1年有余。

患者就诊前1年因宫颈癌手术及放射治疗等综合治疗后出现右下肢水肿，以膝关节以下较为明显，久立后肿胀感明显伴有刺痛，外院查双下肢血管彩超提示无明显异常。已绝经。否认高血压、糖尿病等病史。刻下：右下肢肿胀沉重，乏力懒言，手足不温，口淡不欲饮，食欲欠佳，睡眠一般，大便欠实，小便量少。查体：右下肢膝关节以下红肿，按之即起，舌紫暗，舌下脉络青紫，苔白滑，脉滑。

**西医诊断：** 淋巴水肿。

**中医诊断：** 水肿（瘀水互结）。

**治法：** 活血通络，温阳利水。

**方药：** 防己茯苓汤和桃红四物汤加减。

**处方：** 桂枝 15 克，防己 15 克，白术 15 克，茯苓 30 克，路路通 10 克，鸡血藤 15 克，当归 10 克，赤芍 15 克，川芎 10 克，川牛膝 15 克，薏苡仁 30 克，泽泻 10 克，桃仁 15 克，红花 6 克，黄芪 30 克，炒六神曲 15 克，僵蚕 10 克，甘草 6 克。14 剂，水煎服，每日 1 剂，早晚温服。嘱患者饮食忌生、冷、辛、辣，适当休息，保持心情舒畅。

**二诊：** 2019 年 4 月 20 日，前方服后右下肢水肿明显减轻，沉重感缓解，小便增多，食欲改善，仍有手足不温，舌苔白滑，上方加附片 6 克。再服 14 剂。

**三诊：** 2019 年 5 月 5 日，前方服后右下肢水肿基本消退，无明显沉重感，乏力疲惫、手足不温明显改善，食欲可，舌苔稍白，大便成形，小便正常。遂去防己、附片加泽兰 10 克，7 剂巩固治疗。

**【按语】**

下肢淋巴水肿是宫颈癌术后最常见的并发症之一，主要表现为下肢肿胀、疼痛、麻木、活动不利，严重降低了患者的生活质量。中医药在改善患者术后并发症方面发挥着越来越显著的作用，大量临床研究显示中药对于宫颈癌术后下肢淋巴水肿具有显著疗效。薛莎教授认为此病可归属于中医"脚气""象皮肿""皮水"等范畴。本病的形成一方面可因脾虚失运，水湿内停，湿遏气阻，导致气血阻塞不通，水津外溢，表现为四肢水肿、肿胀；同时因久病伤正，气血两虚，气虚血瘀，瘀血阻络，则可出现刺痛，肌肤粗糙、坚硬、紧绷等表现。因此，薛莎教授在本案中选用防己茯苓汤和桃红四物汤活血通络、温阳利水。方中以茯苓为君，健脾利湿；臣以黄芪、防己解表祛湿，自表散皮下之水；桂枝、茯苓温阳化水，使水湿从小便而解；黄芪补气升阳，与桂枝相协，通阳行痹，振奋卫阳；甘草调和诸药，助黄芪增强益气健脾之效，脾旺则能制水利湿。桃红四物汤源自《医宗金鉴·妇科心法要诀》，是四物汤加桃仁、红花而成，具有活血之中寓有养血之意，活血而不伤血的特点，虚者可以之补血，瘀者可以之行血，尤其适合血虚兼瘀者。本案在上方的基础上，薛莎教授加用辛味之虫类药僵蚕增强通络之效。水液、痰湿皆属阴邪，辛能散之，以助桂枝温阳化气，助当归川芎活血通络。患者四末不温，在前方的基础上加用路路通、鸡血藤、川牛膝、附片增强温阳活血通经络之效；加用薏苡仁、泽泻增强健脾祛湿之功，诸药合用，共奏益气健脾、温阳利水、活血通络之功。

**案4** 潘某，男，65岁，2020年10月12日初诊。

**主诉：** 双下肢水肿伴喘促6年，加重5日。

患者就诊前6年因感冒后出现双下肢浮肿，乏力，喘促、胸闷，夜间不能平卧，坐起后缓解，偶有心慌。曾在外院诊断为冠心病心力衰竭，心功能 4 级；2型糖尿病。口服诺欣妥、可定、皮下注射诺和锐治疗。于5天前外出受寒后上述症状加重，加服螺内酯，呋塞米而病情未见好转。遂来门诊寻求中医治疗。刻下：坐轮椅推入诊室，双下肢水肿明显，乏力，喘促气短，夜间不能平卧，食欲欠佳，失眠，小便量少，舌质紫暗，舌苔白滑，脉沉细无力。查体：心率115次/分，BP135/75毫米汞柱，呼吸22次/分。口唇发绀，颈静脉怒张，双下肢水肿至膝关节，按之凹陷不起。血N－末端脑钠肽10556.0皮克/毫升。

**西医诊断：** 冠心病心力衰竭，心功能4级。

**中医诊断：** 水肿（阳虚水泛）。

**治法：** 温阳利水，益气活血。

**方药：** 防己黄芪汤合真武汤加减。

**处方：** 黄芪40克，防己20克，太子参30克，白术15克，茯苓30克，泽泻15克，附片6克，葶苈子20克，益母草30克，桃仁15克，丹参20克，川牛膝15克，薏苡仁30克，陈皮10克，生姜6克，甘草6克。14剂，水煎服，每日1剂，早晚温服。嘱患者卧床休息，低盐、优质蛋白饮食，保持心情舒畅。

**二诊：** 2020年12月18日，双下肢水肿减轻，喘促、胸闷症状缓解，仍有双下肢乏力，夜寐欠安，胃纳可，大便溏稀，舌苔白滑。前方加砂仁6克，白扁豆30克，再服7剂。

**三诊：** 2020年12月25日，双下肢水肿基本消退，可见皮肤皱褶，双下肢乏力改善，无明显喘促、胸闷，夜寐可，口干不欲饮，舌质淡紫，苔白，脉象沉缓。前方去防己、泽泻，加麦冬15克，北沙参15克。继服14剂，以固其功。

**【按语】**

薛莎教授认为气血阴阳虚损，特别是气（阳）亏虚，以及痰浊、瘀血和水饮实邪相互聚结是冠心病合并心衰水肿的基本病机。患者症状体征均表现为气虚血瘀、水饮内停之征象。治疗上薛莎教授选用防己黄芪汤合真武汤为基础方来辨证治疗。方中黄芪用既能补肺脾之气又能固摄表虚，配伍防己，攻补兼施，共奏益气利水之功；白术甘温补中，苦可燥湿，助防己利水以消肿，又协黄芪，使补气与健脾结合，益卫固表。甘草既协助黄芪、白术补中气，又能调和诸药；加之生姜和大枣能增强益气健脾，宣发水气。诸药合用，共奏益气健脾以扶正、祛风利水以攻邪之效。真武汤具有温肾行水之功，附子为"回阳第一要药"属大辛、大热之品，可上助心阳、中温脾阳、下壮肾中元阳以化气行水，通行十二经，激发机体正气，佐生姜辛散水气，增强水液代谢。白术苦甘而温，健脾燥湿，建立中土，而水有所制。茯苓性甘淡平，入心脾肾经，淡渗利湿兼健脾土，利小便以实大便，与白术相伍共奏补中土以治水之功。芍药养血敛阴，制白术、附子之燥，敛阴和阳使其归根于阴，且又行水，从而通利水道且利水而不伤阴，发挥气行则水行的作用。本案方中黄芪味甘微温，入脾、肺经，可大补已伤之元气，配伍白术，太子参健脾益气，共资气血生化之源；薛莎教授认为气虚日久发展为阳虚，可影响心脾肾脏腑功能，在补气的同时注重温阳，即在黄芪、太子参补气基础上，运用附片温补肾阳，化气利水以防脱变；防己、葶苈子、泽泻、薏苡仁泻肺渗湿，驱上焦及中焦水饮之邪；益母草、牛膝、桃仁、丹参，活血化瘀，利水消肿，川牛膝引血下行使在上焦的瘀血水湿直趋于下；益母草既活血通经，又利水消肿，桃仁活血的同时润肠通便，可使邪气从二便分消；方中再加陈皮理气宽中，健脾化痰，以防补气之郁滞，调血之不行。二诊见大便稀溏，加砂仁 6 克，白扁豆 30 克，健脾渗湿。三诊症状水肿消退、口干明显，去防己、泽泻以防利水太过，阴液亏虚，加麦冬 15 克，北沙参 15 克，益气养阴。

# 第十七节 慢 喉 痹

**案1** 田某，男，43岁，2019年9月17日初诊。

**主诉：**咽干咽痒2年余，加重1周。

患者就诊前2年无明显诱因出现咽干咽痒，时有干咳少痰，近1周咽干咽痒难忍，遂至外院耳鼻喉科就诊，诊断为慢性咽炎，予以蓝芩口服液治疗无效，遂来中医门诊求治。刻下：咽痒，咽干，干咳少痰，口干口渴欲饮，胃纳可，大便干结，睡眠可。既往有二十余年吸烟史和饮酒史。查体：咽部弥漫性充血，咽后壁可见增生淋巴滤泡，表面无渗出。舌红绛、苔薄白，脉沉细。

**西医诊断：**慢性咽炎。

**中医诊断：**慢喉痹（肺肾阴虚）。

**治法：**补益肺肾，滋阴利咽。

**方药：**养阴清肺汤加减。

**处方：**麦冬10克，玄参10克，生地10克，玉竹10克，牡丹皮12克，薄荷6克，熟地10克，桑白皮10克，桔梗10克，浙贝母10克，射干10克，马勃10克，木蝴蝶10克，白芍10克，甘草6克。7剂，水煎服，早晚2次温服。嘱禁烟酒，少辛辣、厚味，清淡饮食，规律作息。

**二诊：**2019年10月5日，前方服后咽干咽痒明显缓解，偶有干咳，口干缓解，大便正常。上方加杏仁6克，芦根15克，再服14剂巩固治疗。后随访表示服药后症状完全缓解，半年未复发。

**【按语】**

慢性咽炎是一种黏膜慢性炎症，常表现为咽部干燥、干痒、异物感、痰黏着感、梗阻感或烧灼感，可伴有咽痛、轻微咳嗽，但吞咽功能正常。此病可因劳累、酗酒、感冒、多言语以及其他精神刺激等反复发作，症状时轻时重，病程较长，严重影响了患者的正常生活。慢性咽炎属中医学"慢喉痹"范畴，薛莎教授认为此病多因外感风热或辛辣饮食等引起的急喉痹，反复发作，久咳久病伤阴，阴液亏虚不能濡润咽部而致；或由禀赋不足，劳倦过度，热病伤阴，或素体肺肾阴虚，以致阴精亏损，虚火上炎，津液被灼，咽喉失于濡养而致；或余邪滞留咽部，经脉不利，气滞、血瘀、痰热郁结而致。本案中，患者有多年烟酒史，长期受烟酒刺激，辛热之毒侵犯咽喉，灼伤阴液，致肺阴损伤，金水相生，从而累及肾阴液不足，内生虚火上灼咽喉而发病，故咽干、咽痒，口干口渴欲饮。对此，薛莎教授选用养阴清肺汤加减，以补益肺肾，滋阴利咽。

养阴清肺汤方中以增液汤为基础，生地、玄参和麦冬润肺滋肾，使金水相生，泉源不竭，又寓有芍药甘草汤（白芍、甘草）以滋养脾阴，助脾气散精，上承于肺，散布于咽，咽喉得津液濡养则不燥；丹皮清郁热凉营，助生地、玄参凉血解毒而消痛肿；浙贝润肺止咳，清化热痰；薄荷辛凉宣肺利咽，使以甘草泻火解毒，调和诸药。全方凉而不寒，养阴清肺兼辛凉而散，力专而效宏。薛莎教授在本案中生地熟地同用，增强滋阴补肾之效；方中加用桑白皮，清肺化痰，桑白皮配合桔梗，一宣一降，调畅肺气，畅达咽喉；加射干，马勃和木蝴蝶加强清热解毒、消肿利咽之效，全方诸药合用，共奏补益肺肾、滋阴利咽之效。二诊时，患者仍有干咳，加用杏仁、芦根清热生津、润肺止咳。

**案2**　王某，女，38岁，2019年5月13日初诊。

**主诉：**咽干伴烧灼感3个月有余。

患者就诊前3个月因进食大量汤圆后出现反酸，上腹胀满，随后胸前区和咽喉部时有烧灼感，咽干舌燥，声音嘶哑，时有干咳少痰，自行服用草珊瑚含片等利咽药物无明显改善，遂来中医门诊求治。刻下：咽干舌燥，声音嘶哑，干咳少痰，时有反酸胃灼热，胃脘疼痛，得温则减，胃纳少，大便偏干，睡眠欠安。月经调。既往喜食辛辣食物，无吸烟史。查体：咽喉红肿，咽后壁滤泡增生，咽喉黏膜增厚。舌红、苔薄黄，脉数。

**西医诊断：**反流性咽喉炎。

**中医诊断：**慢喉痹（寒热错杂）。

**治法：**理气和胃，平调寒热。

**方药：**半夏泻心汤合乌贝散加减。

**处方：**姜半夏10克，干姜6克，黄连6克，黄芩10克，大枣6克，党参15克，陈皮10克，木香6克，玄参15克，薄荷10克，牛蒡子15克，麦冬15克，煅瓦楞子30克，浙贝母15克，海螵蛸30克，甘草6克。7剂，水煎服，每日1剂，早晚2次温服，早晚分服。嘱患者少食辛辣刺激之品，忌浓茶咖啡，饭后不要立即躺卧，睡前不要进食或过饱，清淡饮食，规律作息，保持心情愉快。

**二诊：**2019年5月21日，前方服后咽干、舌燥，反酸胃灼热明显缓解，仍有干咳，食欲欠佳，舌红、苔黄腻，大便干结。上方改白术为苍术10克，加厚朴 10 克，熟大黄 10 克，焦三仙各 10 克。再服 14 剂。

**三诊**：2019 年 6 月 5 日，前方服后食欲改善，舌红、苔稍黄，大便正常。前方再服用 7 剂巩固治疗，后随访表示症状完全缓解。

**【按语】**

反流性咽喉炎因胃内容物反流至食管上括约肌以上部位，包括鼻咽、口咽、喉咽等，引发不同程度咽喉部炎性病变，出现以咽喉痛、声音嘶哑、咽喉有异物感等为主要临床表现的疾病，与胃酸反流存在相关性。中医将反流性咽喉炎归属于"慢喉痹"，与脾胃功能密切相关，其病机主要是由于饮食不节或情志不遂导致脾胃升降功能失调、进而导致脾胃虚弱、脾土郁滞、郁而化热、因热致酸，上逆而成疾。本案中，患者因过食甜腻之品，出现反酸、腹胀、胃灼热、胃脘疼痛等脾胃不和、寒热错杂之象，因此，薛莎教授选用理气和胃、平调寒热的半夏泻心汤合乌贝散加减。半夏泻心汤是辛开苦降、平调寒热的代表方剂，方中半夏、干姜性味辛温，行气消胀满，并可振奋胃肠，恢复脾胃的功能，启迪阳气以消湿浊；黄连、黄芩性味苦寒，功能苦寒泻降，清热和胃，泄其痞。佐以人参、大枣，甘温以益气健脾和胃，养血和中，可防苦寒伤阳、辛热伤阴，顾本而无中伤之虑。反流性食管炎可因各种原因导致胃气上逆而出现反酸、反食、胃灼热等症状，辛温苦寒药合用恰能理气和胃，调节脾胃升降，恢复脾胃功能，使气血生化有源。考虑反流性咽炎，与胃酸分泌过旺相关，薛莎教授在半夏泻心汤的基础上加用乌贝散，有增强制酸收敛之效。乌贝散由海螵蛸和浙贝母组成，乃民间验方，收载于《实用中药学》；方中海螵蛸制酸止痛，浙贝母清热散结，可用于因肝胃不和所致的泛吐酸水、胃脘疼痛等症。方中加煅瓦楞子，性平味咸，主制酸收敛，增强制酸止痛之效。患者咽干，声音嘶哑，加用玄参、麦冬滋阴润喉，加薄荷、牛蒡子清咽利喉，全方诸药相伍，具有理气和胃、平调寒热、补泻兼施之功用。薛莎教授认为脾胃失和，气机失调者，患者多伴有食欲欠佳，腹气不通，大便异常的问题，而"六腑以通为顺"，肠腑通畅，则胃纳正常，因此，二诊中，患者大便干结，再予以加焦山楂、炒麦芽、焦神曲等健脾开胃的同时，加用熟大黄、厚朴理气通便。

**案3**　姜某，女，43岁，2020年6月10日初诊。

**主诉：**咽痛伴异物感2年余，加重5天。

患者就诊前2年无明显诱因出现咽痛不适，伴异物感和梗阻感，时有咳吐白痰，无明显吞咽困难，每于心情烦闷时加重，平素爱叹息；5天前因与家人发生争执后，咽干和异物感更为明显，遂来中医门诊求治。刻下：咽痛，咽喉部有异物感，时有咳吐白痰，乏力易疲倦，食欲欠佳，胃纳少，大便不成形，夜寐不安，情绪低落。既往有十余年吸烟史。查体：咽后壁有散在淋巴滤泡，咽部呈暗红色，常有少量黏稠分泌物附着。舌淡、苔白腻，脉弦细。

**西医诊断：**慢性咽炎。

**中医诊断：**慢喉痹（肝郁脾虚）。

**治法：**疏肝健脾，化痰利咽。

**方药：**柴胡疏肝散合六君子汤加减。

**处方：**柴胡9克，枳壳10克，党参15克，半夏10克，香附10克，川芎6克，白术10克，黄芪10克，荆芥10克，玄参105克，茯苓15克，陈皮6克，白芍10克，桔梗6克，甘草6克。7剂，水煎服，早晚2次温服。嘱调畅情志，禁烟酒，少辛辣、厚味，清淡饮食，规律作息。

**二诊：**2020年6月18日，前方服后咽痛、异物感缓解，时有白痰，食欲较前改善，乏力易疲倦稍改善，夜寐安，大便不成形，舌红、苔白，脉弦。上方加砂仁6克，薏苡仁30克，白扁豆30克。再服14剂。

**三诊：**2020年7月3日，前方服后无明显咽痛、异物感，无咳吐白痰，乏力改善，大便较前成形，舌红、苔根部稍白。前方再服用7剂巩固治疗。

**【按语】**

慢性咽炎属于"慢喉痹"范畴。喉痹的病因病机，概而言之，外不离六淫邪气相兼为患，内不离劳逸失度、饮食失宜、情志失调等引起脏腑功能失调，历来医家大多认为因邪气伤肺，导致肺怯金亏，咽喉失于滋养，或肾虚火旺，致使津液难以上承濡润咽喉的肺肾阴虚型慢性咽炎最为常见，薛莎教授发现情志因素在慢性咽炎的女性患者中亦多见，提示情志因素也是导致慢性咽炎的一个重要病因。此类患者长期情志抑郁，肝失疏泄，气郁而上逆，犯冲咽喉，加肝气横逆犯胃，长期则致脾胃虚弱，脾失健运，水液运化失常，内生湿邪，聚而成痰，痰气搏结于咽喉而生喉痹。咽喉正常功能的发挥有赖于肝脾功能的正常，肝主疏泄，调畅气机，若肝脏气机不畅，则易犯脾胃，脾胃运化失职，升清失司，水谷精微不能向上营养咽喉，聚而成痰，痰气搏结不散，壅滞于咽喉，久则咽喉失于清润而发病，故临床可见咽喉异物感、咳吐白痰等症。薛莎教授在本案中以疏肝健脾、化痰利咽为法，选用小柴胡合六君子汤加减。方中柴胡功善疏肝解郁；香附理气疏肝，川芎活血行气，二药相合，助柴胡以解肝经之郁滞；芍药、甘草养血柔肝，以防香附等芳香辛燥伤阴；枳壳三者加强之功；党参、黄芪和白术健脾益气；半夏、陈皮、茯苓健脾理气，化痰散结；玄参归脾胃经，甘寒生津，清热凉血、滋阴解毒，桔梗宣肺、化痰、利咽，与玄参合用可调畅气机、清浊降逆、利喉咽；甘草善入中焦，有补益中气之功，兼有止咳、化痰、平喘作用，诸药相合，共奏疏肝健脾、化痰利咽之功。二诊时，患者大便不成形，舌苔白，为脾虚湿盛之象，故加砂仁、薏苡仁和白扁豆，合方中党参、白术、茯苓取参苓白术散之意，理气健脾渗湿。

**案4**　张某，男，34岁，2020年10月15日初诊。

**主诉：**鼻塞，咽干咽痛3个月。

患者就诊前3个月感冒后开始出现咽干咽痛，时有咳吐黄痰，晨起时明显，鼻塞，夜间甚，症状反复发作。就诊前1周至耳鼻喉科就诊，专科检测提示：鼻黏膜红肿，下鼻甲肥大；咽红微干，咽后壁少许脓性分泌物潴留。诊断：慢性鼻炎，慢性咽炎。予以麻黄碱滴鼻液和清开灵颗粒治疗，效果欠佳，遂至中医门诊求诊。既往史：慢性鼻窦炎。刻下：咽干咽痛，时有咳吐黄痰，鼻塞，口干口渴，食欲欠佳，夜寐欠安，小便黄，大便正常。查体：舌红、苔厚微黄，脉滑数。

**西医诊断：**慢性咽炎，慢性鼻窦炎。

**中医诊断：**慢喉痹，鼻渊（肺经湿热）。

**治法：**清热化痰，宣肺通窍。

**方药：**清肺化痰汤加减。

**处方：**桑白皮15克，黄芩10克，知母10克，麦冬15克，生石膏10克，生地黄10克，瓜蒌子15克，北沙参20克，薄荷6克，芦根30克，茯苓15克，橘红10克，桔梗6克，辛夷9克，路路通10克，牛蒡子15克，甘草6

克。7剂，水煎服，早晚各1次。嘱患者禁辛辣食品，清淡饮食，规律作息，避风寒。

**二诊：**2020年10月23日，服药后无明显咽痛消失，咽干、咳黄痰症状减轻，仍晨起有鼻塞，出现乏力，食欲欠佳，腹胀，寐可，小便正常，大便溏，舌淡、苔白、脉滑。原方去生石膏、瓜蒌子和知母；党参12克，炒白术10克，法半夏10克，青皮6克，苍耳子10克，薏苡仁30克。继续服用7剂。

**三诊：**2020年11月1日，服药后咽干鼻塞缓解，偶有咳少量白痰，无明显腹胀，食欲较前改善，仍有乏力寐欠安，大便欠实，舌红、苔白、脉滑。上方去辛夷、苍耳子、薄荷、牛蒡子、路路通，加用制南星6克、首乌藤30克、黄连6克。继服7剂巩固治疗，后患者多次随诊，症状无复发。

**【按语】**

慢性咽炎虽病位在咽喉，但咽喉部发病常与邻近器官鼻密切相关。肺通气于鼻，鼻属肺系，为肺之门户。可见咽喉与鼻均属于肺系，若外邪侵犯，邪从口鼻而入，咽喉必首当其冲。薛莎教授在临床中亦发现慢性咽炎患者多伴有鼻部疾病（如鼻炎、鼻窦炎、鼻中隔偏曲、鼻息肉等）。咽喉与鼻的解剖结构相通，因此生理上相互协作；病理上两者亦是相互影响，如鼻部炎症扩散至咽部，可引发咽干等相应炎症表现。因此，诊治咽部疾病时也要重视鼻病的治疗。本案中患者既往慢性鼻窦炎数年，夜间鼻塞，晨起咽干，考虑咽干可能由常年反复发作的鼻窦炎引起，故重在通鼻窍。患者咳痰，口干，小便黄，舌红、苔厚微黄，脉滑数，四诊合参，考虑为肺经湿热证，故薛莎教授选用清肺化痰汤加减以"清热利湿，宣肺通窍"。若鼻部症状减轻，则咽干等咽部不适自行缓解。方中黄芩、石膏可清肺泻火，知母、麦冬可滋阴清热；桑白皮、芦根清泻肺热而生津润喉；薄荷、牛蒡子疏风散热，辛凉利咽；瓜蒌仁可润肺化痰，茯苓、橘红可健脾化痰，三者合用增强化痰之功；辛夷、路路通宣通鼻窍，可祛除痰湿之滞；桔梗可开宣肺气，调畅气机；甘草则化痰止咳且调和诸药；方中寒凉药物颇重，恐清热药太过，耗伤阴津，故配生地、北沙参、麦冬等养阴生津。全方用药以清热化痰为主，佐以健脾化痰，润肺养阴之品，邪热清，痰浊除，诸药诸法并用，共奏清热利湿、宣肺通窍之功。纵观全方，祛邪不伤正，扶正而不敛邪。二诊时，患者咽痛消失，黄痰减少，清热化痰之效明显，但患者出现乏力，食欲欠佳，腹胀，大便溏，舌淡、苔白，脉滑等肺脾气虚之象，考虑清热药太过而伤胃，故减清热类药，同时加用半夏、青皮理气和胃除胀；加党参、白术、薏苡仁以补肺益气，健脾利湿；患者仍有鼻塞加用苍耳子通利鼻窍。三诊患者无鼻塞咽干基本消失，故去薄荷、牛蒡子、辛夷、苍耳子、路路通。患者有咳吐白痰症状，故加用制南星以燥湿化痰；大便欠实，盖为湿热蕴结下焦，故加用黄连清热燥湿；寐欠安，故加用夜交藤养血安神。

# 第十八节 口 疮

**案1** 刘某，女，74岁，2016年5月10日初诊。2013年初因口腔癌行手术治疗后，出现严重口干口苦，饮水不减，口腔溃疡，舌体疼痛剧烈，影响饮食，言语含糊，可简单交流，自觉唇周紧绷感。平素精神不佳，时有大便干，尿频，夜寐一般。查体：舌红，舌面光滑无苔，舌面可见数条长短不等裂纹，伸舌短缩，舌体略偏右，脉细。

**西医诊断：**口腔癌术后。

**中医诊断：**口疮（肝肾阴虚）。

**方药：**一贯煎加减。

**处方：**生地黄10克，南沙参10克，当归10克，枸杞子10克，太子参10克，红芪10克，芦根15克，柴胡16克，黄芩10克，炒枳实10克，赤芍15克，佛手10克，陈皮6克。甘草6克，7剂，水煎服，每日2次，每次药量可适当减少，每剂药可煎服2天，饭后服。

**二诊：**2016年5月24日，自诉口干、口腔疼痛较前有所好转，其余症状同前，舌红无苔，脉细。上方去柴胡，加薄荷6克，麦芽20克。7剂。二诊时患者精神状态较前有好转，去柴胡，加薄荷，可清利头目利咽喉，口感清凉，可缓解患者舌干溃疡疼痛症状。胃为水谷之海，脾胃运化水谷而生津液，麦芽有生长升发之性，可升提胃津胃气，上荣于舌，且麦芽亦有疏肝之效。

**三诊：**2016年6月8日，诉服上方后口干口苦症状控制可，口腔溃疡较前减轻，舌体疼痛有所缓解。舌红无苔脉沉细。继上方7剂。

**四诊：**2016年6月28日，患者精神明显好转，自诉服上方症状平稳，口干口苦已明显好转，口腔溃疡基本痊愈，大便不干，唇周仍有紧绷感。查体：舌体裂纹较前变浅，舌质红，舌面较前湿润，可见少许薄苔，脉沉细。继上方10剂。

**五诊：**2016年7月25日，病史同前，时有口干，无明显口苦。诉左颌下伤口处易发红，不肿，未见明显溃疡，伴舌疼痛，少许裂纹，舌红、苔薄，脉沉细。上方加野菊花10克、忍冬藤30克。10剂。患者伤口处易发红，乃邪热壅聚，加野菊花清热解毒，忍冬藤通络止痛。

**六诊：**2016年8月22日，自诉服上方后伤口发红已好转，舌面疼痛减轻，咽干不适，纳寐可，二便如常。舌红、苔薄，脉沉细。守上方加玄参10克，7剂。患者咽干不适，加玄参以清热凉血，滋阴降火。

**七诊：**2016年9月5日，病史同前，裂纹基本消失，舌红、苔薄，脉沉细。继上方7剂。

**八诊：**2016年9月22日，诉左侧颈部有牵拉感，口周紧绷感，无疼痛，咽干好转，纳可，二便正常。舌红、苔薄，脉细弦滑。上方去玄参、野菊花，加砂仁6克、白附子10克、僵蚕10克、全蝎6克。7剂，饭后服。

**【按语】**

癌者，赖气血滋养方能生长，其生长旺盛必消耗津液，加之邪气壅聚，郁而化热，熏灼舌体。气滞血瘀，阻碍津液运行。而术后经脉受损，津液愈发不能上乘，故见镜面舌、裂纹舌、口干口苦、口腔溃疡、舌体疼痛等症。此时辨证当以肝肾阴虚为主，用药重在滋阴扶正，忌攻伐。癌症患者必有肝气不舒，情志抑郁，精神不佳，又当兼顾疏肝理气。故取一贯煎滋阴固本，兼疏肝理气。患者口腔癌术后损伤舌络，舌体短缩、歪斜，言语不利，口唇周围肌肉有牵拉、紧绷感，故用牵正散以搜风通络。因牵正散多虫类攻伐之品，易伤脾胃，且其性偏燥，易伤阴液，若下之过早，必不利于患者津液生发，甚则脾胃受损，津伤难复。故薛莎教授先用一贯煎滋阴固本，待患者津液恢复之时方用牵正散祛风通络。

一贯煎中生地黄用量为10克，量虽不大，但配以太子参20克，后者补气健脾、生津益胃，气阴双补，药效平和，最宜小儿及年迈体虚者作为调补之药，二者配伍，有增强滋阴之力。然生地黄用量虽不及太子参，但生地黄滋阴更强，兼具清热之功，用于本案例中阴虚火旺所致口干舌裂、舌体疼痛最为适宜，故仍以生地黄为君。南沙参、石斛、粉葛益胃生津，助生地黄、太子参养阴之力。其中石斛、葛根重在生津，又可清热，共奏清补之效，为治疗津伤口干之良药。肾为先天之本，患者年老久病，故枸杞子、牛膝补益肝肾、益精血。当归、赤芍、川芎养血、活血，一增养阴之力，二使滋不留瘀。本方去川楝子而用佛手、柴胡等以疏肝，因川楝子苦寒，有伤阴之虑，且疏肝解郁之力不及柴胡、佛手。

**案2** 刘某，女，28岁，2019年6月27日初诊。

患者因口腔溃疡反复发作4年并加重半年就诊。前4年无明显原因出现口腔溃疡反复发作，每次发作5~7处，每处溃疡1周左右自愈，间隔1~2个月复发，曾外用药、抗炎药和中药治疗，未见明显好转，遂来我院就诊。刻下：口腔溃疡发作，唇干，乏力，纳眠可，二便调。舌淡红、苔白体胖大，脉沉细。否认眼部、外阴部溃疡和皮肤疖肿。咽部、左颊、下唇散在3枚黄豆粒大小溃疡，周边充血不明显。

**西医诊断：**复发性口腔溃疡。

**中医诊断：**口疮（脾气虚弱，虚火上炎）。

**治法：**健脾益气、发散郁火。

**方药：**补中益气汤加减。

**处方：**黄芪30克，当归15克，桂枝10克，白芍30克，醋北柴胡6克，陈皮6克，升麻6克，防风10克，栀子10克，连翘10克，川牛膝15克，黄连6克，丹皮15克，枳壳10克，桔梗6克，甘草10克。7剂，日1剂水煎，分2服。1周后复诊，口腔溃疡愈合，继以前方加减调理1月，未再复发。

**【按语】**

复发性口腔溃疡，又称复发性口疮，是最常见的一种口腔黏膜病。临床以"红、黄、凹、痛"（红肿、覆盖黄色假膜、创面凹陷、疼痛）为特点，具有周期性和自限性，严重者常此起彼伏、反复发作，少数可能癌变。本病好发于唇、颊、舌等多个部位，属于中医学"口疮""口破""口疳""口疡"等范畴。患者素体脾胃虚弱，加之饮食不节，损伤脾胃。脾胃为气血生化之源，脾胃气虚，清阳不升，气郁不达，郁而化火，灼烧黏膜。此火为虚火，故病程较长，时发时止。方中重用黄芪补中益气，升阳固表；当归养血和营；陈皮理气和中；白芍养血柔肝，肝体阴而用阳，补肝血而柔肝；栀子开郁泻火，治痈肿疮疡；连翘泻六经之血热，散诸肿之疮疡；丹皮清热凉血；川牛膝引火下行，治"喉痹舌疮"；桂枝升清阳降浊阴；升麻、防风升阳散火，取"火郁发之"之意，升举阳气，有增强黄芪健脾益气之效。复发性口腔溃疡临床以"火""热"之性为多，风药性味辛燥，走窜之力强，易助火伤津，故中病即止，不宜久服，注意佐制，免过燥伤阴，变生他证。风药作引经报使作用时，一般药味不宜多，药量不宜大。个别有毒风药，要正确把握剂量、配伍、煎服方法，谨慎使用。风药多属芳香之品，一般不宜久煎，以免有效成分挥发，影响疗效。

**案3**　袁某，男，55岁，2010年11月24日就诊。患者舌及软腭反复溃疡，疼痛剧烈，久治不愈2年有余。就诊前2个月来溃疡面加大，伴心烦易怒，两胁胀痛，口干不思饮，每遇情志不遂时加重。现大便秘结，双侧颊黏膜及牙龈有紫色斑块，舌黯少苔，脉弦。查体：舌中部、软腭上有硬币大小溃疡各一个，溃疡基底深大，上有坏死组织覆盖物，边缘充血。

**西医诊断：**坏死性黏膜腺周围炎。

**中医诊断：**口疮（气滞血瘀，肝郁化火）。

**治法：**疏肝理气，活血化瘀兼泻肝火。

**方药：**血府逐瘀汤全方，重用桃仁、红花去瘀生新，加龙胆草、黄芩、泽泻各9克。服药7剂，两胁疼痛，心烦口渴，便秘全消，溃疡面缩小。上方去龙胆草，继服14剂，溃疡愈合。随访2年未复发。

【按语】

口腔溃疡性疾病属于祖国医学口疮之范畴。肝足厥阴之脉，过阴器，连目系，其支者，从目系，下颊里，环唇内。口腔疾病与肝关系密切，内伤七情，肝郁失达，或脉络病变导致气机失调，血脉不充，血液凝滞，则出现气滞血瘀，不通则痛，表现在口腔疾病中则出现口腔黏膜糜烂、增生、溃疡等病理改变。所以治疗上从肝经论治，以活血化瘀为主，兼行气止痛。应用血府逐瘀汤治疗口腔溃疡性疾病，既符合中医辨证，又达到异病同治效果。现代医学证实，口腔溃疡性疾病与微循环痉挛、血流量减少有关，许多活血化瘀、行气止痛的药物能扩张周围血管，减少血流阻力，增加血液流量，改善组织营养代谢，有止痛、解痉、抗炎、减少组织渗出并加速上皮修复溃疡愈合的作用。

**案4** 董某，男，40岁。

患者口腔溃疡反复发作3年，灼热疼痛，伴口苦，胃脘痞满，嗳气，泛酸，恶食生冷，便秘。舌淡红有齿痕、苔淡黄厚腻，脉弦缓。

**西医诊断：** 口腔溃疡。

**中医诊断：** 口疮（脾虚湿盛）。

**治法：** 健脾化湿。

**方药：** 甘草泻心汤加减。

**处方：** 甘草20克，法半夏15克，黄芩10克，黄连3克，党参15克，干姜10克，枳实15克，生白术20克，蒲公英30克，吴茱萸10克，甘草10克。服药7剂，叩开便通，口腔溃疡灼痛减半。治疗半月余，诸症若失，用白茅根煎汤代水送服，参苓白术散1个月善后。随访半年，病未复发。

**【按语】**

《金匮要略》云："狐惑之为病……蚀于喉者为惑，蚀于阴者为狐，不欲饮食，恶闻食臭……蚀于上部则声喝，甘草泻心汤主之。""狐惑"是关于口腔溃疡最早的记载。该病以咽喉、二阴溃烂为主症，虽部位有别，但总归为肌肉、黏膜，属"脾主肌肉"之范畴，故其位在脾。脾为土脏，灌溉四旁，有主肌肉之功，故脾气亏虚则肌肉不敛，疏松易溃，为本；脾主运化水湿，脾气亏虚则水湿内生，郁而化热，流窜上下，使血败肉腐致蚀烂溃疮，是乃湿热为标；脾气亏虚不能托湿热之邪外出，故该病反复发作、迁延难愈。此证寒热错杂、虚实互见、湿毒为患。方中甘草甘平益气，兼以解毒；黄芩、黄连苦寒，燥湿解毒；党参补养脾胃，益气扶正；干姜温中散寒，半夏燥湿散结。合而成方，强中气，平寒热，化热毒，消溃疡。

**案5** 张某，女，32岁。2019年7月10日初诊。

**主诉：** 口疮反复发作4年有余，加重1周。

患者自诉平日烦躁易怒。刻下：口内疼痛，口干苦，时觉心烦，纳差，两胁胀痛，伴经行腹痛，小腹畏寒喜暖。舌胖、苔白厚腻，脉沉细。

**西医诊断：**口腔溃疡。

**中医诊断：**复发性口疮（上热下寒）。

**治法：**辛开苦降，调和寒热。

**方药：**乌梅丸、金铃子散、失笑散加减。

**处方：**制附子10克，肉桂3克，花椒6克，党参15克，黄檗15克，黄连6克，栀子10克，猫爪草20克，乌梅15克，细辛3克，干姜6克，延胡索20克，川楝子9克。每日1剂，水煎2次取汁300毫升，分早晚2次服，服7剂。

**二诊：**2019年7月17日，患者原口疮明显减轻，但又有少许新发。同时仍小腹冷痛。考虑上焦热邪未消，减炮附子为6克，加连翘15克以增强清热之功，继服7剂。

**三诊：**2019年7月24日，新旧口疮均明显减轻。加生蒲黄（包煎）15克、五灵脂（包煎）15克化瘀通络以缓小腹之痛，同时活血养血以敛疮疡。继服7剂。

**四诊：**2009年8月1日，口疮已愈，上方减川楝子、连翘、猫爪草，加荜茇3克，并改制附子10克、肉桂3克以温经散寒止痛。继服7剂。

**五诊：**2019年8月8日，小腹冷痛明显缓解，其余诸症亦消。嘱其平素调畅情志，继服四诊方。数月后随诊未复发。

**【按语】**

本例患者平素情志不畅，肝气不舒，导致伏阳上升，发为口疮；同时呈现小腹冷痛、喜暖喜按等一派肝肾不足、冲任虚寒之象，正符伏阳上冲、上热下寒之证。方选乌梅丸苦辛通降，同时加用金铃子散疏肝理气，失笑散活血通络，上下兼顾。全方肝肾双补，潜藏虚火，故多年顽疾经耐心调理而愈。

# 第十九节 带 下 病

**案1** 樊某，女，2022年11月29日初诊。

**主诉：**白带多如渣2个月。

患者近2个月无明显诱因出现白带多，色黄，如渣，月经周期规则，量不多，末次月经为2022年11月20日，外阴瘙痒1周，脱发，油脂多，精神、睡眠尚可，纳可，二便可，舌红、苔薄腻，脉细滑。

**西医诊断：**阴道炎。

**中医诊断：**带下病（湿热下注）。

**治法：**清热利湿，止血调经。

**方药：**四妙散加减。

**处方：**忍冬藤20克，黄檗10克，牛膝10克，甘草6克，薏苡仁30克，土茯苓15克，地肤子10克，白鲜皮10克，当归10克，布渣叶15克，青皮6克，陈皮6克。共15剂。用法：煎服，一次用量200毫升，饭后温服。嘱患者用药期间，饮食宜清淡，忌油腻、辛辣、寒凉食物，盆浴。

**二诊：**2023年1月31日，患者诉白带正常，外阴无瘙痒。末次月经为2023年1月24日，月经已干净，大便偏干，无腹痛腹胀，纳可，脱发明显。于外院白带化验检查真菌阳性。舌红、苔薄，脉沉细。上方去地肤子、白鲜皮，加桑葚20克，酒黄精20克，桑叶20克，桑枝20克，当归加至12克。服用15剂。

**三诊：**2023年3月15日，白带正常，脱发好转。末次月经为2023年2月23日，舌红、苔薄腻，脉沉细。上方去忍冬藤、黄檗，加川芎10克，土茯苓加至30克，桑叶加至30克，桑枝加至30克。

**【按语】**

带下过多是妇科临床常见病、多发病，是多种疾病的共同症状。其病因复杂，但总以湿邪为患；临证时首先应明确引起带下过多的原因，带下过多的辨证主要是依据带下的量、色、质、气味特点，结合局部及全身症状、舌脉象等，同时注意辨病与辨证相结合，本例患者是湿热下注型带下病，选用四妙散加减。四妙散主治湿热下注之证，黄檗苦、寒，归膀胱经、肾经，具有清热燥湿、泻火解毒之功效，可直入下焦除肝肾之湿热（妙在去热）；长于清泄下焦湿热，制用可减其苦寒或温燥之性，防败胃伤津。薏苡仁甘、淡、微寒，归脾、胃、肺经，具有健脾渗湿之功效，取其入阳明经祛湿热；牛膝苦、甘、酸、平，归肝、肾经，具有引药下行的功效，可兼领诸药之力直入下焦；诸药合用，湿热去，可用于治疗由于湿热下注导致的诸证。忍冬藤具有清热解毒的功效；甘草清热解毒，调和诸药；土茯苓除湿；地肤子清热利湿止痒；白鲜皮清热燥湿，祛风解毒；当归补血活血，调经；布渣叶清热利湿；青皮、陈皮理气，全方共奏清热、利湿之功。四妙散善治湿热下注之诸多妇科病症，如妇人腹痛、经期延长、癥瘕等。四妙散不仅是清热除湿的古方，而且是具有免疫调节，解热杀菌镇痛的一方良剂，故临床用于妇科疾病的疗效屡屡显著。

**案2** 张某，女，35岁，2019年4月8日初诊。

**主诉**：白带多有2周。

患者就诊前2周无明显诱因出现白带量多，色白，清晰，无腹痛，无异味，月经尚规则，末次月经为2019年9月28日。平素怕冷，乏力，晨起偶有眼睑肿，精神尚可，食纳可，睡眠一般，大便溏，小便可，舌淡红、苔白，脉濡。辅助检查白带常规：wbc2＋。

**西医诊断**：阴道炎。

**中医诊断**：带下病（脾气亏虚）。

**治法**：健脾化湿止带。

**方药**：完带汤加减。

**处方**：太子参15克，白术15克，山药10克，白芍10克，车前子15克，苍术10克，甘草6克，陈皮6克，荆芥6克，柴胡6克，苦参10克，菟丝子10克。共7剂，煎服，一次用量200毫升，饭后温服。

**二诊**：患者诉白带稍减少，偶有腰疼，食纳可，眠可，大便溏，每日1或2次，小便可，舌淡红、苔白，脉濡。守上方加莲子10克、芡实10克、杜仲10克，服用7剂。

**三诊**：患者诉白带明显减少，大便成形，每日1次，小便可，舌红、苔白，脉濡，复查白带常规，结果正常。继服用上方7剂，巩固其效。

**【按语】**

带下量过多，色、质、气味异常，或伴全身、局部症状者，称为"带下过多"，又称为"下白物""流秽物"等。本病见于《素问·骨空论》："任脉为病……女子带下瘕聚。"带下过多系湿邪为患，而脾肾功能失常是发生的内在条件，感受湿热、湿毒之邪是重要的外在病因。任脉不固，带脉失约是带下过多的核心病机，临床治疗主张从湿论证，以健脾化湿为主要治疗原则。本例辨为脾气亏虚型带下病，选用完带汤，该方出自《傅青主女科》，配伍精妙，肝脾肾同治，共奏健脾益气、升阳除湿止带之效。完带汤所治病证乃由肝郁脾虚、带脉失约、湿浊下注所致。完带汤主治终年累月下流白物，如涕如唾，甚则臭秽者，所谓白带也。方中山药、白术补脾祛湿，太子参补中益气，苍术燥湿运脾，白芍柔肝理脾，车前子清热利湿，佐以陈皮理气燥湿，柴胡、荆芥辛散，配白芍疏肝解郁，祛风胜湿，苦参清热燥湿，菟丝子补益肝肾，该方寓补于散，寄清于升，培土抑木，是治疗带下病的常用方。综上所述，经方完带汤治疗带下病可有效改善中医证候，缓解临床症状，提高治疗效果。

**案3** 贾某，女，31岁，2020年7月1日初诊。

**主诉：** 白带多3个月。

患者诉就诊前3个月无明显诱因出现白带量多，色淡，质清晰如水，绵绵不断，未予重视，月经周期规则，腰酸冷痛，小腹冷痛，伴下肢酸困无力，畏寒肢冷，食纳可，睡眠可，大便稀溏，小便清长，夜尿多，面色黯淡无光，舌淡，苔薄白，脉沉迟。

**西医诊断：** 阴道炎。

**中医诊断：** 带下病（阳虚）。

**治法：** 温补肾阳，固涩止带。

**方药：** 内补丸加味。

**处方：** 鹿茸9克，菟丝子10克，黄芪15克，沙蒺藜10克，肉桂9克，制附子3克，紫苑茸10克，肉苁蓉10克，覆盆子10克，金樱子10克，川续断15克。共5剂，煎服，一次用量200毫升，饭后温服。

**二诊：** 患者诉服上方5剂后白带减少，小便正常。上方去附子、沙蒺藜，加茯苓10克、杜仲20克、怀山药10克，继服14剂而痊愈。

**【按语】**

带下病的病机分虚实两端，虚者多为脾肾阳虚，进而水湿内停，发为带下病。肾阳虚型患者以白带清冷、稀薄为主要特点，舌淡、苔薄白、脉沉迟，治当温肾培元、固摄止带。本例则属肾阳虚型带下，肾为先天之本，元气之根，藏精系胞。肾虚则系胞无力而带脉不固，肾阳不足，命门火衰，不能温煦胞宫所致。祖国医学认为肾阳虚衰、气化失常、水湿内停是肾阳虚型带下过多的主要病机。患者素体阳虚，肾阳虚衰，命门火衰，气化失常，水湿下注，任脉和带脉失于约束；或肾气不足，固摄不得力，封藏失职，精液滑脱，故带下过多，质清稀如水，绵绵不断；腰为肾之府，肾阳不足，故见腰酸冷痛；肾阳虚衰，胞宫失于温煦，故见小腹冷痛；肾阳不足，阳气不能温达四肢，故见畏寒肢冷、面色黯淡无光；肾阳虚衰，不能上温脾阳，运化失职，故见大便稀溏；肾阳虚衰，不能下暖膀胱，故见小便清长。舌质淡、苔薄白，脉沉迟，呈现一派肾阳虚衰之征象。内补丸主治命门火衰，肾气虚弱，失于温煦，不能封藏，任带失调，精液滑脱之重证。方中鹿茸、肉苁蓉补肾阳、益精血；菟丝子补肝肾，固冲任；沙蒺藜温肾止腰痛；肉桂、制附子补火助阳，温养命门；黄芪补气助阳；紫菀茸温肺益肾；覆盆子养肝益肾；金樱子固崩止带；川续断补肝肾。全方共奏温肾培元、固涩止带之功。

**案4** 管某，女，39岁，2020年7月1日初诊。

**主诉：**白带量多2个月。

患者就诊前2个月无明显诱因出现白带量多，质稠，色黄，气味臭秽。伴有胸胁疼痛，无腹痛，月经规则，经量不多，平时生活和工作压力比较大，经常熬夜，口苦咽干，烦躁易怒，偶有胃胀，外阴瘙痒不适，纳呆，睡眠欠佳，大小便可，舌红、苔黄腻，脉弦数。

**西医诊断：**阴道炎。

**中医诊断：**带下病（肝郁化火，湿热下注）。

**治法：**疏肝清热，除湿止带。

**方药：**龙胆泻肝汤加减。

**处方：**龙胆草12克，栀子10克，黄芩10克，柴胡10克，木通6克，泽泻10克，车前子10克，当归10克，陈皮6克，佛手10克，芡实20克，酸枣仁30克，茯神30克，甘草6克。共7剂，煎服，一次用量200毫升，饭后温服。

**二诊：**2020年7月9日，患者诉睡眠好转，乏力，食纳差，舌红、苔黄，脉弦数。守上方去酸枣仁、茯神，加焦山楂30克，太子参30克，服用7剂而痊愈。

**【按语】**

患者平素性情急躁，因所思不遂，郁怒伤肝致肝郁化火，湿热互结，循经下注，损伤任带二脉而成带下。其证因湿热蕴结于下焦，损伤任带二脉，故带下量多，色黄，气味臭秽；因肝之经脉绕阴器，湿热随经脉下注则外阴瘙痒难忍；肝郁化火则口苦咽干，烦躁易怒；肝木克伐脾土则不思饮食；舌苔脉象均为湿郁化热之象。故用龙胆泻肝汤以清肝经郁火，热去湿除以达止带目的。方中龙胆草为君药，清泻肝胆实火，清利肝经湿热，泻火除湿；黄芩、栀子泻火解毒、燥湿清热，加强君药泻火除湿；泽泻、木通、车前子清热利湿，导邪下行；当归滋阴养血以顾肝体，使祛邪而不伤正；柴胡舒畅肝胆之气，引药入肝经；柴胡与当归相配，养肝体而调肝用，符合肝体阴而用阳之性；甘草调和诸药，护胃安中，防苦寒败胃；陈皮理气健脾；佛手疏肝解郁，理气和中；芡实补脾益胃，除湿止带；酸枣仁养心益肝，安神；茯神宁心安神；焦山楂健胃消食；太子参益气健脾。本方清利并行，既清肝胆实火，又利肝胆湿热，佐以滋养，祛邪兼防伤正；苦寒降泄，寓以疏利，泻肝并遂肝木之性。方中诸药合用，共奏泻肝火、清湿热之功。上述药物除口服外，可充分利用药物，药渣外用熏洗，使草药直达病所，既节约用药，还可使药效明显增加。

# 第二十节　月经过少

**案1**　方某，女，36岁，2019年11月4日初诊。

**主诉：**月经量少3个月。

患者诉平素月经规律，经期5～7天，月经周期37天，近3个月无明显诱因出现月经过少，4天干净，经色暗，有血块，痛经，经前乳房胀痛，末次月经为2019年10月10日。生活压力较大，易怒，精神尚可，食纳可，睡眠多梦，大小便可，舌红、苔薄白有瘀点，脉弦。

**西医诊断：**月经不调。

**中医诊断：**月经过少（气滞血瘀）。

**治法：**行气活血。

**方药：**逍遥散加味。

**处方：** 当归15克，白术10克，白芍10克，茯神30克，薄荷6克，香附10克，益母草15克，菟丝子10克，泽兰10克，甘草6克，夏枯草10克。

嘱服用7剂。水煎服，每日1剂，早晚温服，嘱患者饮食忌生冷。

**二诊：** 患者诉近2日有乳房胀痛，食纳可，睡眠较前好转，二便如常，舌红、苔薄白有瘀点，脉弦。守上方去菟丝子，加川牛膝15克、玄胡15克、玫瑰花10克，服用7剂。

**三诊：** 患者诉服用上方5剂后月经来潮，经量较前稍增多，有血块，痛经好转，就诊日是经期第3天，经色鲜红，舌红苔薄白，脉弦。

**处方：** 当归15克，白芍10克，川芎6克，熟地10克，益母草15克，香附10克，蒲黄炭10克，五灵脂6克，玄胡10克，甘草6克。服用7剂。

**【按语】**

月经过少病因不外乎虚实：虚则气血亏虚、肾精亏虚；实则气滞血瘀、寒凝血瘀、痰湿阻滞、冲任气血不畅。根据症状准确辨证，并根据月经周期的不同时型选方用药。本例辨为气滞血瘀型月经过少，正值黄体期，方用逍遥散，使气行则血行，达到活血化瘀通经的效果，逍遥散出自《太平惠民和剂局方》，为疏肝健脾及妇科调经的常用方。逍遥散中柴胡为君药，疏肝解郁，条达肝气，兼使药引经；白芍养血敛阴，柔肝缓急；当归养血活血（血中气药），归芍相合，一则养肝体以助肝用，二则制柴胡疏泄太过；白术、甘草既健脾益气，实土以御木乘，又使营血生化有源；薄荷助柴胡疏肝郁，透达肝经郁热；甘草健脾益气，调和药性。本方肝脾同治，以疏肝为主；气血兼顾，以理气为先；使木郁达之，则脾弱得复，血虚得养；疏养兼施，虚实兼顾；疏柔合法，肝脾同调。再加茯神宁心安神，菟丝子补肾填精，泽兰、益母草活血调经，夏枯草清肝火，香附疏肝解郁，以此调经止痛，理气调中。经前加用川牛膝引血下行，玄胡、玫瑰花行气、活血、止痛。经期用四物汤养血活血，失笑散由蒲黄、五灵脂组成，有活血化瘀止痛之功效，为治疗痛经的有效药。全方疏肝、养肝、柔肝又理脾，肝脾同治，气血并调，以疏肝行气为主。女子以血为本，气有余而血不足，故疏肝理脾之逍遥散加减乃治疗气滞血瘀引起的月经不调之良方。现代药理研究证实：当归能使子宫组织内的脱氧核糖核酸的含量增加，利用葡萄糖的力量增强，促进子宫内膜增生，提高全身代谢，促进血液循环；益母草有兴奋子宫、促进血液循环的作用。诸药合用，具有疏肝解郁、理气止痛、祛瘀通经作用。临床观察发现，运用本方确能取得良好的效果。

**案2** 张某，女，37岁，2020年2月17日初诊。

**主诉：**月经量少4个月。

患者就诊前4个月无明显诱因出现月经量少，5天干净，经色红，无血块，无痛经，平时工作繁忙，易劳累，乏力，偶有头晕，末次月经为2020年1月25日，精神尚可，食纳可，睡眠多梦，二便可，舌淡红、苔薄白，脉细。

**西医诊断：**月经不调。

**中医诊断：**月经过少（气血亏虚）。

**治法：**补益气血。

**方药：**八珍汤加减。

**处方：**党参15克，白术10克，茯神30克，甘草6克，当归15克，白芍10克，川芎6克，熟地10克，益母草15克，泽兰10克，香附10克，川牛膝15克，陈皮6克，菟丝子10克。嘱服用7剂，水煎服，每日1剂，早晚温服。

**二诊：**2020年2月14日，患者今日月经来潮，经量较前稍多，经色暗，有血块及痛经。食纳可，睡眠情况较前明显改善，二便如常，舌淡红苔薄白，脉细。守上方去菟丝子，加生蒲黄10克，五灵脂6克，服用6剂，以巩固其效。

**【按语】**

月经过少辨证分为虚实：虚为血虚、肝肾亏虚、脾虚、气虚；实为血寒、气滞、血瘀等。本例患者月经量少，乏力，偶头晕，舌淡红、苔薄白，脉细，考虑气血亏虚，所以本例辨为气血亏虚型月经过少，方用八珍汤补益气血，血海充盈，月事方能以时下。八珍汤出自《正体类药》，本方以益气之四君子汤与补血之四物汤合方，主治气血皆虚诸证，是气血同补的首选方剂，临床应用非常广泛，疗效确切。方中党参补中益气，健脾；川芎活血行气，止痛；白芍平肝止痛，养血调经；当归补血活血，调经止痛；白术健脾益气；茯神宁心安神；熟地滋阴补血；甘草补脾益气，调和诸药；加用益母草、泽兰、川牛膝活血调经；香附行气调经；茯神宁心安神；陈皮理气健脾。患者正值黄体期，结合西医对月经周期的认识，黄体期加用菟丝子温肾助阳，体现了中西医结合的诊疗思路。此外现代药理学研究表明，八珍汤中白芍含有芍药苷，具有促进雌激素分泌的作用，可使排卵后的滤泡变为黄体；当归对子宫具有兴奋抑制的双向性作用，可增强子宫平滑肌收缩力，促进子宫增生，促使黄体分泌；茯苓含有的水溶性多糖可使体内细胞内钾离子含量增加，对细胞内渗透压进行调节，具有利水渗湿、固精缩尿的效果。全方合用可补脾固精，保持内分泌平衡，增加血液循环，促使子宫吸收营养物质，从而提高黄体生成素水平，改善黄体功能，缓解经期延长、月经质稠、腰酸腹痛等异常，进而提升生活质量。

**案3**　蔡某，女，38岁，2019年4月8日初诊。

**主诉：** 月经量少3年。

患者就诊前3年无明显诱因出现月经量少，3~5天干净，经色红，少许血块，痛经，心情烦躁易怒，末次月经为2019年3月31日。口干，面色潮红，精神尚可，睡眠欠佳，大小便可，舌红、苔少，脉细。

**西医诊断：** 月经不调。

**中医诊断：** 月经过少（阴虚火旺）。

**治法：** 滋阴养血。

**方药：** 逍遥散加减。

**处方：** 当归15克，赤芍6克，茯神30克，炒白术10克，甘草6克，柴胡10克，玄参15克，栀子6克，生地10克，珍珠母30克，酸枣仁15克，合欢皮10克，地骨皮10克，生龙齿15克，夜交藤10克。嘱服用6剂。水煎服，每日1剂，早晚温服。

**二诊：** 患者诉睡眠情况较前好转，仍口干，二便如此，舌红、苔少，脉细。左归丸加减。

**处方：** 生地10克，山药10克，山萸肉10克，茯神15克，枸杞10克，鹿角胶6克，川牛膝15克，当归15克，白芍10克，玄参10克，益母草15克，泽兰10克，香附8克，玄胡10克，陈皮6克。服用12剂。

**【按语】**

月经的产生与脏腑经络有着密切的关系，在肾气盛、天癸至的前提下，肾、肝、脾胃及心等阴阳气血协同作用于子宫、胞脉胞络、冲任等所致。肾主藏精，精能化气，肾气的盛衰主宰着天癸的至与竭，天癸至则任通冲盛，血海满盈，子宫有血可下；天癸竭则冲任欠盛，血海不盈，子宫无血可下。故月经的产生，肾气是主导，天癸是原动力，冲任二脉是重要环节。月经过少是月经失调的一种，是妇科常见病，其发病或因禀赋素弱，或年少肾气未充，或他因伤肾，以致肾虚精气不足，无以生血，冲任失养，月经源流匮乏，血海不盈。当今社会生活节奏加快，工作、学习压力加大，生活环境多变，饮食结构改变，药物或控制饮食减肥，以及药物流产及人工流产等诸多因素均可耗精伤肾，导致月经过少。月经过少常伴见月经后期，日久可发展为闭经、不孕等。本例患者月经量少，面色潮红，口干，心情烦躁，舌红、少苔，一派阴虚火旺之象。首诊用逍遥散；二诊患者仍有阴虚症状，故用左归丸滋补肾阴，加用四物汤养血活血。左归丸出自《景岳全书》，具有滋肾阴、养精血的作用，兼具活血之功，方中以熟地滋肾益精；枸杞子补肾益精、养肝；龟鹿二胶，为血肉有情之品，峻补精髓，其中龟板胶偏于补阴，鹿角胶偏于补阳，在补阴之中配伍补阳药，意在阳中求阴；菟丝子性平补肾；山茱萸养肝滋肾、涩精；山药补脾益阴、滋肾固精；牛膝益肝肾、强腰膝、活血，既补肾又兼补肝脾；加用茯神宁心安神；当归补血养肝，和血调经；白芍养血柔肝和营；玄参滋阴养血；益母草、泽兰活血调经；香附疏肝解郁，调经；玄胡活血、行气、止痛；陈皮理气健脾。全方注重调节肾的阴阳平衡于补肾之中，以平为期，虽为补阴血之剂，然补阴之中寓有补阳之用，共达滋肾阴、养精血、化瘀血之功。

**案4** 蔡某，女，37岁，2018年12月24日初诊。

**主诉：**月经量少2年。

患者就诊前2年无明显诱因出现月经量少，月经周期30天，7天干净，经量少，经色暗，无血块及痛经。平素怕冷，口干，偶有耳鸣、潮热，鼻塞，有鼻炎病史，末次月经为2018年12月2日。精神尚可，睡眠一般，食纳可，大小便可，舌淡红、苔白，脉沉细。

**西医诊断：**月经不调。

**中医诊断：**月经过少（肾阴亏虚）。

**治法：**滋阴补肾。

**方药：**归芍地黄汤加减。

**处方：** 生地10克，山药10克，山萸肉10克，茯神30克，女贞子10克，墨旱莲10克，鱼腥草15克，鸡血藤15克，葛根15克，玄参10克，麦冬10克，白芍10克，桔梗8克，辛夷10克，白芷10克，芦根8克，当归15克，川芎6克。嘱患者服用7剂。水煎服，每日1剂，早晚温服。

**二诊：** 患者诉服药后心烦易怒，乳房胀痛，无腹痛及腰痛，偶头痛，纳可，二便可，睡眠可，舌脉同前。守上方加玫瑰花6克、月季花10克、川芎加至10克。服用7剂。

**【按语】**

月经过少，首辨虚实：虚为气虚、阴虚、血虚，实为气滞、血瘀、湿热、寒凝。月经过少的辨证重在月经色、质的变化，并结合全身证候及舌脉，辨别其虚实。一般而言，月经过少、伴色暗淡、质稀，或兼有腰膝酸软、头晕耳鸣等属肾虚；伴见色淡、质稀，或兼有头晕眼花、心悸怔忡等属血虚；伴见色紫暗、有血块，或兼有经行腹痛、舌紫暗，或有瘀点等属血瘀；伴见色淡红、质黏腻如痰，或兼有形体肥胖、胸闷呕恶等属痰湿。本病的治疗原则重在补肾养血，活血调经，虚则补之，实则泻之。从前面三例月经过少病案看出同病异治之功底。本例患者肾阴不足，阴血皆虚，故用归芍地黄汤补阴养血而收敛，加二至丸，滋补肝肾。归芍地黄汤是根据经典古方六味地黄汤加减而成，具有养血滋阴的效果，适用于肝肾阴虚、精血不足之证。方中地黄为君药，是补益肝肾的要药，具有滋阴养血、补精益髓之效；臣药选择白芍、当归活血调经，养血敛阴，活血止痛，通顺血脉，养血柔肝，散恶血，逐贼血，补肾益精；山药辅助生血，利肾水，泄肾浊；山茱萸温补肝肾，益精血，养血填精，以资生化之源，可旺肝肾之精以利经水，四药可协助地黄滋阴养血的功效；玄参、麦冬滋阴养血，诸药合用，共奏养血护肝、滋阴养肾之效。同时合二至丸、女贞子共奏滋补肝肾、墨旱莲补养肝肾之效，可进一步增强补肾养肝的作用。因此，在常规治疗糖尿病肾病基础上给予归芍地黄汤合二至丸，有助于提高疗效。

# 第二十一节　痛　经

**案1** 王某，女，28岁，未婚。2019年10月27日初诊。

**主诉：**经行腹痛1年。

患者诉1年前开始出现经行腹痛，一般月经来前两天疼痛明显，每遇情志不舒时疼痛加重明显。月经量少，有少量血块，经期5天，周期30～32天，经前乳房胀痛，脾气急躁易怒，食欲可，二便正常，睡眠正常。末次月经为2019年9月25日，月经量较就诊前2个月稍多，色黯红，夹有血块。此次月经当日来潮，自觉小腹两侧胀痛明显，伴乳房胀痛，月经量偏少，呈咖啡色，舌暗红，苔薄白，脉弦细。

**辅助检查：**B超示双侧乳腺增生，子宫附件未见明显异常。

**西医诊断：**原发性痛经。

**中医诊断：**经行腹痛。

**证候诊断：**气滞血瘀证。

**治法：**疏肝理气、养血活血调经。

**方药：**四逆散合桃红四物汤加减。

柴胡12克，白芍15克，麸炒枳实10克，甘草6克，熟地10克，陈皮6克，当归15克，川芎10克，桃仁12克，红花9克，香附10克，佛手6克，醋延胡索15克，益母草10克，何首乌10克，五灵脂10克。共7剂，每日1次，水煎服，早晚各服用1次。嘱患者经期忌食生冷、辛辣，保持心态平和，避免生气、急躁。

**二诊：**2019年11月4日，患者服用上述中药汤剂后，痛经症状、乳房胀痛症状明显减轻，偶有外阴瘙痒不适，白带偏黄；患者的情绪、睡眠症状明显好转。大小便尚可。舌红、苔薄黄，脉弦数。上方临床疗效明显，继续上方为基础方，在上方的基础上加用黄檗10克、忍冬藤30克，再巩固5剂，服药方法同上。

**三诊：**2019年11月10日，患者痛经症状基本消失，经期时间恢复正常，睡眠可，外阴瘙痒不适症状好转，白带颜色正常。精神、饮食、大小便可，舌红、苔白，脉沉细。继续上方7剂，煎服方法同前。

**【按语】**

该患者经行前2天，明显有小腹痛、腹胀，伴乳房胀痛，患者以月经量少、痛经、经期乳房胀痛、舌暗红、苔薄白、脉细为辨证要点，属于气滞血瘀证。四逆散为临床常用的理气代表方剂，桃红四物汤则为活血补血的代表方剂，以此两方剂为基础方，加入何首乌补肾养血，元胡行气止痛，五灵脂、益母草活血化瘀，则全方补血活血止痛之效佳。薛莎教授认为，痛经的发病与肝的关系最为密切，性格内向压抑、工作生活家庭的压力过大等都可导致肝之疏泄失职，肝郁气滞、气血运行不畅、气滞血瘀、不通则痛是发病的主要原因。该患者属于肝郁气滞血瘀证，故痛经的治疗以止痛为先，从肝论治，重在疏肝行气止痛，以调畅气机为主，从而达到通达则不痛目的，兼以活血化瘀止痛，故选用四逆散合桃红四物汤加减。四逆散出自张仲景所著的《伤寒杂病论》中的第318条："少阴病，四逆，其人或咳，或悸，或小便不利，或腹中痛，或泄利下重者，四逆散主之。"药物组成也非常简单，只有四味药：柴胡、炙甘草、枳实、芍药。本方为疏肝解郁、调和肝脾的祖方。方中柴胡既可疏解肝郁，又可升清阳以使郁热外透，用为君药；芍药养血敛阴，与柴胡相配，一升一敛，使郁热透解而不伤阴，为臣药；佐以枳实行气散结，以增强疏畅气机之效；炙甘草缓急和中，又能调和诸药为使。桃红四物汤以祛瘀为核心，辅以养血、行气。方中以强劲的破血之品桃仁、红花为主，力主活血化瘀；以甘温之熟地、当归滋阴补肝、养血调经；芍药养血和营，以增补血之力；川芎活血行气、调畅气血，以助活血之功。两方合用，能理肝气、养肝血，和胃气，共奏疏肝行气、活血止痛之功作用。患者经期前2天痛经明显，经色暗红，伴有血块，加用益母草、醋延胡索、五灵脂活血化瘀止痛；加入何首乌补肾养血。

**案2**　李某，女，30岁，2022年7月10日初诊。

**主诉**：痛经10年有余。

患者诉月经初潮年龄13岁，自初潮开始即出现痛经症状，经期多出现小腹冷痛，月经第2天疼痛最明显，量多有块，痛时难忍，需要服止痛药，得温痛势可缓。月经第3天量畅下后，痛止。平素偏于畏寒，经行加重，舌淡红略胖、苔腻，脉细缓。月经周期尚正常，一般28～30天，偶有提前，经期3～5天，月经量偏少。末次月经为2022年7月1日。

**西医诊断**：原发性痛经。

**中医诊断**：经行腹痛。

**证候诊断**：虚寒夹瘀型。

**治法**：温经散寒，养血祛瘀止痛。

**方药**：温经汤加减。

**处方**：制吴茱萸6克，阿胶6克，知母10克，川芎10克，当归10克，干姜6克，麦冬10克，太子参20克，桂枝6克，姜半夏6克，甘草6克，怀牛膝15克，丹参15克，佛手6克，净山楂20克，陈皮6克。5剂，下次月经来潮前1天开始煎药服用，每日1剂，水煎服，早晚各服用1次。

**二诊**：2022年8月11日，患者痛经症状较前减轻。末次月经为2022年8月1日，此次经期小腹冷痛缓解，可忍受，经色暗红，血块较前减少，伴腰骶部酸痛，舌脉大致同前，舌色暗红较前好转。前方临床疗效明显，继续守上方5剂，煎服方法同前。

**【按语】**

痛在经前、经期之初、中多属实；痛在月经将净或经后多属虚。疼痛剧烈、拒按、掣痛、绞痛、灼痛、刺痛多属实；隐隐作痛、坠痛、喜揉喜按多属虚。痛甚于胀，血块排出则疼痛减轻，或刺痛、持续作痛者多为血瘀，胀甚于痛，时痛时止者多为气滞。绞痛、冷痛，得热痛减多属寒，灼痛得热痛增多为热。痛在两侧少腹病多在肝，痛在腰际病多在肾。痛经的治疗原则，以调理冲任、胞宫气血为主。又根据不同的证候，或行气，或活血，或散寒，或清热，或补虚，或泻实。痛经治疗还应选择最佳治疗时机。一般来说，实证者应着重在经前5~10天治疗，用药以疏通气血为主，重在解除气机之郁滞和血脉之瘀阻，使气血流畅，通则不痛；虚证者则着重在行经末期和经后3~7天治疗，以养血益精为、主，补精血之不足，使胞宫得以濡养，荣则不痛。本患有块为瘀、喜暖为寒、舌嫩为虚，故辨其为虚寒夹瘀之痛经，虚实夹杂是其特征，治以温经散寒化瘀止痛，方以大温经汤合艾附暖宫丸加减，故取效甚佳，病入坦途。

该患者经行腹痛，结合经期多出现小腹冷痛，量多有块，痛时难忍，需要服止痛药，得温痛势可缓，以及舌苔脉象可，辨证为虚寒挟瘀型；治宜温经散寒、祛瘀止痛，方用温经汤加减。薛莎教授认为，气血、脏腑、经络，包括患者的体质因素以及现代的不良生活习惯等都可以引起经血不利，从而导致痛经，其基本病机分为"不通则痛"和"不荣则痛"。若胞宫失于濡养，则出现

"不荣则痛"，发为痛经；若经期前后冲任二脉气血的生理期骤变，导致胞宫气血运行不畅，则出现"不通则痛"，发为痛经。该患者多考虑为寒凝、血瘀。寒客冲任，血为寒凝，瘀滞冲任，气血运行不畅，经行之际，气血下注冲任，胞脉气血壅滞，"不通则痛"，故痛经发作；寒客冲任，血为寒凝，故经血量少，色黯有块；得热则寒凝暂通，故腹痛减轻；寒伤阳气，阳气不能敷布，故畏寒肢冷，面色青白。舌黯、苔白，脉沉紧，为寒凝血瘀之征。因此治疗上应该选用具有温通、祛瘀、止痛的中药，女性以血为用，同时应该加用一些养血的药物，故多选用的温经汤加减治疗。

**案3** 曾某，女，39岁，已婚，2021年7月17日初诊。

**主诉：**经期小腹隐痛3年。

患者诉就诊前3年开始出现经期小腹隐痛，月经量少，末次月经在7月1日来潮，至就诊日仍淋漓不断，且近几个月行经期反复外感，经色淡，质稀，常伴有神疲乏力、头晕心悸、失眠多梦、脸色苍白。患者体形偏瘦，伴纳差，睡眠欠佳，梦多，常有胃脘部胀痛不适，大便偏干，小便尚正常。舌淡、苔薄白，脉细弱。

**西医诊断：**原发性痛经。

**中医诊断：**经行腹痛、月经量少。

**证候诊断：**气血不足。

**治法：**健脾补气养血。

**方药：**归脾汤加减。

**处方：**姜半夏6克，茯神30克，白术30克，麸炒枳实10克，党参10克，木香10克，南沙参10克，建曲10克，炒麦芽20克，焦山楂20克，炒鸡内金20克，炒酸枣仁20克，川芎10克，知母10克，艾叶炭10克，血余炭10克，陈皮6克，甘草6克。5剂，每日1剂，水煎服，早晚各服用1次。

**二诊：**2021年7月22日，患者痛经症状好转，月经基本干净，无发热，舌脉大致同前。继续上方7剂，服药方法同上。

**【按语】**

一般认为归脾汤一则可治心脾气血两虚所致的心悸怔忡、健忘失眠、气短乏力、食少等症，二则可治脾不统血所致的妇女崩漏以及月经超前等症。此方亦可治疗胆怯易惊、嗜睡、虚劳烦热等症，如《内科摘要》增补归脾汤可治惊悸、盗汗、嗜卧食少、月经不调、赤白带下等，而《医宗金鉴》则又增虚劳烦热、时时恍惚之症。此案患者反复外感、低热，即是虚劳烦热的一种体现，再加之有月经淋漓不尽和气血两虚，因此选用归脾汤化裁可获得良效。薛莎教授认为，患者气血本虚，经血外泄，气血更虚，胞宫、胞脉失于濡养，故经期或经后小腹隐痛喜按；气血虚冲任不足，故月经量少，色淡，质稀；气虚中阳不振，故神疲乏力；血虚不养心神，故心悸，失眠多梦；气血虚不荣头面，故头晕，面色苍白。舌淡、苔薄，脉细弱，均为气血虚弱之征象。血是月经的物质基础，气是运行血脉的动力，气血和调则经候如常。气血和调在先天肾精的基础上，有赖于后天脾胃生理功能的正常发挥。归脾汤在临床上应用广泛，但还要注意正确辨证论治，不能一概而论，要学会针对患者的个体差异，进行加减用药。

## 第二十二节　绝经前后诸病

**案1**　李某，女，47岁，2020年1月13日初诊。

**主诉：**潮热汗出1个月。

患者平素月经正常，末次月经为2020年1月1日，月经周期30天，5天干净，经量较前减少，色暗，有血块。就诊近1个月出现阵发性潮热、汗出，伴情绪不稳定、性格急躁、五心烦热、睡眠欠佳、入睡困难、醒后难以入睡。精神、饮食尚可，大小便正常。舌红，苔薄白，脉弦。否认既往其他疾病史。否认药物、食物过敏史。

**西医诊断：**围绝经期综合征。

**中医诊断：**绝经前后诸病（肝郁脾虚）。

**治法：**疏肝健脾。

**方药：**逍遥散加味。

**处方：**当归10克，白术10克，白芍10克，甘草6克，柴胡10克，薄荷6克，茯神30克，浮小麦30克，酸枣仁15克，益母草15克，煅龙骨30克，煅牡蛎30克，玫瑰花，10克，生地10克，山药10克，枣皮10克。7剂，水煎服，每日1剂，早晚温服。嘱患者经期忌食生冷、辛辣刺激的食物。

**二诊**：2020年1月20日，患者诉失眠、烦躁、出汗较前好转，仍有潮热，下午明显，口干喜饮，舌脉大致同前。上方去玫瑰花，加地骨皮10克、玄参15克。继续服用7剂，服药方法同上。

**三诊**：2020年1月27日，患者诉诸症明显缓解，食纳可，睡眠可，二便调，舌脉大致同前。患者服用上述中药汤剂，临床疗效显著。继续上方7剂，服药方法同上。

【**按语**】

该患者47岁，正处于围绝经期。由于患者体质或因生活、工作、家庭等外界压力因素的影响，阴阳平衡失调，脏腑气血相互关系失去协调，以至于出现一系列相关症候。患者肾阴不足，阴不制阳，虚阳上越，则潮热汗出；肾阴虚少生内热，津液耗损，则五心烦热。肝藏血，肾藏精，精可以化血，血可以化精，肾精和肝血相互滋生，即肝肾同源，而绝经前后女性往往是肾精亏虚，精血无法相生以致肝失所养，从而肝血亏少。但肝主疏泄功能的发挥全赖肝血的充盛，若肝血亏虚、疏泄失常、肝阳上亢，日久肝郁化火，则出现情志不畅、急躁易怒等。天癸藏于肾，是月经来潮的基础，天癸将绝，精亏血少，冲任气血衰少，血海无法满溢，故经量较前明显减少。女子所经历的经、孕、产、乳均离不开血，肝藏血、脾主生血统血，脾的运化依赖肝的疏泄，肝藏血又依赖于脾的化生，二者相辅相成，共同维持血液的生成、统摄、藏泄、循行。临床治疗绝经前后诸病，应肝肾同治兼顾脾脏，故常运用逍遥散行疏肝解郁、养血健脾之功。本方以疏肝解郁之柴胡为君药，条达肝气；肝体阴用阳，当归养血和血，白芍养血敛阴、柔肝缓急，归芍合用养血柔肝，再合少许薄荷，助柴胡疏散郁遏之气，透达肝经郁热，三者共为臣药；白术、茯苓健脾祛湿，以复中焦运化之职，则运化有权，气血生化有源，炙甘草益气补中，缓肝之急，为佐药。烧生姜以温胃和中，为使药。本方以调为和，以和为顺，调和肝脾，故临床使用时常去温燥之生姜，以求其平和之功；柴、归、芍三药同用，补肝体而助肝用，以"肝"为重。肝木畅达、脾土健运对人体气血阴阳脏腑能否正常发挥作用起着关键作用，诸药合用，调畅气机，恢复体内气机升降出入，共奏疏肝调肝养肝、益气健脾之功，气血兼顾，体用并调，肝脾同治。

**案2** 刘某，女，49岁，2020年10月6日初诊。

**主诉：**潮热盗汗2年有余。

患者近2年来无明显诱因出现潮热、盗汗，汗出明显，以头面部为主，每日发作数次，伴五心烦热、急躁易怒、纳眠差、易醒、乏力、腰部酸痛，但二便正常。舌红、少苔，脉细数。患者平素月经规则，周期30~40天，经量中等，色暗，7天干净，无痛经，无经前乳房胀痛，末次月经为2020年9月21日。否认既往其他疾病史。否认药物、食物过敏史。

**西医诊断：**围绝经期综合征。

**中医诊断：**绝经前后诸病（肾阴虚）。

**治法：**滋阴养肾潜阳。

**方药：**左归丸加减。

**处方：**熟地黄30克，黄芪20克，当归15克，山药20克，菟丝子30克，山萸肉15克，鹿角胶15克（烊化），枸杞子20克，郁金15克，茯神10克，旱莲草15克，夜交藤10克，百合20克，五味子10克，煅龙骨10克，煅牡蛎10克。7剂，水煎服，每日1剂，早晚温服。

嘱患者经期忌食生冷、辛辣刺激的食物。

**二诊：**2020年10月15日，患者诉潮热、汗出症状较前明显好转，发热次数减少，每天仅1或2次，纳眠可，舌脉大致同前，上方去当归、茯神、夜交藤、五味子、煅龙牡、郁金。继续服用7剂，服药方法同上。

**三诊：**2020年10月23日，患者诸症好转，潮热汗出数日发作1次，舌淡红、苔薄白，脉数，继续守上方给予补肾固本巩固病情。后随访，治疗效果良好，患者未再复发。

**【按语】**

更年期综合征是以妇女卵巢功能衰退为主，围绕月经紊乱出现的一组临床综合症状，其发生、发展的根本原因在于肾虚。肾主封藏且肾精贵在封藏，不宜走泻。肾为水火之宅、脏腑阴阳之本，寓真阴而涵真阳，肾阴虚则一身之阴皆不足，若肾阴阳失调，则极易波及其他脏腑。该患者正值"七七"之年，近乎绝经年龄，《素问·阴阳应象大论》载"年逾四十而阴气自半"，虽然此时月经仍能按时来潮，但肾虚已然发生。肾阴以肾中精气为物质基础，对各脏腑组织起着滋养和濡润的作用，与肾阳相互为用，共为人体生命活动之本。肾虚营阴暗耗，阴不维阳，阴虚内热，虚阳上越则潮热汗出、五心烦热；肝肾乙癸同源，肝肾阴液亏虚，虚阳偏亢则急躁易怒；肾水不足，不能上济于心，心火亢盛，君相失位，神明不安而导致失眠；肾为先天之本，肾虚冲任亏损，脾之气血生化乏源，则冲任气血衰少，血海空虚，经少色暗；腰为肾府，肾主骨生髓，肾虚腰失所养，则见腰酸。舌红、少苔，脉细数，均为肾阴虚之征象。

左归丸出自《景岳全书》，方中熟地黄味甘、性微温，归肝、肾经，补血滋阴、益精填髓，为补益肝肾精血之要药；山茱萸补养肝肾、收敛止汗，不留瘀；山药补益脾阴、滋肾固精；龟板胶滋阴补髓，鹿角胶补益精血、温壮肾阳，鹿龟二胶，为血肉有情之品，峻补精血，调合阴阳，其中龟板胶偏于补阴，鹿角胶偏于补阳，在补阴之中配伍补阳药，意在"善补阴者，必于阳中求阴"，使肾中阴精因有阳气作为原动力而源源不断；枸杞子补肝肾、益精血，菟丝子、牛膝滋肾阴，强腰膝，健筋骨，缓解腰部酸痛，三药共用，加强补益肝肾之功。本方补阴为主，补阳为运，八味滋补之品合用，共收滋肾填阴、育阴潜阳之效。研究发现左归丸可升高患者血清雌二醇水平，降低卵泡刺激素和黄体生成素水平，改善患者围绝经期合并抑郁症症状。左归丸也可通过上调下丘脑或骨组织中相关蛋白的表达，纠正骨代谢失衡，改善骨小梁微结构，提高骨密度，改善围绝经期骨质疏松症。

**案3** 冯某，女，50岁，2021年3月16日初诊。

**主诉**：潮热盗汗4个月有余。

患者已绝经，既往月经尚规则，就诊前4个月出现潮热、汗出，尤以颈面部及后背中心部位明显。无论白天、夜间都易汗出，平素心烦易感烦躁，五心烦热，偶感口苦，睡眠欠佳，易醒，醒后难以入睡，食纳可，小便色偏黄，大便干结，排便困难，舌淡红、苔白，脉细滑。曾自行间断口服坤泰胶囊，症状未见明显改善。既往有高血压、高尿酸血症病史，自诉血压控制尚可，近期未复查尿酸相关指标。否认其他疾病史。否认药物、食物过敏史。

**西医诊断**：围绝经期综合征。

**中医诊断**：绝经前后诸病（肝肾阴虚，心神失养）。

**治法**：疏肝滋阴，开郁安神，兼润肠通便。

**方药:**酸枣仁汤加味。

**处方:**酸枣仁15克,首乌藤15克,柏子仁10克,浮小麦30克,酒黄芩8克,白芍10克,合欢皮10克,土茯苓10克,茯神30克,川芎6克,甘草6克,知母10克,煅龙骨30克,煅牡蛎30克。7剂,水煎服,每日1剂,早晚温服。嘱患者忌刺激性饮料,规律作息,适量运动。

**二诊:**2021年3月23日,患者诉汗出情况较前稍减轻,无口干口苦,烦躁、睡眠均较前有所好转,排便仍困难,需要用力,且不成形,每天1或2次,舌脉大致同前,守上方去土茯苓,加石菖蒲10克、制远志6克、小柴胡6克,知母10克减至8克,首乌藤15克减至10克。继续服用7剂,服药方法同上。

**三诊:**2021年3月30日,患者诉诸症明显好转,治疗效果良好。继续守上方再服7剂巩固病情。

**【按语】**

本患者正值五旬,天癸已竭,月事停闭。女性一生经、带、胎、产与肝血息息相关,肝不足则血虚,血虚易生虚热,且肝失疏泄,母病及子,常累及心阴,心阴虚火旺,易扰乱心神,故易引起夜不能寐、盗汗、健忘、情绪急躁等相关的围绝经期症状。肝肾精血亏虚,肠道失润,则大便干结;心气不足,无力推动血液,脉道不充盈,则脉细滑。女子以"肝血为本",常处于"肝气有余,肝血不足"的状态,治疗当重视"养血、调肝",这与酸泄、辛散、甘缓之酸枣仁汤养血调肝安神相符,为治疗绝经前后诸病提供了理论支撑。酸枣仁汤出自《金匮要略》,由酸枣仁、川芎、知母、茯苓、甘草五味药组成,具有养血安神,清热除烦之功效。主治肝血不足,虚热内扰证,症见虚烦失眠、心悸不安、头目眩晕、咽干口燥、舌红、脉弦细。方中重用酸枣仁为君药,甘酸收敛,入心、肝之经,养血补肝、宁心安神;茯苓归脾,滋养中焦脏器,宁心安神,知母滋阴润燥、清热除烦,共为臣药。川芎辛散,为血之气药,调肝血而疏肝气,调和全身气血,与大量酸枣仁酸收相配,寓散于收,补血与行血结合,补中有行,具有养血调肝之功;甘草和中缓急,与酸枣仁合用养肝血,调和诸药为使。诸药合用,标本兼治,养肝之血、畅肝之气,共奏养血安神、清热除烦之效。

案4 魏某,女,48岁,2021年3月16日初诊。

**主诉:**潮热盗汗1月有余。

患者平素月经尚规则,末次月经为2021年2月14日,经期25～30天,5或6天干净,经量尚可,色暗,有血块,无经前乳房胀痛,无明显痛经,就诊前1个月出现潮热、汗出、烦躁,食纳可,眠欠佳,入睡困难,二便如常,夜尿多,伴左耳耳鸣、感听力下降,舌有齿痕、裂纹,苔黄,脉数。否认既往其他疾病史。否认药物、食物过敏史。

**西医诊断:**围绝经期综合征。

**中医诊断:**绝经前后诸病(肝肾阴虚)。

**治法:**滋肾补肝。

**方药:**当归六黄汤合六味地黄丸加减。

**处方:**当归10克,生地黄10克,山萸肉10克,煅磁石(先煎)30克,金樱子15克,益母草15克,浮小麦30克,烫骨碎补15克,麸炒白术10克,甘草6克,山药10克,白芍10克,茯苓10克,北柴胡6克,合欢皮10克。7剂,水煎服,每日1付,早晚温服。嘱患者经期忌食生冷、辛辣刺激的食物。

**二诊:**2021年3月30日,患者诉服药期间月经来潮,经色较前变浅,血块减少,潮热、烦躁、耳鸣症状明显缓解,睡眠改善,无夜尿,舌淡、苔薄黄。继续服用7剂巩固。

【按语】

女子进入绝经前后,肾气渐衰,天癸由衰至竭,冲任脉亏损,精血不足,以致脏腑失于濡养、阴阳失调。《月溪心法·六郁》言:"气血冲和,百病不生,一有怫郁,诸病生焉。故人身之病,多生于气。"加之体质、压力等因素的影响,容易出现抑郁或情绪起伏、激动急躁等,使肝失条达,肝郁日久化火,肝肾不足之体再加之火热之邪煎灼,肝肾阴虚严重,加重患者症状。肾阴损耗,阴虚火旺,火热之邪燔灼损耗阴液,使汗液从毛孔外泄,则潮热、盗汗;肝肾同源,肾精虚损导致肝血匮乏,致肝肾阴血亏虚,不能制约心火,上扰心神则失眠。肾主藏精,司开阖,且"肾者水脏,主津液",肝肾同源,肝虚肾亏,肾气之封藏不及则夜尿频;耳为肾之窍,为十二经宗脉之所灌注,内通于脑,脑为髓之海,肾精耗损,则髓海空虚,发为耳鸣。当归六黄汤出自李呆《兰室秘藏》，方中当归、熟地、生地三药入肝肾而滋阴养血增液，阴血充则水能制火，共为君药；黄连清泻心火，合黄芩、黄檗泻火以除烦，清热以坚阴，倍黄芪益气敛汗，一以益气实卫以固表，一以固未定之阴，又可合当归、熟地以益气养血。诸药合用，共奏滋阴泻火、固表止汗之效。六味地黄丸出自《小儿药证直诀》，由金匮肾气丸化裁而来，方中熟地黄为君，入肾经，滋阴补血，益精填髓；山茱萸补益肝肾；山药健脾补虚、涩精固肾，聪耳明目。此为"三补"，用以治本。泽泻利湿泄浊，牡丹皮清热凉血除蒸，茯苓利水渗湿，健脾宁心，此为"三泻"，用以治标。六药合用，共奏滋肾益肝、清泄虚热之效。

# 第二十三节 乳 癖

**案1** 潘某，女，40岁，2022年6月7日初诊。

**主诉：**双乳胀痛不适1个月有余。

**病史：**患者就诊前1个月与人发生争吵后出现双乳胀痛不适，月经前明显加重。曾于甲乳外科就诊，超声提示为乳腺囊性增生，未行特殊治疗。现患者精神尚可，自觉双乳胀痛不适，按压时疼痛加剧，睡眠一般，饮食一般，二便正常。末次月经为2022年5月13日。舌淡红、苔薄黄腻，脉弦细。

**西医诊断：**乳腺结节。

**中医诊断：**乳癖（肝气郁结）。

**治法：**疏肝解郁，行气止痛。

**方药：**逍遥散加减。

**处方：**赤芍15克，当归10克，白术10克，甘草片6克，柴胡10克，酒黄芩10克，薄荷6克，茯神10克，牡丹皮10克，栀子6克，法半夏10克，夏枯草20克，炒酸枣仁20克，首乌藤20克，龙骨20克，浙贝母20克，玄参10克，牡蛎20克，炒蔓荆子6克，谷精草10克，地榆20克，白茅根30克，泽泻10克，桂枝3克。7剂，水煎服，每日1剂，早晚温服。

**二诊：**2022年6月20日，前方服用后，双乳胀痛有好转，因处月经期，自行停药5天。现患者述仍有双乳隐隐作痛，但较前好转。患者精神尚可，饮食正常，睡眠一般，二便正常，舌淡红、苔薄白，脉弦细。加解郁安神的合欢皮10克。再服10剂。

**三诊：**2022年7月1日，患者精神可，诉双乳胀痛不适明显缓解，睡眠可，二便正常。舌淡红、苔薄白，脉沉细。为巩固疗效，再服10剂。

【按语】

乳癖是临床常见的女性乳腺疾病，乳房部位出现形状大小不一的硬结肿块，称为乳癖。乳癖通常与情绪和经期密切相关。病因多为肝郁不舒或冲任失调。逍遥散本用于治疗肝郁血虚之脾弱。肝郁血虚可有两胁作痛，月经不调、乳房胀痛等表现。治宜疏肝解郁、养血健脾之法。本案中患者因与人发生争吵后出现乳房胀痛不适，怒伤肝，是肝郁气逆所致。方中用柴胡疏肝解郁，使肝气条达。当归甘辛苦温，养血和血；将白芍改为赤芍，"白补赤泻，白收赤散"，赤芍较白芍散瘀止痛更强，赤芍苦、微寒，归肝经，可散瘀止痛，用于肝郁所致的胁痛；当归、赤芍、柴胡均归肝经，三药共用可补肝血、疏肝气、消肝郁，使得肝气舒畅。肝郁脾虚，用白术补气健脾、脾主生化，使得营血生化有源，再加薄荷辛香发散可疏肝行气，透达肝经郁热，炒蔓荆子可上升清阳。患者睡眠一般，用茯神宁心安神，酸枣仁可养心益肝、安神，首乌藤可养血安神，用龙骨镇惊安神。患者肝郁气滞，乳房胀痛明显，用夏枯草散结消肿，牡蛎配龙骨，龙骨潜上越之浮阳，牡蛎摄纳下陷之沉阳，二者配伍可增强软坚散结之力。气滞易致血瘀，加用牡丹皮活血化瘀，浙贝母散结消痈。患者舌苔薄黄腻，提示体内有湿热之象，牡丹皮、玄参、栀子共用以助清热，地榆和谷精草以疏散风热，泽泻和白茅根清热除湿。诸药合用，使肝郁得疏，清热除湿，表里兼顾，肝脾同调，组方严谨，故可疏肝解郁，行气止痛。方证合拍，疗效理想。

**案2** 李某，女，43岁，2022年1月7日初诊。

**主诉：**乳房及胸胁部持续胀痛5天。

**病史：**患者1年前体检发现乳腺结节，平素无特殊体征，经前可有乳房部胀痛。就诊前5天，因受凉感冒后开始出现乳房胀痛伴有胸胁部胀痛。末次月经为2021年12月25日。患者目前精神一般，胸胁部及乳房部胀痛不适，偶有头痛，自觉怕冷，无发热咳嗽，无胸闷心慌、气喘等。大小便正常。舌红、苔薄，脉沉细。

**西医诊断**：乳腺结节。

**中医诊断**：乳癖（营卫不和）。

**治法**：调和营卫，活血行气。

**处方**：桂枝汤加减。

**方药**：桂枝 10 克，白芍 15 克，生姜 15 克，大枣 20 克，炙甘草 6 克，干姜 4 克，醋鳖甲 10 克，炒王不留行 10 克，泽兰 10 克，桑白皮 10 克，煅牡蛎 15 克，盐橘核 10 克，猫爪草 20 克，浙贝母 10 克，陈皮 6 克，佛手 6 克。7 剂，水煎服，每日 1 剂，早晚温服。

**二诊**：2022 年 1 月 14 日，前方服用后，自觉症状明显好转。再服 7 剂，巩固疗效。

**【按语】**

中医药对乳癖的病因病机和治法研究丰富。最初认为乳癖的病因主要是肝郁气滞，治疗上以疏肝解郁、理气消滞为原则。后逐渐采调摄冲任、活血化瘀、软坚化痰等治法。在临床上薛莎教授注重把握病机，不拘泥于传统治法。"急则治其标，缓则治其本"，但治标时不可忘本，本案患者感受外邪后开始出现乳房部胀痛不适，病程较短，此时注重疏散外邪为本，但患者发现乳腺结节病史已 1 年有余，因此治疗注重固本。桂枝汤虽用于外感风寒表虚，但可以调和营卫，用桂枝汤加减可标本兼治，平衡阴阳。分析患者起因是因为受凉感冒后出现乳房部胀痛不适，此次持续乳房胀痛及胸胁部胀闷不适。考虑诱因为外感风寒起病，风为阳邪，其性开泄，易侵袭阳位，"伤于风者，上先受之"，故出现头痛，寒为阴邪，易伤阳气，故出现怕冷；寒邪凝滞，不通则痛，寒邪是最容易导致疼痛的外邪，故出现乳房及胸胁部持续胀痛不适。急则治其标，缓则治其本。患者外感风寒，目前以调和营卫、解表散寒、平衡阴阳为主。桂枝汤用于治疗外感风寒表虚证，方中桂枝辛甘温，可发汗解肌、温通经脉、助阳化气。助卫阳，散风寒，祛邪外出；通经络，寒主凝滞，散寒止痛，温通经脉。芍药可益阴敛营。桂枝和芍药配伍，可营卫同治，邪正兼顾。桂枝和芍药就是桂枝汤中调和营卫、解肌发表、平衡阴阳的基本结构。温通经脉，予以辛温之生姜，生姜助桂枝温通经散寒，还可和胃。

**案3** 方某，女，31岁，2022年6月21日初诊。

**主诉**：乳房胀痛3年有余。

**病史**：患者就诊前3年开始出现乳房部胀痛，月经前可加重疼痛，情绪不佳时症状可加重，伴有失眠，入睡困难。曾于医院行彩超示双乳结节。定期复查，结节无明显增长变化。患者现乳房胀痛明显，有按压痛，睡眠差，自诉平素急躁易怒，情绪不佳时胀痛明显加重，饮食正常，二便正常。末次月经为2022年5月31日。无发热，双侧腋窝未触及淋巴结。舌淡红、苔薄白，脉沉细弦。

**西医诊断**：乳腺结节。

**中医诊断**：乳癖（肝气郁结）。

**治法**：行气解郁，养血安神。

**方药**：加味逍遥散合酸枣仁汤加减。

**处方**：赤芍15克，当归10克，白术10克，甘草片6克，柴胡10克，牡丹皮6克，栀子3克，酒黄芩10克，薄荷6克，茯神10克，夏枯草15克，炒酸枣仁20克，川芎6克，远志6克，茯苓15克，知母20克，浙贝母20克，牡蛎20克。7剂，水煎服，每日1剂，早晚温服。

**二诊**：2022年6月28日，前方服用后，自觉乳房胀痛缓解，仍入睡困难，睡眠一般，舌脉同前。加合欢皮解郁安神6克，再服7剂。

**三诊**：2022年7月6日，患者现无明显乳房胀痛，睡眠可。为巩固疗效，再服10剂。

**【按语】**

乳癖常是由于情志不遂，久郁伤肝，或受到精神刺激，急躁恼怒，导致肝气郁结，气机不畅。若是阻滞于乳房，导致经脉阻塞不通，不通则痛，可引起乳房胀痛。若是肝气郁久，郁久化热，热灼津液可生痰，故乳癖是因为气滞、痰凝、血瘀等多种病理因素共同导致的。本案患者乳房肿痛3年有余，病程长，虚实夹杂。患者平素急躁易怒，乳房胀痛受情绪影响明显。分析其有肝气郁结，肝气郁结可出现乳房胀痛，病情反复发作，气滞日久可导致内有郁热。本案患者睡眠一般，行气解郁的同时需要养血安神。酸枣仁汤出自《金匮要略》，方中以知母之清相火，茯苓之渗湿邪，川芎独入肝家，行气走血，流而不滞，带引知、茯搜剔而无余。加味逍遥散出自《内科摘要》，主要用于肝郁血虚，内有郁热证。逍遥散加牡丹皮、栀子，主要可养血健脾、疏肝清热。方中用柴胡疏肝解郁，肝气条达；赤芍行气止痛，缓解乳房胀痛；当归甘辛苦温，可养血和血；柴胡疏肝气解肝郁；配薄荷疏理少阳之气，有"火郁发之"的意思；赤芍活血散瘀止痛疏肝气，四药助肝补血行气。木郁不达可致脾虚不运，用茯苓健脾益气，能实土以御木辱。用栀子泻火除烦，通达三焦。牡丹皮清热凉血。牡丹皮和栀子共用，可去肝热，泻肝火。黄芩苦寒，可泻火；夏枯草辛苦、寒，归肝胆经，辛能散结，苦寒泻热，可用于肝郁化火，清热泻肝火，又能散结消肿，治乳痈肿痛。煅牡蛎和浙贝母常共同使用可软坚散结。酸枣仁甘平，可养心安神，远志交通心肾而定志宁心，川芎入血分理血中之气，茯神可健脾益气，宁心安神。茯苓与茯神共用，加强健脾之力。知母苦寒质润，可滋阴润燥。辛散与酸收合用，补血与行血结合，可养血调肝。急则治其标，缓则治其本，本方标本兼治，抓住主要病机，不通则痛，肝郁气滞可导致乳房胀痛，行气的同时养血安神，以助睡眠。

**案4** 张某，女，28岁，2021年1月24日初诊。

**主诉：**左侧乳房疼痛半年余。

**病史：**患者就诊前半年无明显诱因出现左侧乳房疼痛，曾口服消炎药后效果不佳，疼痛与月经周期无明显关系。于妇产科门诊B超提示左侧乳腺结节，需要定期观察。左侧乳房外侧有一核桃大小肿块，触痛明显，疼痛以刺痛为主，痛处固定不移，肿块坚韧。末次月经为2021年1月1日。睡眠欠佳，饮食一般，大小便正常，舌质暗红，苔薄边有瘀斑，脉涩。

**西医诊断：**乳腺结节。

**中医诊断：**乳癖（瘀血内结）。

**治法：**行气活血，散瘀止痛。

**方药：**桃红四物汤合失笑散加减。

**处方：**桃仁15克，红花10克，熟地10克，川芎10克，当归10克，白芍10克，五灵脂10克，蒲黄8克，合欢皮10克。7剂，水煎服，每日1剂，早晚温服。

**二诊：**2021年1月30日，前方服药5剂后乳房疼痛减轻，月经来潮，心情不适，月经已来2日，月经量少，色暗红，有血块，少腹疼痛，舌脉同前。加入太子参30克、山楂10克促进子宫收缩，延胡索10克、川芎10克、青皮10克疏肝行气止痛。再服7剂。

**三诊**：2021年2月7日，服药后，月经已干净，乳房疼痛减轻，舌瘀斑消失，偶感气虚乏力，睡眠可，其余同前减合欢皮。加用黄芪10克补气养血。再服7剂。

**四诊**：2021年2月15日，服药后，乳房疼痛好转。再服14剂巩固其效。

**【按语】**

乳癖多因情志所伤，致使肝郁气结、气机阻滞，或是忧思伤脾，引起脾运化失调、痰湿内生、肝郁痰凝，久而气血瘀滞，阻于乳络而发病。再者有气滞痰凝或肝肾不足、冲任失调、气血运行失常，导致气滞、血瘀、痰凝互相兼挟为患，阻滞乳络而成。现代医学常将此归为内分泌疾病，认为该病主要与内分泌失调关系密切，如今社会的快节奏、生活及工作压力、饮食上的嗜食肥甘厚味等均可引起人体内分泌紊乱从而引起乳腺组织增生。本病案中患者乳房疼痛无明显诱因，与月经和情志无关，而左侧乳房外侧有核桃大小肿块，触痛明显，疼痛以刺痛为主，痛处固定不移，舌暗红边有瘀斑，脉涩，符合气血运行失常，气滞血瘀，故应当考虑桃红四物汤和失笑散加减，失笑散出自《太平惠民和剂局方》，由五灵脂和蒲黄组成，本方所治诸症，均由瘀血内停，脉道阻滞所致。瘀血内停，脉络阻滞，血行不畅，不通则痛，治宜活血祛瘀止痛。方中五灵脂苦咸甘温，入肝经血分，功擅通利血脉，散瘀止痛；蒲黄甘平，行血消瘀，炒用并能止血，二者相须为用，为化瘀散结止痛的常用组合。而桃红四物汤出自《医宗金鉴》。该方由四物汤加味桃仁、红花而成，桃红四物汤以祛瘀为核心，辅以养血、行气。方中以强劲的破血之品桃仁、红花为主，力主活血化瘀；以甘温之熟地、当归滋阴补肝、养血调经；熟地与当归配伍还能增强当归的补血、活血疗效。芍药养血和营，以增补血之力；川芎活血行气、调畅气血，以助活血之功。该方配伍得当，加用合欢皮安神助睡眠，两方合方使瘀血祛、新血生、气机畅，化瘀是该方的显著特点。方证合拍，作用显著。

# 第二十四节 湿 疮

**案1** 周某，女，32岁，2021年4月6日初诊。

**主诉：**湿疹反复发作1年有余。

**病史：**湿疹多发且反复发作，病变部位以颈部、双肘及胯部为主。自发病以来未系统治疗，现可见后颈部片状丘疹水疱，皮肤潮红，时有瘙痒，面有痤疮，口干不苦，全身怕热，大便正常，小便尚可，夜寐欠安，夜间2—3点易醒，舌质略暗，苔白舌有点刺，脉沉弦。既往史：否认糖尿病、高血压、心脑血管疾病史。否认食物、药物过敏史。

**西医诊断：**慢性湿疹（气阴两虚）。

**中医诊断：**湿疮。

**方药：**过敏煎和三仁汤加减。

**处方：**银柴胡10克，防风10克，甘草15克，乌梅15克，五味子10克，杏仁10克，白蔻仁15克，薏苡仁25克，滑石15克，竹叶15克，厚朴25克，通草15克，法半夏10克，麦冬20克，黄连10克，黄檗10克，石菖蒲15克，远志10克。7剂，水煎服，日3次。

**二诊：**2021年4月14日，上述症状略有缓解，舌质略暗、苔白，点刺较前减少，脉沉弦。

**处方：**上方加僵蚕10克，蝉蜕15克，10剂，水煎服，日2次。

**三诊：**2021年4月28日，症状明显好转，舌质红，苔薄白，脉沉。

**处方：**继续上述中医汤剂口服。10剂，水煎服，日1次。

**【按语】**

患者以湿疹反复发作1年余为主症，同时伴有口干不苦，全身怕热，后颈部可见片状丘疹水疱，皮肤潮红，时有瘙痒，面有痤疮舌质略暗，苔白舌有点刺，证属气阴两虚，湿热蕴结。以过敏煎和三仁汤为底方，可以祛风散湿、宣清利湿热。湿疹多由内外两邪搏结，风热湿邪浸淫皮肤所致。患者因面部有痤疮以及舌体前部点刺，提示上焦湿热蕴结，故加用黄连、黄檗以清上焦湿热；因患者夜寐欠安易醒，故加以石菖蒲、远志，此药对可醒神开窍、安神助眠；

患者有阴虚之状，口干、全身怕热，予麦冬以滋养阴液，生津润肺。二诊时患者症状好转，在原方基础上，加用僵蚕、蝉蜕两味中药，两药源自温病名方"升降散"，蝉昼鸣夜伏，有"三眠三起"之说，可取类比象解失眠之难，两药配伍，轻清化浊，祛风止痒。三诊时舌苔点刺转为舌苔薄白，提示郁热渐消，症状好转，继续服用上方以巩固治疗。在用药上注重阴阳调和，升降相因。

**案2** 李某，男，15岁，学生，2020年7月25日初诊。

**主诉：** 全身泛发红色丘疹伴瘙痒1个月。

患者1个多月前出现全身泛发红色丘疹伴瘙痒，于外院予以糠酸莫米松、布地奈德乳膏外擦后，症状有所改善，但仍感剧烈瘙痒，夜间尤甚。现患者全身可见粟米至绿豆大小红色丘疹、水疱及散在斑疹分布，皮损颜色鲜红，部分融合成片，部分水疱搔抓后见淡黄色渗出，部分可见色素沉着和抓痕。患者眠差，纳可，二便正常，舌质偏红、苔薄黄腻，边有齿痕，脉微弦。

**西医诊断：** 湿疹。

**中医诊断：** 湿疮（脾虚湿热）。

**治法：** 健脾祛湿，清热止痒。

**方药：** 自拟健脾祛湿方。

**处方：** 桑白皮10克，地骨皮10克，合欢皮10克，南沙参15克，茯苓10克，白术15克，甘草6克，薏苡仁10克，马齿苋10克，野菊花5克，黄芩10克，牡丹皮10克，茯神15克，生龙骨30克，白鲜皮10克，地肤子10克。7剂，每日1剂，水煎服。服药期间清淡饮食，保持心情舒畅，少洗澡，清水擦拭，外用硅油乳膏保湿止痒，不食用辛辣，油腻以及发物。

**二诊：** 患者丘疹、斑疹面积明显减少，瘙痒减轻，皮损颜色变淡，无渗出，睡眠较前改善，纳可，舌淡红，苔薄白，脉弦，上方去龙骨。再服14剂。

**三诊：** 患者全身皮损基本消退，散在丘疹，偶瘙痒，纳眠均可，口干，舌质红，舌苔薄黄，脉细。上方加南沙参15克，再服用10剂，临床基本痊愈，随访1年未复发。

**【按语】**

患者久居潮湿之地，湿邪渐侵，脾脏喜燥恶湿，湿浊困脾，则脾失健运，阻碍中焦气机运化，气血生化乏源，腠理开合失司，因而体表肌肤不抵外邪，内外二邪搏结，故发为湿疹，结合患者舌脉，证属脾虚夹湿热，治以健脾除湿，清热止痒。方中用桑白皮、地骨皮、牡丹皮、合欢皮、白鲜皮体现其"以皮治皮"之法，少佐檀香芳香行气之药，行气化湿，调气开郁。配合硅油乳膏外擦修复黏膜屏障，内外并治，标本同治。方中桑白皮，味甘，性寒，归肺经。可清泻肺中伏火，桑白皮善入气分，以清肺中邪热，地骨皮善入血分，以清肺中伏火，两药合用，取"泻白散"义，则达气血双清、虚实兼顾之目的。白鲜皮味苦，性寒，归脾、胃、膀胱经，具有清热燥湿，祛风解毒之功用，临床广泛应用于瘙痒性皮肤病。牡丹皮味苦、辛，微寒，归心、肝、肾经，有清热凉血、活血散瘀之功效，并能清虚热，有凉血不留瘀，活血不妄行，清中有透，能入阴分而清虚热。本方气血并治，虚实兼顾，凉血不留瘀，清中有透配合清热止痒之品，诸药合用，共奏清热凉血、解毒化癣止痒之效。

**案3** 李某，男，40岁，2018年8月20日初诊。

**主诉：** 2018年2月无明显诱因双侧手臂出现红色丘疹、水泡，外院使用外用擦剂以及中药口服治疗效果不佳（具体用药不详）。就诊前情绪激惹后皮疹瘙痒加剧。平素喜烟酒，喜熬夜，饮食油腻麻辣。现症见双侧手臂散在淡红色丘疹，瘙痒夜甚，口干苦，纳呆，腹胀便溏，咽痒咳嗽偶发。舌质暗淡，舌苔黄腻，脉沉弦。

**西医诊断：** 慢性湿疹。

**中医诊断：** 湿疮（脾虚湿热）。

**治法：** 健脾利湿，祛风止痒。

**方药：** 过敏煎。

**处方：** 茯苓20克，防风15克，牛膝10克，白芷10克，乌梅10克，蝉蜕10克，银柴胡15克，五味子6克，僵蚕10克，诃子20克，甘草10克，炒白术10克。7剂，水煎，饭后温服。

**二诊：** 患者1周后复诊，皮疹、瘙痒明显减少，伴咽痒咳嗽频发，无痰。查体示舌质暗淡，舌苔黄腻，脉象沉弦，右寸脉弱。上方加麦冬10克，紫菀

15克，桔梗10克。7剂，水煎，饭后温服。

**三诊：**患者瘙痒症状消失，皮疹淡不可见。嘱患者戒烟限酒。继服上方7剂，1个月后症状完全消失。

【按语】

过敏煎是当代中医大家祝谌予先生所创的，被誉为"当代经方"。这个方子只有五味药，但配伍合理，整体有收有散，有补有泄，有升有降，阴阳并调，各路医家都对其推崇备至，临床使用广泛，过敏性鼻炎、过敏性荨麻疹、过敏性哮喘、过敏性紫癜、过敏性肾炎等一切过敏性疾病，都可使用此方。过敏煎中防风辛温解表，散寒胜湿止痒，银柴胡甘寒益阴，清热凉血，乌梅酸涩收敛，化阴生津，五味子酸温，益气敛肺，补肾养阴，蝉蜕甘寒，散风除热，透风止痒，甘草解毒，调和诸药。加茯苓、炒白术、诃子健脾化湿，标本兼治，故祛风止痒消疹之疗效卓然。

**案4** 陈某，女，32岁，2014年9月22日初诊。

**主诉：**反复皮疹伴瘙痒半年余。刻下：皮疹痒，双下肢多发，上肢较少，有水泡，流水，既往2013年4月、2014年5月各习惯性流产1次，月经正常，口中和，汗出不多，二便正常，舌暗、苔白厚腻，脉细。

**西医诊断：**湿疹。

**中医诊断：**湿疮（太阳太阴合病）。

**处方：**桂枝加荆防汤加减。

**方药：**桂枝10克，白芍10克，炙甘草6克，荆芥10克，防风10克，白蒺藜15克，赤小豆15克，当归10克，生姜3片，大枣4枚。7剂，日1剂，水煎，分2次温服。

**二诊：**2014年10月7日，湿疹显减，以前湿疹遗留色素沉着亦变淡，口中和，大便溏，日一行，舌淡红有齿痕，苔白腻，脉细。予上方加苍术10克以健脾利湿。7剂，煎服法同前。2014年10月10日复诊湿疹已愈。

【按语】

收效的关键是辨方证的正确，本案湿疹病灶在表，而症状反应亦在表，故主以解表而愈。桂枝加荆防汤脱胎于桂枝麻黄各半汤。《伤寒杂病论》第23条载："面色反有热色者，未欲解也，以其不得小汗出，身必痒，宜桂枝麻黄各半汤。"痒是表不解,治法是发小汗,其适应证是桂枝麻黄各半汤,本方为太阳病日久,表郁轻证的主方,既用于有麻黄汤证,又用于有桂枝汤证。方中桂枝汤与麻黄汤按一比一用量合方。方名为桂枝麻黄各半汤,实则是桂枝、麻黄二方剂量的三分之一,为发汗轻剂。取麻黄汤发汗解表,疏达皮毛,以治表实无汗;取桂枝汤,调和营卫。两方合用,又小制其剂,乃有刚柔相济,从容不迫,异道取功之妙,既有小汗解邪之效,又无过汗伤正之弊。

**案5** 张某,男,33岁,2018年10月10日初诊。

**主诉:**反复皮疹伴瘙痒3年。3年前因皮疹涂药后过敏,出现脸颊、前臂、后项、腹部、下肢起结节性湿疹,曾在外地服中药效果不明显。现皮疹加重,破溃流水,易汗出,口干不欲饮,无汗出,纳可,大便溏,小便可,无夜尿,无腹胀。舌红苔白,脉细弦。

**西医诊断:**湿疹。

**中医诊断:**湿疮(阳明太阴合病)。

**处方:**薏苡附子败酱散加减。

**方药:**薏苡仁30克,败酱草30克,连翘10克,赤小豆10克,当归10克,生地黄15克,桔梗10克,甘草6克,山栀子6克,白鲜皮10克,制附子6克。7剂,日1剂,水煎,分2次温服。

**二诊:**2018年10月17日,前臂湿疹红肿减,耳郭后肿仍有破溃渗水,大便可,腹胀,无恶心。舌红、苔白,脉细。上方加苦参6克,枳壳10克。7剂,煎服法同前。

**三诊:**2018年10月24日,耳周、腹部的湿疹、肿、渗水、痒皆好转,手心汗出,大便如常,口中和。以桂枝加荆防汤继续治疗后愈。

**【按语】**

本案湿疹病史长,但呈现急性、亚急性症状,病灶在皮肤,而症状反应病位在里,呈阳明太阴合病证,故以薏苡附子败酱散加减而收显效。薏苡附子败酱散方证原载于《金匮要略》。本方主治里实热阳明,加附子"以振郁滞之气,而利痈脓之排出,因治瘀血痈脓之变",《伤寒杂病论》曾多次论述水湿郁滞成黄疸、疮痈等系太阴,利湿排脓附子不可缺。薏苡仁为寒性利尿药,具有消炎、止痛、解凝、镇痉等作用,并有治痈脓和肿瘤的功效。败酱草亦为寒性利尿药，而有祛瘀排脓的作用，与薏苡仁合用以治痈脓，而佐以附子则治痈脓并陷于阴虚证者。方中薏苡仁利湿排脓，轻用附子扶助阳气，以散寒湿，佐以败酱破瘀排脓。配合成方，共奏利湿排脓、破血消肿之功。虽同为湿疹，因体质、环境等因素导致全身症状反应不同，反映出寒热虚实不同，所以治疗需要根据全身的症状特点。薛莎教授经方治疗湿疹，主要是依据症状反应，做到方证对应来治愈湿疹。

# 第二十五节　酒　渣　鼻

**案1**　杨某，男，56岁，2020年2月12日初诊。

**主诉：**间断胸痛2年，面部及鼻翼起皮疹。

患者精神抑郁，胸胁胀闷、胸痛，呈牵扯痛，偶有喘促，间接发作，双颊及鼻部（主要位于鼻尖、眉间为主）局部起疹，发红，伴肿痛，鼻部淡红色斑，小丘疹散在分布，瘙痒不适，皮肤科诊断为酒渣鼻，予以口服烟酰胺、维生素 $B_6$、外用药物涂擦（具体不详）。偶有鼻部出血，口干，伴咳嗽，咽喉红肿，心烦易怒，睡眠不佳，大便不爽，小便可，舌暗红、苔黄有裂纹，脉弦细。辅助检查：胸部CT示肺大疱，慢性炎性改变；冠状CTA未见明显异常；胃镜检查示糜烂性胃炎2级，十二指肠溃疡。

**西医诊断：**胸痛，酒渣鼻。

**中医诊断：**胸痛，酒渣鼻（邪热犯肺）。

**治法：**清除肺热，理气止痛。

**方药：**泻白散合四逆散加减。

**处方：**地骨皮10克，桑白皮10克，粳米10克，炙甘草6克，山药30克，仙鹤草30克，瓜蒌皮10克，薤白皮6克，柴胡10克，枳实10克，赤芍10克，郁金8克，猫爪草30克，砂仁6克，陈皮6克，佛手10克，杏仁5克，生地10克，黄芩10克。7剂，水煎服，每日1剂，早晚温服。

**二诊：**2020年2月19日，患者自诉无鼻出血、口干，胸痛胸闷减轻，面部疹色较前稍变暗，大便好转，舌暗红苔黄，脉弦细。上方去山药、仙鹤草、陈皮、佛手、杏仁，加入连翘10克、夏枯草10克、蒲公英10克、炒白术15

克。连翘、夏枯草、蒲公英清热解毒、散结消肿，炒白术单用顾护脾胃。再服7剂。

**三诊：** 2020年2月28日，症状基本好转，面部疹色变暗，无瘙痒感，舌暗红苔黄，脉弦细。上方去夏枯草，防止该方过寒。

**四诊：** 2020年3月7日，症状基本同前，提示前方有效，再服7剂以固其效。

**【按语】**

中医对于酒渣鼻的病因病机早有认识，认为酒渣鼻多是肺胃积热上蒸，又复感风邪，从而导致邪热瘀结于鼻。本病例中胸痛、胸闷为主，肺经阳气偏颇，郁而化热，热与血相搏，入肺窍，则鼻会发红。本案中薛莎教授认为患者肝失疏泄、气机郁滞，当以疏肝理气止痛。故方选泻白散合四逆散加减以清除肺热，理气止痛。桑白皮甘寒入肺，清肺泄热，止咳平喘，泻肺而不伤肺，为君药；地骨皮甘淡而寒，入肺、肾经，清透肺中伏火之时兼有养阴之功，为臣药；炙甘草、粳米养胃和中，共为佐使，一可培土生金，以扶肺气，二能甘缓和中，防二皮寒凉伤胃。诸药合用，清肺不伤阴，泻肺不伤正。四逆散属宣达阳郁之剂。方中取柴胡入肝胆经，升发阳气，疏肝解郁，透邪外出，为君药。白芍敛阴养血柔肝为臣，与柴胡合用，以补养肝血，调达肝气。佐以枳实理气解郁，泄热破结，与白芍相配，又能理气和血，使气血调和；与柴胡配伍，一升一降，加强舒理气机之功，并奏升清降浊之效，使以甘草，调和诸药，益脾和中。薛莎教授结合自身经验，总结诸药在现代医学药理中的作用。认为生地、黄芩具有抗过敏的作用，猫爪草可以散结消肿，苦杏仁主要用于宣肺降气平喘，而仙鹤草外用可燥湿收敛。陈皮、佛手加山药共用可以顾护脾胃，全方共奏清脏腑热与行气止痛为旨，少用清热凉血、顾护脾胃之品。连翘、夏枯草、蒲公英清热解毒，散结消肿治疗酒渣鼻，炒白术单用顾护脾胃。

**案2** 胡某，女，30岁，2022年8月8日初诊。

**主诉：** 鼻面部长痤疮样丘疹1周。

患者因工作压力大，鼻面下颌部出现局部潮红丘疹结节，瘙痒，口干，便秘，口干口苦，月经量可，舌暗红苔黄，脉数。曾外用夫西地酸、阿达帕林，效果不佳。

**西医诊断：**玫瑰痤疮。

**中医诊断：**酒渣鼻（热毒壅盛）。

**治法：**清热解毒，散结消肿。

**方药：**五味消毒饮加减。

**处方：**金银花10克，野菊花10克，蒲公英10克，紫花地丁10克，紫背天葵子6克，连翘8克，浙贝母10克，薏仁10克，皂角刺8克，凌霄花8克，鸡冠花8克，玫瑰花10克，黄连6克，黄芩6克，生地6克，丹皮8克。

7剂，水煎服，每日1剂，早晚温服。

**二诊：**2020年8月16日，患者自诉近日情绪暴躁，今日月经来潮，月经量少，有血块，乳房胀闷，小腹痛，固定不移，下颌部潮红减轻，瘙痒减轻，失眠多梦，口干，便秘减轻，舌红苔薄，脉数。加用血府逐瘀汤加减，加桃仁10克，红花10克，枳壳8克，赤芍8克，当归15克，牛膝10克，川芎10克，柴胡6克，桔梗8克，减黄连，黄芩。再服7剂。

**三诊：**2020年8月24日，患者月经已干净，皮疹颜色变浅，瘙痒减轻，结节已消，偶有口干。无口苦，大小便正常，舌红苔薄，脉数。首诊方减连翘、浙贝母、薏仁、皂角刺散结消肿之品，加用陈皮6克、佛手6克顾护脾胃，南北沙参10克。再服7剂。

**四诊：**2020年8月31日，皮疹及瘙痒感较前好转，提示前方有效，再服7剂以固其效。

**【按语】**

此病因患者日常工作紧张、生活压力大、情绪焦虑所致。心主血脉、主火，诸烦扰心，血热内生，则脉数，熏蒸皮肤则发斑；热邪炽盛灼阴，则口干、便秘，久留易致湿热壅盛，燔灼营血、灼伤阴血，致血瘀不畅；火性炎上，上蒸头面肌腠，则面部产生红斑。治疗多采取清热解毒凉血，散结消肿。五味消毒饮中金银花、野菊花清热解毒散结，金银花入肺胃，可解中上焦之热毒，野菊花入肝经，专清肝胆之火；蒲公英、紫花地丁均具清热解毒之功，为痈疮疔毒之要药；蒲公英兼能利水通淋，泻下焦之湿热，与紫花地丁相配，善清血分之热结；紫背天葵能入三焦，善除三焦之火。五药合用，三焦同治，能开三焦之热结，为君药，黄连尤善泻心及中焦之火，黄芩清肺及中焦之热，丹皮、生地清营凉血，诸药合用可有效治疗红斑上的丘疹、脓疱疹、皮损及灼热、瘙痒、口干便秘症状。佐药为连翘、浙贝母、薏仁、皂角刺，连翘作为疮家圣药，而其余三药也是薛莎教授常用散结排脓的常要药队。纵观全方，不单清热解毒，也注重凉血。二诊后由于患者月经来潮，月经量少，伴血块，考虑患者平素精神紧张，工作压力大，属肝气不舒、脉络不通所致，正所谓不通则痛，气滞不能推动血行，则易导致血块的形成。故采用血府逐瘀汤，且具有临床实际意义。

**案3** 王某，男，40岁，2022年9月10日初诊。

**主诉：**鼻部暗红，皮肤增厚2月。

患者于激光治疗后导致鼻部暗红，皮肤增厚2月，伴新发结节，舌暗红有瘀，脉弦涩。

**西医诊断：**玫瑰痤疮。

**中医诊断：**酒渣鼻（瘀血内阻）。

**治法：**活血化瘀。

**方药：**凉血四物汤加减。

**处方：**甘草5克，红花9克，川芎6克，当归12克，黄芩9克，赤芍药12克，生地黄24克，赤茯苓15克，陈皮10克，蒲公英10克，白花蛇舌草8克。7剂，水煎服，每日1剂，早晚温服。

**二诊：**2022年9月17日，患者鼻部皮色减轻，仍有结节，皮肤略增厚，舌暗红有瘀，脉弦涩，加用浙贝母10克，猫爪草10克，夏枯草10克，散结消肿。7剂，水煎服，每日1剂，早晚温服。

**三诊：**2022年9月25日，患者结节变小，皮色减轻，舌暗红，脉弦涩，加用桑叶10克，白鲜皮10克，淡化瘢痕，促进皮肤代谢再服7剂。

**四诊：**2022年10月1日，患者各项症状减轻，提示上方有效，继续前方巩固其效。

**【按语】**

酒渣鼻容易在反复治疗过程中导致鼻尖发展为暗红的结节样鼻赘物这类慢性皮肤毛囊附属器疾病。在鼻赘期，鼻部暗红或紫红，皮肤肥厚增大，伴有结节增生如瘤状，血丝明显，全身症状不明显，舌暗红，或有瘀点、瘀斑，脉弦涩。鼻赘型或者皮肤增厚型，多属于气滞血瘀，邪毒内结。吴谦《医宗金鉴》记载的凉血四物汤有改善微循环、抗菌、调节免疫、抗炎、抑制组织增生等作用。方中熟地易为生地，白芍易为赤芍，在其基础上加黄芩清热燥湿，陈皮、茯苓健脾利湿理气，红花活血祛瘀通络，生姜、甘草调和诸药，则为凉血四物汤。诸药合用，共奏凉血清热、活血散瘀之功效，全方具有凉血不留瘀，祛瘀不伤正的特点。此方不单清热凉血，还活血化瘀，以散瘀化滞，使营卫得通。

**案4** 王某，男，31岁，2020年5月8日初诊。

**主诉：**鼻部红斑丘疹多年。

患者多年前（具体不详）无明显诱因出现鼻部红斑、丘疹，未经系统治疗，为求诊治来我院就诊。现症见：鼻部少量红斑、丘疹。大便溏薄，工作时纳差，腰酸，咽红，舌淡、苔白腻，舌体胖大有齿痕，脉细。

**西医诊断：**玫瑰痤疮。

**中医诊断：**酒渣鼻（脾虚湿盛）。

**治法：**益气健脾，渗湿除浊。

**方药：**参苓白术散加减。

**处方：**党参10克，白术10克，茯苓10克，莲子10克，薏苡仁10克，山药10克，桔梗10克，砂仁8克，白扁豆10克，炙甘草6克，凌霄花8克，连翘10克，厚朴10克，野菊花10克。7剂，水煎服，每日1剂，早、晚温服。

**二诊：**2020年5月15日前方服药后，鼻部皮疹部分消退，大便正常，其他症状未缓解。去上方厚朴换藿香以化湿健脾，加地黄6克、知母8克，甘寒之品以缓辛温之燥，使润燥得宜；加牛膝10克、丹皮10克、鸡冠花6克，以活血凉血，再服7剂。

**三诊：**2020年5月23日，服药后，鼻部红斑丘疹大部分消退，其他症状缓解，舌胖大有齿痕，脉弦。加入冬瓜皮除内湿，再服14剂。

电话回访病情好转，完全消退。

**【按语】**

酒渣鼻古名鼻赤，又名酒皶鼻、酒渣鼻、肺风粉刺、肺风、鼻准红赤、赤鼻。症见鼻准发红，久则呈紫黑色，甚者可延及鼻翼，鼻部油腻，疹起如粟，色赤肿痛，破后出粉白汁，日久皆成白屑，重则皮肤变厚，鼻头增大，表面隆起，高低不平，状如赘疣。患者因高强度的工作致脾虚湿盛，湿浊内蕴，郁热上蒸于鼻发为红斑丘疹。方以参苓白术散化裁益气健脾，渗湿除浊。成分中党参补气，健脾养胃；白术、茯苓燥湿健脾；山药、薏苡仁、扁豆健脾化湿；砂仁芳香化湿，和胃降逆；桔梗宣肺养肺；甘草调和诸药，诸药合用，共奏健脾益气、渗湿止泻之效，加厚朴以燥湿行气，宣畅气机。加凌霄花、连翘、野菊花取其轻清之性，走于头面以清热解毒，消斑除疹。本方主以甘温补脾，纳芳化渗湿以助运止泻，方证一致，效果显著。

# 第三章　医论医话

## 第一节　人参败毒散治疗感冒

### 一、人参败毒散研究进展

人参败毒散为中医经典名方之一，始见于《太平惠民和剂局方》，原书载"伤寒时气，头痛项强，壮热恶寒，身体烦疼，及寒壅咳嗽，鼻塞声重，风痰头痛，呕哕寒热，并皆治之"。现代临床常用于治疗呼吸系统疾病（咳嗽、支气管炎等）、消化系统疾病（肠易激综合征、溃疡性结肠炎等）、传染性疾病（流感病毒感染、流行性腮腺炎等）、皮肤疾病（带状疱疹、痤疮等）等。现代药理学研究显示本方具有抗炎、抗菌、镇痛、解热等功效。

本方由柴胡、前胡、川芎、枳壳、羌活、独活、茯苓、桔梗、人参、甘草、生姜、薄荷等药物组成。本方系正气素虚，外感风寒湿邪。风寒湿邪袭于肌表，卫阳被遏，正邪交争，故见憎寒壮热、无汗；客于肢体、骨节、经络，气血运行不畅，故头项强痛、肢体酸痛；风寒犯肺，肺气郁而不宣，津液聚而不布，故咳嗽有痰、鼻塞声重、胸膈痞闷；舌苔白腻，脉浮按之无力。治当散寒祛湿，益气解表。方中羌活、独活发散风寒，胜湿止痛，羌活长于祛上部风寒湿邪，独活长于祛下部风寒湿邪，二者合用通治一身风寒湿邪，共为君药。川芎行气活血，兼能祛风；柴胡解肌透邪，且能理气，二药既可助君药解表逐邪，又可行气活血加强宣痹止痛之力，俱为臣药。桔梗辛散，宣肺利膈；枳壳苦温，理气宽中。与桔梗相配，一升一降，是畅通气机、宽胸利膈的常用组合。前胡化痰以止咳，茯苓渗湿以消痰，皆为佐药。生姜、薄荷为引，以助解表之力；甘草调和药性，兼以益气和中，共为佐使之品。方中人参亦属佐药，用之益气以扶其正，一则助正气以鼓邪外出，并寓防邪复入之义；二则令全方散中有补，不致耗伤真元。综观全方，用羌独活、芎、柴、枳、橘、前等与参、苓、草相配，构成邪正兼顾、祛邪为主的配伍形式。扶正药得祛邪药则补不滞邪，无闭门留寇之弊；祛邪药得扶正药则解表不伤正，相辅相成。喻昌对本方极为推崇，认为"暑湿热三气门中，唯此方为第一"，而且首先提出本方可治疗痢疾，有"逆流挽舟"的作用。《齐氏医案·人参败毒散论》提道："此方之秘宜读到极熟，悟到彻底，则发表之法，斯过半矣。"

现代药理研究表明，羌活具有明显的解热、镇痛、抗炎、抗过敏作用。独活具有解热、镇痛、抗炎的作用。柴胡辛散解肌退热，疏散表邪，现代药理研究表明柴胡具有增强人体免疫功能及显著的抗炎、抗病毒、抗菌拮抗内毒素的作用。川芎行血祛风，现代药理研究显示其提取物及其有效成分川芎嗪能够保护血管内皮细胞，解除血管平滑肌痉挛作用。茯苓渗湿，可调畅气机而宽胸膈，除痰湿而止咳嗽，桔梗宣肺，枳壳降气，前胡祛痰，使肺气能够正常宣降，津液正常输布，则咳嗽有痰等症可愈。现代药理学研究表明茯苓、桔梗有减少杯状细胞黏液分泌、缓解气管痉挛的功效。佐以少量人参益气扶正，以助解表：一则扶助正气以祛邪外出；二则散中有补，以防耗伤真气。鉴于人参价格昂贵，通常以党参倍用代之。现代药理研究表明党参具有增强人体免疫、抗缺氧、耐疲劳等多种作用。

本方具有散寒祛湿，益气解表的功效。主治素体气虚，复又外感风寒湿表证。症见憎寒壮热、头项强痛、肢体酸痛、无汗、鼻塞声重、咳嗽有痰、胸膈痞闷、舌淡苔白、脉浮而按之无力。

## 二、感冒的发病机制

感冒即感受触冒风邪，以鼻塞、流涕、喷嚏、头痛、恶寒、发热、全身不适为主症的病证，为最常见的外感病之一。本病又有伤风、冒风、冒寒、小伤寒、重伤风之别名。病情较轻者多为感受当令之气，称为伤风；病情较重者多为感受非时之邪，称为重伤风。四季皆可发病，以冬春季节多见。西医学的普通感冒、急性上呼吸道感染也属于本病范畴，可参照本病辨证论治。

春秋战国时期，《黄帝内经》记载有外感风邪引起类似感冒症状的论述，如《素问·骨空论》所言："风者，百病之始也……风从外入，令人振寒，汗出头痛、身重恶寒。"东汉张仲景《伤寒杂病论·辨太阳病脉证并治》论述太阳病时，则提出麻黄汤治疗表实证，桂枝汤治疗表虚证，为感冒的辨证治疗奠定了基础。感冒之名，最早见于北宋《仁斋直指方论·诸风》，该书在"伤风方论"中论述《太平惠民和剂局方》"参苏饮"时提及："治感冒风邪，发热头疼，咳嗽声重，涕唾稠黏。"指出了感冒的相关症状。自此，后代医家沿用此名。元朝朱丹溪《丹溪心法·中寒二》提及："伤风属肺者多，宜辛温或辛凉之剂散之。"明确提出感冒的病位在肺，治疗分辛温解表和辛凉解表两种治疗原则。至明清时期，医家多将感冒与伤风互称，并对虚人感冒有了进一步的认识，提出了扶正达邪的治疗原则。清代不少医家逐渐认识到本病的发生与感受时疫之气有关，且具有较强的传染性，如林珮琴《类证治裁·伤风》记载有"时行感冒，寒热往来，伤风无汗，参苏饮、人参败毒散、神术散"，明确提出"时行感冒"的病名及其治疗方法。清朝徐灵胎在《医学源流论·伤风难治论》中曾言："凡人偶感风寒，头痛发热，咳嗽涕出，俗语谓之伤风……乃时行之杂感也。"他提出感冒由触冒时行邪气所致。

老人、婴幼、体弱患者易罹患虚体感冒。因原有宿疾伤及正气，或体质虚弱，正气不足，卫外不固，容易受邪而致疾病反复发作，治疗应当扶正与解表并施。邪实为主者发散清解不宜过重，或祛邪时佐以扶正，如疏风散寒佐以益气温阳、疏风清热佐以养阴等，以顾护正气使祛邪而不伤正。正虚为主者则着重益气或养阴等，佐以解表祛邪。素体正气不足、卫外不固而致感冒反复发作者，在未发病时，可根据正虚性质不同而分别益气、温阳、养阴等。薛莎教授认为就大众而言，感冒属自限性疾患，只要能及时而恰当地治疗，可以较快痊愈。但对老人、婴幼、体弱患者罹患感冒必须加以重视，防止发生传变或夹杂其他疾病。体虚之人治疗中解表应兼扶正，常以人参败毒散加减。

### 三、临床经验

薛莎教授认为正气是人体的根本，邪之所凑，其气必虚，无论外感内伤，皆有正虚的一面。人参败毒散以人参、甘草鼓舞正气，外感之病，汗之而散，只有正气充足，外邪方可汗出得解，故常用败毒散。以羌活、独活等风药解表，人参、甘草扶助正气，使邪气得以由里出表，否则正邪纷争，相持日久，变证常出。

表寒重者，加炙麻黄9克、桂枝9克；风寒轻证见汗出、脉浮缓等，宜疏风解表、调和营卫，合用桂枝汤加减；鼻塞流涕重者，可加辛夷 9 克、苍耳子 9 克；头项强痛，加白芷 10 克、葛根 15 克；风寒夹湿而头胀痛、肢体酸重者，加苍术 9 克、藁本 9 克、薏苡仁 15 克；内有痰湿而胸闷、舌苔白厚腻者，加姜半夏 9 克、陈皮 9 克；风寒入里化热者或风寒束表而内有蕴热者，可酌情选用黄芩 9 克、桑白皮 12 克、栀子 9 克；往来寒热不解者，宜与小柴胡汤合用；兼阳虚者，畏寒、四肢不温，加细辛 3 克、制附片 6 克。

## 四、验案举隅

**案 1** 李某，女，31 岁，2012 年 6 月初诊。畏寒 5 年。

**主诉：**就诊前 5 年产后受凉出现感冒，感冒得瘥后仍长期畏寒，无论冬夏，手足冰凉，夏季亦需要穿长袖，很少出汗。食纳尚可，大小便正常。就诊时嘴唇暗，舌质紫暗，苔薄白润，脉沉细。

**查体：**咽部无充血，双侧扁桃体稍红。双肺呼吸音清，未闻及明显干湿啰音。

**中医诊断：**虚劳；辨证属产后外感风寒，留滞经络。

**方药：**人参败毒散加减。

**处方：**党参 20 克，茯苓 10 克，川芎 10 克，羌活 10 克，独活 10 克，柴胡 10 克，前胡 10 克，枳壳 10 克，桔梗 10 克，桂枝 10 克，生姜 10 克，7 剂。

**二诊：**患者诉身上寒气逐渐散去，已无明显畏寒，但仍不敢穿短袖。察其嘴唇、舌质淡红，全无紫暗之象，苔薄白，脉细。再与原方加黄芪 15 克、当归 10 克，14 剂后诸症得愈。

【按语】

虚人所涉范围较广，老人、小儿、产后、久病后均为虚人，易感外邪，而"邪之所凑，其气必虚"，故凡外感之证，除非体质壮实，恶寒、壮热等一派实象，其他外感疾病，薛莎教授均以败毒散加减，党参为必用，一般不加黄芩等各种清里药，认为会减弱败毒散的解表作用。败毒散中原有风药外散，风寒风热均可从表而出，郁热亦可解除。如以呼吸道症状为主，则不用独活，加苦杏仁、百部、侧柏叶等。风寒、风热常挟湿为患，特别适合使用败毒散。患者腠理疏松，多无须麻黄等峻剂。武汉又名江城，城中多山，还有数不清的大小湖泊，因此又被称为"千湖之城"。正如《南阳活人书》败毒散条下所言："又烟瘴之地，山岚瘴气，或温疫时行，或人多风痰，或处卑湿脚弱，此药不可阙也。"

产后出现的畏寒，因有产后气血亏虚的先入之见，治疗易走入"产后宜补""产后宜温"的误区。岂知固然是产后体虚，可是因风寒外感，早期即用纯补，难免"闭门留寇"，风寒之邪长期停留于体内，故出现畏寒之症。患者年轻，既往体质较好，无阳虚、血虚，故温补、养血均无效。薛莎教授认为疑难病一定要详问病史，详审起病之因，需要对因治疗。本例患者感受风寒虽在5年前，但其邪未出，仍可从表散而出，故生姜多用，其舌质紫暗并非血瘀，而是寒邪郁滞，散其寒则气血运行顺畅，诸症皆愈。

**案2** 张某，女，30岁，2020年3月6日初诊。

**主诉：**咳嗽1周。开始有发热，体温最高38.3℃，咽痛，用抗生素后咽痛减轻，发热消退，但咳嗽，夜间重，咳嗽无力，有少许白痰，夜间有寒气上冲感。食纳尚可，大小便正常。舌淡苔白稍黄，脉细。

**查体：**患者神清，咽喉部红肿，扁桃体（一），双肺呼吸音清，心脏听诊无异常，腹检无异常。血象WBC正常，淋巴细胞百分比稍高。

**中医诊断：**咳嗽。辨证为外感风寒，内有轻微郁热。处以人参败毒散加减。

**处方：**党参10克，茯苓10克，川芎10克，羌活10克，柴胡10克，前胡10克，枳壳10克，桔梗10克，苦杏仁10克，百部10克。水煎服，日1剂，4剂。1周后前来诉已基本不咳嗽，仍觉平素喉间有痰，要求调养身体。舌淡，苔薄白，脉细。以六君子汤14剂加减善后。

**【按语】**

薛莎教授认为外感风寒、风热均可导致咳嗽，临床上感冒数日不愈，大多患者会出现咳嗽等症状，此时如用止咳药，如镇咳宁、止咳糖浆等，易敛肺而留邪，使咳嗽迁延难愈。而薛莎教授以败毒散治咳，全方以祛风为主，祛除表邪，则肺气之宣降功能恢复正常，咳嗽易愈。故《齐氏医案》称："人参败毒散一方，药味皆辛平升散，为咳嗽门中第一神方。"薛莎教授治咳嗽，常减去独活、薄荷，加苦杏仁、百部降气润肺止咳。

# 第二节 乌梅丸治疗口腔溃疡

## 一、乌梅丸研究进展

乌梅丸出自张仲景《伤寒论·辨厥阴病脉证并治》，全方由乌梅、细辛、干姜、附子、桂枝、当归、蜀椒、黄连、黄檗、人参等组成，药仅十味，《医方集解》《汤头歌诀》以及现行通用的《方剂学》教材都将其列入杀虫剂。清代有医家认为乌梅丸为厥阴病主方，用于寒热错杂证的治疗。乌梅丸为治疗寒热错杂，上热下寒厥阴病主方，通过刚柔相济，阴阳双调，寒热并用，补泻兼施，开合升降，调畅气机的方法进行组方，原方重用酸柔之乌梅，"酸先入肝"，顺曲直作酸之性，滋养阴血，善补肝体，配伍人参、当归，"酸甘化阴"以加强养阴体之力，且酸甘合用有柔肝缓急之功。又乌梅本酸，复用醋渍，则其性敛固涩之力益增，可平抑肝木，防其疏泄太过。肝之阴血是肝脏功能的物质基础，肝之阳气乃肝脏升发散布的内在动力，肝性喜条达而恶抑郁，若过用酸敛阴柔之乌梅，则不利于肝脏阳气的敷布升发，以致阴阳难以平调，故配伍辛温刚烈的附子、桂枝、蜀椒、细辛，以补肝之阳，助肝疏泄又肝为刚脏内寄相火，如若过用辛温则易化火伤阴，故又配黄连、黄檗以防止辛温太过，化火伤阴。对于寒热夹杂、虚实兼并的复杂病证，单以热药会益火上弊，纯以寒药有损阳之虞，单以补正有实实之咎，单用祛邪则虚虚之误，故乌梅丸一方既用辛热之附子，干姜、蜀椒、细辛、桂枝温补心肝脾肾阳气，又用苦寒之黄连、黄檗清泄邪热，配用人参、当归加强温阳散寒之功，防止苦寒败胃之弊，乌梅酸敛，缓附、姜、辛、桂温燥峻烈，全方辛开与酸收相合，开达表里，平调阴阳，顺畅气机，吴鞠通曾言乌梅丸"酸甘化阴、辛苦通降，辛甘化阳，酸苦为阴"，为治厥阴、防少阳、护阳明之全剂。

现代医学研究报道口腔溃疡的病因可能与局部创伤、氧化应激、营养不良、感染性因子、心理压力、激素失衡、遗传因素、血液学异常、药物或食物过敏以及免疫状态等因素有关。乌梅丸中单药的药理学研究多示有抗炎、抗菌、抗病毒、抗氧化、免疫抑制、镇痛等作用。现代药物研究表明，原方之主药乌梅含苹果酸、枸橼酸等，对动物离体肠管有抑制作用，在体外能抑制大肠杆菌、痢疾杆菌、人型结核杆菌、金葡菌等多种球菌和杆菌。黄连、黄檗含毛茛碱，有广谱抗菌作用，对痢疾杆菌的抑菌效果颇为明显，尚能增强白细胞的吞噬功能。干姜、桂枝均能增强血液循环，促进消化机能，人参或党参能促进红细胞及血色素上升，具有提高机体免疫功能的作用，提高特异性抗体生成和促进抗体恢复，细辛、附子且能镇痛。胡金明等实验所得乌梅丸汤剂能有效地防治右旋葡聚糖硫酸钠所致的急性溃疡性结肠炎。而观察小鼠结肠组织切片，发现可改善小鼠结肠的水肿、充血、肠粘连，缩小溃疡面积，从而猜想乌梅丸对于口腔溃疡面的修复作用或有异曲同工之妙。

## 二、口腔溃疡发病机制

口腔溃疡多口干，脾在液为涎，肾在液为唾，故其五脏定位多责之心、脾、肝、肾四脏。《外台密要》中认为："心脾积热，常患口疮。"《素问》中记载："诸痛疮痒，皆属于心。"古籍中记载"口疮"多为心脾积热证。《医方考·口病方论》云："木能生火，故令舌疮。"指出肝火亢盛时也能燔灼口舌，而生口疮。明朝龚廷贤《寿世保元·口舌》曰："口疮者，……如服凉药不已者，乃上焦虚热，中焦虚寒，下焦阴火。"提出了除实热灼伤口舌外，来自上焦心肺虚火，下焦肝肾阴虚火旺，而中焦脾胃虚寒不能制火均能导致口疮。从中医对口腔溃疡的病因病机分析中，多归为虚实两证，以热灼口舌而致病。实证多为心脾积热、胃火亢盛，虚证多为肝肾阴虚、脾胃虚寒证，而外感六淫、七情内伤、饮食劳逸失调都可致病。

薛莎教授认为，口腔溃疡多为肝胆郁热，脾胃积滞上蒸或脾虚阴火上炎所致。本病既可见于内伤杂病，又可见于外感疾病既是人体阴阳气血失调的局部表现，也是脏腑功能紊乱或实质损害的外显体征。厥阴肝与少阳胆相表里，邪犯厥阴，相火内郁，风火循经上扰于心，心火不得下通而上炎，致口舌生疮。厥阴经络循喉，其支者环唇内，故口腔溃疡与厥阴肝经关系甚为密切。

长期及反复发作的口腔溃疡，其组织病理改变主要为非特异炎症，免疫复合物和细胞免疫都与之有关，患者多经口服维生素类药物治疗，临床疗效往往不尽如人意。用口腔溃疡药膜贴患处，局部止痛效果不错，但只能治标，不能治本，且有些部位如舌根、软腭等处不易操作，疗效不理想。使用中药乌梅丸煎剂治疗长期反复发作的辨证属寒热错杂的口腔溃疡，虽不在局部使用，但通过中药的阴阳平衡，调节其免疫功能而得到理想效果。虽然乌梅丸煎剂治疗复发性口疮尚有待研究的地方，但仍为治疗溃疡较为常用的一个良方。

### 三、临床经验

由于饮食不节、作息无度、五志化火、过度操劳等易导致心脾积热，或肝火犯胃，或水不涵木，最终火性上炎，上攻于口而发为口疮。虽病位在口舌，但与脾、胃、心、肝、肾等脏腑有关。凡胃火上炎者，多清热解毒，可取良效；虚火上炎者，可滋阴降火，亦易奏效。但有些病机较为复杂，往往寒热错杂，易为假象蒙蔽，需要准确辨别病机，审证求因，方能奏效。病程较久，迁延反复，常规治疗方法如清热法或滋阴法均效果不佳。此类难治性口疮往往虚实夹杂，寒热并存。应谨守病机，坚持中医整体观念，密切观察证候变化，若证属上热下寒，则可大胆应用乌梅丸加减治疗。但要仔细判别寒热两证孰轻孰重，相应调整方中辛苦药物用量比例，注意清热不伤阴，温阳不化火，拿捏好"清""温"二法的度，则可获奇效。乌梅丸寒热并举，上下兼顾，泻厥阴，温太阴，护阳明，面面俱到，为治疗上热下寒型复发性口疮的良方。

治疗口腔溃疡有一些常用药对，主要包括：黄连和升麻，升麻发散阳明风邪，升胃中清气，黄连善降阳明胃火，二药合用，升降相伍，其清泻胃火之功效更显著，用于治疗胃积热，郁结不解之口舌生疮、口腔糜烂等症；黄连和石菖蒲，黄连清热燥湿，泻火解毒，菖蒲引心经，配伍泻心火，愈口疮；黄檗和砂仁，黄檗味苦入心，禀天冬寒水之气而入肾，砂仁辛温，能纳五脏之气而归肾水火既济，心肾相交，治虚火上冲之口疮；黄檗和青黛，黄檗清热燥湿，泻火解毒，青黛清热泻火，凉血解毒，二药合用，其清火之功效更著，治疗久而不瘥者。

口腔溃疡的发病部位不同，颊、舌、牙龈、唇等均可发生，而且不同部位的病变通过经络可影响到所属脏腑。如：足阳明胃经"入上齿中，还出挟口，环唇"，手阳明大肠经"入下齿中，还出挟口"，足厥阴肝经"下行颊里，环唇内"，足太阴脾经"连舌本散舌下"等。而诸多风药具有引经作用，如升麻为足阳明胃经、足太阴脾经引经药，柴胡为足少阳胆经、足厥阴肝经引经药。

因此，治疗中可根据口腔溃疡发生部位的不同，选用相应的引经风药，如：发生在牙龈、唇、颊部位的属胃经所过之处，加用阳明经引经药升麻、白芷等；发生在舌两侧的属肝胆经，加用少阳，厥阴经引经药柴胡，使药物直达病所，发挥疗效。

口腔溃疡也应提倡内外联用。外治法治疗口腔溃疡往往可以促进药物直达病所，得到良效。常用的外用口腔溃疡中成药有冰硼散、锡类散、养阴生肌散等。口腔溃疡还可以将吴茱萸捣碎，过筛，取细末加适量好醋调成糊状，涂在纱布上，敷于双脚涌泉穴，24小时后取下。一般敷药2或3次即有效。

### 四、验案举隅

**案1**　张某，男，45岁，工人，患口腔溃疡近20年。曾服用过牛黄上清丸、三黄片、导赤散、天王补心丹、华素片、多种维生素等药物和保健品，均未根治，反复发作，日趋严重。平日大便溏薄，小便清长。

应诊时，其身体消瘦虚赢、颜面潮红、心中烦热、口腔溃疡、苔薄黄、舌质淡红溃烂、脉沉迟。此因上热下寒、寒热错杂、阴寒盛于下、邪热浮于上所致，用乌梅丸加减施治。

**中医诊断：**口疮，证属寒热错杂。

**处方：**乌梅15克，黄连3克，制附片6克，花椒6克，干姜6克，桂枝10克，细辛3克，当归10克，党参15克，肉豆蔻10克。用上方以乌梅丸为主方稍加减，前后共进30余剂告愈。现已1年有余，未曾复发。

【按语】

方中重用味酸之乌梅为君药，收敛生津，为临床治疗口腔溃疡的常用药。蜀椒、细辛辛温祛寒，共为臣药。黄连、黄檗性味苦寒，能清解气机逆乱所生之热；附子、桂枝、干姜、肉豆蔻皆为辛热之品，既可增强温脏祛寒之功；当归、党参补气养血，且合桂枝以养血通脉，均为佐药。诸药合用，共成寒热同调，收敛溃疡之功。

**案2**　杨某，男，51岁。反复发作口疮2年。每次发作时服用三黄片、口炎清颗粒等药物，效果不明显。刻诊：本次发作已有4天，溃疡灼痛不已，伴见神疲乏力，少气懒言，大便溏，每日2或3次，小便清冷，夜尿频。舌红，苔黄燥少津，局部剥脱，脉濡滑。

**中医诊断：** 复发性口疮。证属清阳不升、寒热错杂。

**治法：** 苦辛通降，方选乌梅丸加减。

**处方：** 制附片6克，桂枝10克，花椒6克，党参15克，当归15克，黄檗15克，黄连6克，栀子15克，蒲公英30克，乌梅15克，细辛3克，干姜6克。共7剂，水煎服，早晚各1次。1周后二诊，口腔溃疡略减轻，口舌疼痛有所缓解，但仍便溏，乏力。上方加黄芪20克、诃子15克、五味子10克，健脾补肾，敛疮止泻，继服7剂。三诊，口腔溃疡明显减轻，咽痛已消，神疲乏力好转，便溏减轻。二诊方去栀子、蒲公英，改制附片为10克，加补骨脂15克以进一步温肾阳，暖命门。继服7剂。四诊，二便调和，诸症缓解。嘱其长期服用三诊方，随诊6个月未复发。

**【按语】**

本例病机较为复杂，为上热下寒之证。若过于苦寒清热，则恐耗伤正气，若一味温补，又恐助阳化火。方选乌梅丸加减，治以辛开苦降，早期重用黄芩、黄檗、栀子、蒲公英等以清热泻火，急则治标，后期减苦寒力度，增大附子用量，加用补骨脂以增强温补之功，缓则治本，故多年顽疴得愈。

# 第三节　从肝论治脾胃病

脾胃病是消化系统的常见病、多发病，包括慢性胃炎、肠炎、消化性溃疡等。中医学常将脾胃病归属为"胃痞""嘈杂""胃脘痛""腹痛""便秘""泄泻"等范畴，表现为中脘痞塞不通、胀满疼痛、胃灼热反酸、嗳气叹息、食欲不佳、腹痛腹泻、腹胀肠鸣、情绪急躁等不适。脾胃病任何年龄段都可发生，并且病情时轻时重，反复发作，因此严重影响患者生存质量。现代生活中，人们的生活节奏较快，压力也比较大，再加上饮食不规律或偏嗜、经常熬夜等，导致脾胃病的发病率逐年上升。在临床上发现，脾胃病患者常伴有情绪异常，而且两者常相互影响。所以薛莎教授认为治疗脾胃病，调养肝脏至关重要，现将薛莎教授从肝论治脾胃病的经验总结如下。

### 一、肝与脾胃在生理上相互影响

肝与脾胃关系密切。肝属木，为厥阴风木之脏，藏血而主疏泄，体阴而用阳；脾属土，为仓廪之官，统血而主运化，为气血生化之源。肝主疏泄，指肝气具有疏通、条达、升发、开泄等生理功能。肝的疏泄功能有助于脾胃的升降，正如唐容川在《血证论》中所说："木之性主疏泄，食气入胃，全赖肝木之气疏泄之，而水谷乃化。设肝之清阳不升，则不能疏泄水谷，渗泄中满之症，在所不免。"另外，肝寄相火，主疏泄及分泌胆汁，又为脾胃之受纳、腐熟、运化水谷提供必要的保证。脾土得肝之疏泄，则运化旺盛，肝木得脾土输布的水谷的精微滋养，则疏泄正常，即所谓"肝木疏土，脾土营木，土得木而达之，木赖土以培之"。

两者在生理上相互为用，因而在病理上亦互相影响。如情志怫郁、所欲不遂、气愤郁怒等导致肝气过旺，疏泄太过，即形成了"肝木乘脾土"的病理状态。气机横逆，致脾胃气机紊乱，脾气当升而不升，则纳呆、泄泻，胃气当降而不降，则腹胀、呕吐、便秘。若木气过亢、克土过度、肝郁化火、火性上炎、灼伤脉络，致脾胃气机随气上行、统血失司，则出现呕血等。反之，若脾胃虚弱，也可引起肝木来乘，此即土虚肝木来乘。两者均是"木克土"的正常生理关系被破坏成"木乘土"的病理状态。另一方面，如肝气疏泄不及即肝气郁结，则木不疏土，可致肝郁脾虚，消化功能减弱。此为木气不及，克土无能，也会影响脾胃正常的升降纳运功能，导致饮食水谷转输布运障碍而出现脘腹痞满、水谷不化。肝木过盛可克伤脾土而不能消食，肝木过弱不能疏通脾土，亦不能消食，可见肝气无论太过或不及，均可直接影响脾胃的功能。因此，清代名医叶天士在《临证指南医案》中言："肝为起病之源，胃为传病之所""醒胃必先制肝，培土必先制木"。实为从肝治脾胃之纲领也。

### 二、肝、脾在五行学说中的关系

《素问·金匮真言论篇》载："东方色青，入通于肝……其类草木""中央黄色，入通于脾……其类土"，说明肝在五行属性上属木，脾胃属土。《黄帝内经》建立了"五运六气学说"，形成了五行生克乘侮的相互关系。五行木克土，因此肝克脾胃。相克是指五行中某一行对其所胜行的克制、制约关系，肝克脾胃是指肝对脾胃功能具有克制与制约作用。肝木克土是脏腑疾病传变规律，肝脾关系表现为疾病转变的一个阶段，为预后判断提供帮助。《素问·宝命全形论》提出"土得木而达"，达即畅通、通达之义。"土得木而达"从五行关系角度强调了木行对土行的疏通、畅达作用。《素问·玉机真脏论》载："脾脉者土也，孤藏以灌四旁者也。"孤藏脾为精气化生之源，主要体现在三方面：一身之气化生之源；一身之津液化生之源；一身之血液化生之源。《医宗必读》载："脾为中宫之土，土为万物之母。"这都说明，土是孕育万物的基础，任何事物的生长均需要土地为其提供源源不断的营养支持，草木亦是如此。脾胃是气血生化之源，脏腑组织功能的发挥离不开脾胃为其输送的水谷精微。肝木精血亦依赖脾土运化水谷精微滋养其体，以助其发挥主疏泄功能之用。

正是由于肝与脾胃同居腹中，在生理功能上相互依赖，在病理病机上互相影响，在五行上相互制约、相辅相成，从而为从肝论治脾胃提供了可能性。在临床上，薛莎教授总结了常用的从肝论治方法，有以下五种。

1. 疏肝和胃法

疏肝和胃法是治疗脾胃病诸法中的一个重要方法，是消除胃痛的基本方法。叶天士云："肝为起病之源，胃为传病之所。"肝气犯胃所致的脾胃病主要表现为胃脘胀痛，以胀为主，或攻窜两胁，或痛处不定，或胃脘痞满，恼怒生气则发作或加重，胸闷喜太息，嗳气得舒，纳呆腹胀，排便不畅，舌苔薄白或薄黄，脉弦。若肝气郁结，日久化热，气火上逆，邪热犯胃则致胃脘灼痛，心烦易怒，头痛头胀，目赤口苦，胁肋灼痛，泛酸嘈杂，舌苔薄黄，脉弦数。

常用四逆散、柴胡疏肝散，常用药物有柴胡、枳壳、白芍、香附、陈皮、佛手、木香、白术、八月札、青皮、川芎、甘草、丹皮、栀子等。柴胡主散能升，长于舒展气机，疏解郁结，能引诸药入肝。枳壳行气导滞，与柴胡相配，一升一降，疏肝胃，导壅滞。芍药柔肝缓急，配甘草，能缓急止痛和中；与柴胡相配，调肝护阴，刚柔相济，相辅相成，既除芍药之腻，又解柴胡之燥，体用兼顾，互为制约。川芎为血中之气药，善于行散开郁止痛。香附、陈皮、青皮行气疏肝理脾；合用丹皮、栀子，以增苦降泄热、凉血安胃之功。若腹胀痛甚加延胡索、沉香、郁金；嗳气频作加旋覆代赭汤；腹中胀满加厚朴、槟榔；胸中痞闷加佛手、香橼、瓜蒌等；呕恶加半夏、竹茹；吞酸加海螵蛸、煅瓦楞子。若气滞腹胀便秘者酌加槟榔、大黄；便稀加炒神曲、茯苓；嗳气泛酸加姜半夏、蒲公英；食少纳差加神曲、麦芽、鸡内金等。胃喜润而恶燥，而肝气郁滞，久则易于化火伤阴，且理气之药大多辛香破气，温燥伤阴，故宜用佛手、八月札、香橼皮等药性平和之品，且药量要轻，如用柴胡一般仅为5～6克，常伍芍药、甘草以酸甘化阴及柔肝，可无破气伤阴之虞也。

薛莎教授在遣方用药时，还重视现代药理学研究，如枳实、木香、槟榔等药可加强胃肠道收缩，治疗纳呆呕恶、便秘燥结等消化功能低下和胃肠运动减弱等症。陈皮、香附、吴茱萸等药能够抑制胃肠道运动，治疗呃逆、溏泄、胃肠绞痛等症。陈皮、枳实、佛手、沉香等药能够促进胃液分泌，治疗消化不良等症。还有枳实、厚朴、木香等，既有兴奋胃肠道运动功能的作用，又有抑制胃肠道运动的双向作用。

2. 疏肝清胃法

适用于肝胃郁热证，本病证多因饮食不节、情志抑郁导致。肝脏作为将军之官，可调节全身气机，情志不佳则导致肝气郁滞，横逆犯胃则胃失和降，出现嗳气、反胃等症状，郁久而化火；嗜食肥甘厚腻、辛辣寒凉之品，损伤脾胃，使脾胃运化失常，蕴藏湿热聚于中焦，形成酸腐之味，胃气挟酸而上逆，形成肝胃郁热证。临床特征：胃脘灼痛，疼热急迫，心中烦躁易怒，嘈杂易饥，反酸胃灼热，口干口苦，大便不畅，舌苔黄或舌红少苔，脉象弦数。常用丹参饮、化肝煎、丹栀逍遥散等，常用药物有柴胡、枳壳、赤白芍、姜半夏、炒黄芩、蒲公英、丹参、砂仁、檀香、丹皮、栀子、香附等。反酸胃灼热较甚加瓦楞子；便秘者可加生大黄、莱菔子。常用蒲公英，清热而无苦寒伤阴之弊，见有肝郁胃热之证即可用之，对热盛者亦用黄芩以清胃热，但苦寒清热药应中病即止，不可久用。

3. 疏肝化湿法

适用于肝郁湿阻型。临床特征：脘胁胀闷，纳呆困倦，口腻嗳气，大便溏滞不爽，或恶心呕吐，苔腻，脉象弦或濡。常用四逆散合平胃散、二陈汤加味。药用柴胡、枳壳、白芍、苍术、川朴、陈皮、姜半夏、茯苓、生薏苡仁、佩兰、竹茹、甘草等。嗳气频作加旋覆花、佛手；便秘者可加生大黄、槟榔；胁痛者加郁金、元胡、川楝子。此为肝失疏泄，郁而乘脾，脾运不及，湿浊壅阻。辨别此型，以苔腻为要点，因疏肝理气药大多香燥，而化湿之品性多温燥，必见舌苔厚腻，方可投之。如舌体淡胖，脾气本虚者，一旦腻苔得化，当转以健脾助运收功，不可继用温燥以伤脾气胃阴。

4. 柔肝养胃法

适用于肝胃阴虚型。这里所指的"阴虚"，是指肝血和胃液不足，因为肝血、胃液都有节制肝胃气、阳的作用。如果肝、胃阴虚，不能节制气阳，则可导致肝气横逆，而使胃气不和。叶天士说："厥阴之气上干，阳明之气失降。"可见肝胃阴虚的肝胃不和，有其特殊性，不能与一般的肝胃气不和混为一谈。肝阴虚为主的肝胃不和的患者，因血虚则不能柔养肝体，肝失血养，变柔为刚而使肝气不和。临床表现：胸胁满闷，胃脘痞胀或疼痛，嗳气或呃逆，脉弦细数，舌红绛少苔或无苔；伴口咽发干，以晨起明显，不欲饮食，大便不爽或溏泄，心烦寐差，或兼见低热。对于该类患者应柔肝、滋胃、调气。常用药物有沙参、麦冬、玉竹、生地、白芍、川楝、佛手、橘叶、丹皮等；川楝、佛手、橘叶疏肝理气而不伤阴；丹皮、白芍平肝凉血以制肝横；沙参、麦冬、玉竹、生地能滋胃柔肝以养阴血之虚。头目眩晕可加菊花炭、珍珠母、石决明等平肝潜阳之品；恶心、呕吐者可加枇杷叶、竹茹、柿蒂等和胃降逆；不欲饮食加生扁豆、生谷芽、石斛等滋养脾胃以生发谷气；胃阴虚为主的肝胃不和患者，因胃阴虚则津液不能上承，故口咽干燥；胃液不足则阳热上熏，故食减而厌荤腥；胃中津液不调，所以大便或溏或秘。临床主要表现：口咽干燥，胃中灼热但饮水不多，食减，厌食荤腥而喜食清淡，大便或溏或燥。舌质红绛，无苔或少苔，脉弦细数；伴胸脘胀满，嗳气不除。对于该类患者应滋胃阴，和肝气。常用药物有沙参、麦冬、玉竹、生地、白芍、枇杷叶、川楝、郁金、荷蒂、丹皮等。胃中灼热加大剂量石斛、黄精、山药以敛其阳热之气。胃脘疼痛加延胡索、郁金、绿萼梅、佛手等调理气血以止疼痛；大便溏泄加牡蛎，甚者加乌梅；心烦寐差加夜交藤、合欢花。

5.抑木扶土法

抑木扶土，是以中医五行相克理论为指导的一种治疗方法，即疏肝健脾以治疗肝旺脾虚，又称疏肝健脾法、平肝和胃法、调理肝脾法。本法适用于肝强脾弱、肝强胃弱和肝脾不和、肝胃不和之病症。

生理上，肝木通过它的疏调作用对脾土起着调节其运化的功能。这一功能作用于脾胃的受纳、消化、吸收、气血生化、排泄的每一个过程，即是"木克土"的正常生理关系。脾之湿土必须得到条达活泼之性的肝木来加以制约，才不会阴凝板滞，才能正常地运化水谷，摄取精微。

在病理上，肝脾两脏之间的这种相克关系失调。一者肝木亢盛之时，其本身已进入病理状态，即为"肝实"，"实则乘其所胜"，肝气横逆，就会对脾土进行伤害。二者脾土亏虚，"虚则所不胜乘之"，脾土之虚，不能胜任肝木的制约，招致肝木的损害。

在临床上，这种肝脾失调的病变过程，包含着肝实和脾虚两种病理状态。具体运用时必须审清肝实和脾虚二者矛盾的主要方面。因肝实而发生者，其脾未必虚。因脾虚而发生者，其肝未必横逆。因此，扶土和抑木相互搭配运用时是有侧重的。如以肝实为主，其法应重在"抑木"，而佐以"扶土"，名抑木扶土法。如以脾虚为主的，其法应重在"扶土"，而佐以"抑木"。

痛泻要方是"扶土抑木"的典型方剂。其病证表现特点：腹痛泄泻，痛则必泄，泄后痛减。从《医方考》中所论："泻责之脾，痛责之肝，肝责之实，脾责之虚，脾虚肝实，故令痛泻。"先有肝实而痛，后有脾受伤害之泄，且脉多见弦，都为一派肝亢横逆之特征，脾土受害虽很明显，但并非很虚，故当以"抑木"为主，"扶土"为辅，再看其用药组方特点。方由防风、白芍、陈皮、白术四味药组成。防风散肝，白芍敛肝，陈皮畅肝，三味都没有扶土之功效，而扶土的药物只有一味白术。白术并不只是补脾的功效，因肝实乘脾必然会导致脾虚，用健脾之白术具有预防脾虚发生之作用。有"见肝之病，知肝传脾，当先实脾"之未病先防之深刻含义。

如因脾虚而招致肝木乘脾之肝脾失和证，当用扶土为主、抑木为辅的"扶土抑木"法，其代表方剂应为黄芪建中汤。主治病证为诸虚不足，虚劳里急。是以脾虚为先，木乘所致。方中黄芪、甘草、饴糖、大枣、桂枝、生姜皆为脾药，温补为主，佐以抑敛肝木的白芍。

木实乘土的病证，临床上多相当于西医之急性肠炎、慢性结肠炎或过敏性结肠炎等病变的过程，以痛泻要方加减比较有效。对于土虚木乘之病证，则多相当于西医之溃疡病过程，则以小建中汤、黄芪建中汤加减治疗为宜，效果十分显著。

薛莎教授在临床诊治脾胃病的患者时，善于结合肝脾两脏的生理功能、病理转归及从肝论治脾胃病的五种方法，进行望闻问切、遣方用药。薛莎教授重视按照虚实特点进行辨证论治：第一，对于体质较好，虚证不明显者，表现为急躁易怒、口苦、胸闷、善太息、胁肋胀满、胃脘胀痛、脉弦细，多以调肝为主；常配合以小柴胡汤调和肝胃。若痰热明显，按之心下疼痛者合用小陷胸汤；痛如针刺，痛有定处，伴口干不欲饮、唇舌紫暗者合用失笑散。第二，对于胃病日久或体质偏虚多易土虚木乘，薛莎教授认为此时若要再一味疏肝会脾气更虚，则当扶土抑木；脾胃互为表里，实则阳明，虚则太阴，虚证明显则以健脾益气为主，以小建中汤或六君子汤化裁。薛莎教授认为小建中汤为桂枝汤类方，其补益之外，尚有解表之力，故用于中虚之证尚兼有恶风汗出或头痛等表证；若无表证纯为虚证则以六君子汤为主方。如寒热错杂、心下痞满者合用半夏泻心汤；如湿浊较重者合用平胃散；如过用寒凉或脾胃虚寒者合用吴茱萸汤或理中汤加减。第三，素体阴虚，或肝郁日久化火伤阴，或嗜食辛辣、过用温燥均可导致阴虚胃痛；阴虚且肝郁胃痛者，症见胃脘隐隐疼痛、嘈杂不安、口干欲饮、饥不能食、五心烦热、舌红少苔，或有裂纹或舌苔花剥，脉弦细数，此时虽有肝气郁结，不可过用香燥，当肝肾同治，滋水涵木，常用一贯煎加减。而黄连则需要减少用量，防止苦燥伤阴，吴茱萸一味多去而不用。若阴虚气滞重者合用金铃子散；若兼有乏力、纳差、腹胀者加太子参、山药、玉竹、石斛；若夜寐欠安者加炒酸枣仁、煅龙骨、煅牡蛎。

### 三、验案举隅

案1　张某，男，62岁，2019年3月17日初诊。

主诉：上腹胀满不适2月余，进食加重，时有反酸嗳气，偶有胃痛。无明显口干口苦，纳差，睡眠欠佳，二便可。舌红、苔黄腻，脉沉弦。辅检：2019

年 2 月 21 日查胃镜反流性食管炎（A 级），糜烂性胃炎Ⅱ级。幽门螺杆菌阴性。

**中医诊断：**腹胀满病，肝胃不和证。

**方药：**疏肝理气，健脾安神，予柴胡疏肝散合酸枣仁汤加减。

**处方：**柴胡 15 克，麸炒枳实 10 克，赤芍 10 克，川芎 10 克，陈皮 6 克，白术 30 克，姜半夏 10 克，黄连 6 克，远志 12 克，知母 10 克，炒酸枣仁 30 克，珍珠母 30 克，茯神 30 克，莱菔子 10 克，神曲 10 克，焦山楂 10 克，麦芽 10 克，瓦楞子 30 克，甘草 6 克。7 剂，饭后服。

**二诊：**2019 年 3 月 24 日，服上方后腹胀较前稍有减轻，余症状同前。舌红苔黄腻，脉沉弦。上方加草果仁 10 克、黄芩 10 克。7 剂。

**三诊：**2019 年 4 月 1 日，诉近日时有胃脘部疼痛不适，仍有腹胀，夜寐欠佳，舌脉同前。上方去焦山楂，加延胡索 15 克，远志 12 克，7 剂。

**四诊：**2019 年 4 月 8 日，诉腹胀进一步减轻，胃脘部疼痛较前明显好转，食欲一般，舌脉同前。上方加鸡内金 15 克。7 剂。

**五诊：**2019 年 4 月 15 日，诉腹胀已好转大半，偶有反酸，舌红苔黄腻脉沉弦。上方加海螵蛸 30 克，7 剂。

**六诊：**2019 年 4 月 22 日，诉症状明显好转，舌脉同前。继上方 10 剂。后随访患者，症状已基本痊愈。

**【按语】**

本案例中，患者退休不久，生活规律大大改变，心情必然有所波动。肝郁不疏，气机不畅，影响脾升胃降，故见腹胀、纳差、反酸、嗳气诸证。患者经常熬夜，耗伤心血，且肝郁乘脾，脾胃失运，气化生不足，神失所养，故夜寐不佳。故治当疏肝理气，辅以健脾安神。以柴胡疏肝散为主方，柴胡疏肝解郁，"柴胡之能本在开郁畅气，通利六腑，调节气机升降出入"。以枳实易枳壳，增其行气之力。白术、陈皮健脾理气，赤芍、川芎活血行气，莱菔子、神曲、焦山楂、麦芽理气消食，姜半夏和胃降逆，黄连清胃中郁热。瓦楞子制酸止痛，远志、知母、枣仁、珍珠母、茯神养心安神，甘草调和诸药。患者多次复诊，病情逐渐好转，故薛莎教授以柴胡疏肝散为主方，湿热重则加草果、黄芩清热化湿，胃痛加延胡索行气止痛，反酸则加海螵蛸制酸和胃，口干甚则加玉竹、生脉饮等益胃生津。

# 第四节　中医药治疗幽门螺杆菌感染

幽门螺杆菌是一种主要寄生于人体胃黏膜组织的革兰染色阴性微需氧菌，目前认为慢性幽门螺杆菌感染与胃炎、消化性溃疡、胃癌的发生密切相关。幽门螺杆菌相关性胃病是临床常见的消化系统疾病，临床上常常表现为胃痛、胃胀、痞满、反酸等，祖国医学并没有幽门螺杆菌相关性胃病一名，但依据其临床表现，本病一般属于"胃脘痛""痞满""腹胀"等范畴。

目前临床上主要采用铋剂四联疗法根除幽门螺杆菌，但近年来幽门螺杆菌对常用抗生素的耐药率越来越高，幽门螺杆菌的耐药性导致幽门螺杆菌根除率下降，并且抗生素的不规范使用也影响了胃肠道菌群稳态，寻找更优化的治疗方案成为近年来的研究热点。而中医药抑制和杀灭幽门螺杆菌具有不易耐药、不良反应少等优点，对于改善幽门螺杆菌感染相关胃病临床症状等有较好的疗效。

## 一、幽门螺杆菌感染的病因病机

中医学认为本病的病因与外感六淫、内伤七情、饮食起居等相关。《黄帝内经》认为风、寒、湿、热诸邪，尤其是湿热之邪单独或相兼犯胃，均可导致本病的发生。《素问·举痛论》云："寒气客于肠胃间，则痛而呕。"《素问·太阴阳明论》："饮食不节，起居不时，阴受之。阴受之则入五脏，入五脏则䐜满闭塞。"《脉因证治·胃脘痛论》指出："如时令暴热，心下忽绞痛，此湿热所伤之病也。"李东垣在《兰室秘藏·中满腹胀论》中说："脾湿有余，腹满食不化，有膏粱之人，湿热郁于内则成胀满者。"从脾胃内伤的角度阐述了本病的发生。李中梓《证治汇补·痞满》："湿热太甚，土束心下为疼，分消上下，与湿同治。"他提出了感受湿热之邪，阻滞中焦而发病的观点。另外，饮食起居失宜同样亦可导致本病的发生。如《脉因证治》指出："饮食不节，则伤其胃口，太阴升降之令，凝结壅闭，食积之痛作矣，血分有热，喜食辛辣之物，则伤其阴血，停积于中，成死血之痛，湿土主生之令，饮食不节，湿热内生，虫积而成痛。"可见湿热因素在本病的发生发展过程中起着很重要的作用，湿热相兼，如油入面，导致脾胃升降失常，中焦气机不利，使清阳不升，则见神疲乏力、痞闷不适、大便稀溏等症；浊阴不降，则见口臭、腹胀、泛酸等症。初病多为实证，久则耗伤正气，损伤脾胃，使中焦运化无力，形成虚实夹杂之证。日久不愈，气血运行不畅，脉络瘀阻，血络损伤，可见吐血、黑便等，类似于现代医学的消化道出血。因此，治疗务必要尽早，不可拖延。此类寒热相兼、虚实夹杂的证型，薛莎教授推崇张仲景的泻心汤，寒热并用，辛开苦降，调理脾胃升降。温补辛开可健脾运脾，苦降清泄可清解郁热。辛药多热，苦药多寒，辛热与苦寒相配，则一薄一厚，一阳一阴，开散升浮，轻清向上，通泄沉降，重浊向下，相反相成，从而平衡阴阳，斡旋气机，开结散痞。所谓脾宜升则健，胃以降则顺，后世医家在运用诸泻心汤时常加用醒脾运脾、疏理气机、化痰消积之品，使补消同用，虚实兼顾，如《丹溪心法》的保和丸、《内外伤辨惑论》的枳术丸、《兰室秘藏》的枳实消痞丸等，为本病的治疗提供了很好的理论及临床指导。总体来说，薛莎教授认为邪毒内犯、正虚邪实为幽门螺杆菌感染的基本病机。其中正气不足、脾胃虚弱为病之本，邪毒、湿热、气滞、血瘀为病之标。

1. 外邪入侵为始动因素

幽门螺杆菌是一种病原微生物，中医古籍中无相关记载，多将其归属于"邪气"范畴，属于"湿热毒邪"。幽门螺杆菌致病具有传染性、顽固性、特异性，与中医毒邪致病相似；而幽门螺杆菌发病的激惹性、渐进性、反复性，符合中医湿热邪气的致病特点。幽门螺杆菌感染后在胃黏膜定殖，胃镜下黏膜充血水肿，甚则糜烂、溃疡等表现与"热为阳邪""热盛则肉腐，肉腐则为脓"而致疮疡相似。幽门螺杆菌侵入人体后，停聚于胃脘，可阻滞气机，化生痰浊、瘀血等病理产物，耗伤人体正气，破坏阴阳平衡而致病；幽门螺杆菌亦可作为"伏毒"潜伏于人体，虽有感染但暂不发病，而当湿热等六淫之邪超出一定范围时才被诱发。

2. 脾胃虚弱是发病之本

《黄帝内经》云："正气存内，邪不可干。"又云："邪之所凑，其气必虚。"幽门螺杆菌侵犯人体，必定与人体的正气不足有关，而脾胃虚弱是发病之本。幽门螺杆菌作为湿热毒邪，侵袭脾胃，脾胃气旺则不受邪；正气不足以祛邪外出时，则幽门螺杆菌伏着脾胃，待脾胃虚衰时而发病，故脾胃虚弱是幽门螺杆菌致病的病理基础。叶天士指出："痛而屡发，必有凝痰聚瘀。"脾胃虚弱，水湿不化，痰湿阻滞，为幽门螺杆菌的黏附、定殖提供了客观条件。"百病皆由脾胃衰而生"，幽门螺杆菌感染后进一步损伤脾胃，可加重脾胃虚弱的程度，使机体无力祛邪，而幽门螺杆菌则更加难以清除。

### 3.饮食、情志等其他因素

大量调查研究发现，幽门螺杆菌感染率大约与以下因素相关：①饮食偏嗜，饮生水、吸烟、喝酒、吃烟熏食物、吃腌泡菜、吃生蔬菜、吃凉拌菜等与幽门螺杆菌的感染风向成正相关，而像蜂蜜、茶叶、生姜、大蒜等食物可以相应降低幽门螺杆菌感染的风险。②进食习惯，不吃早餐、三餐不定时、喜干硬食、喜烫食、进食快、经常聚餐、不使用公筷等不良的进食习惯一样能加大幽门螺杆菌感染的风险。③地域环境因素，我国地域辽阔，不同区域有着不同的人文自然特点。中国自然人群幽门螺杆菌感染流行病学调查显示沿海地区低于中西部地区，清淡饮食的沿海地区幽门螺杆菌感染率低于喜食辛辣的中西部地区。

饮食不节可导致脾胃损伤、气血化生不足，饮食不洁则是幽门螺杆菌外邪入侵的途径。若长期嗜食辛辣之物，易滋生湿热内毒，使内外毒邪相兼为患。若七情不调，忧思过度则伤脾，郁怒过极则伤肝，肝气横逆犯脾，则脾胃失和。此外，劳力过度易耗伤脾气，劳神过度易耗伤心脾。反之，过度安逸而气机不畅亦会影响脾胃等脏腑功能，导致脏腑功能紊乱，为湿热毒邪乘虚而入提供可能。

## 二、治疗经验

临床胃胀、胃痛、反酸等症状多见，根据疼痛所在部位和临床表现，中医将其归属为"胃痛""痞满""呃逆""呕吐"等。治疗原则，根据病机分虚、实，若为实则泻之，若为虚则补之，若虚实夹杂则补泻并用。实证若为湿热蕴脾，祛邪则以清热祛湿为主；若以血瘀为主，则活血化瘀；若以气滞为主，则理气和胃。虚者若为脾胃亏虚，扶正则重在补益中焦、健脾益气；若以胃阴亏损为主，则养阴生津；若以脾胃阳虚为主，则温中、散寒、健脾为主。目前很多研究证实部分中药含有抑制、杀灭幽门螺杆菌的成分，如黄连、黄芩、土茯苓、山楂、高良姜、乌梅、苍术、苦参、陈皮、玄胡、虎杖、柴胡等。进一步归纳分析可以发现，具有抑制、杀灭幽门螺杆菌作用的中药多以清热解毒药物为主，这也与幽门螺杆菌感染中多辨证为脾胃湿热证相吻合，其中以黄连、黄芩最具代表性。黄连对幽门螺杆菌具有高度抑菌作用，主要的活性成分为小檗碱、黄连碱及表小檗碱等。其中有研究证实小檗碱具有抗菌消炎的作用，对胃肠道菌群的抑制尤为显著，其抑菌机制可能为小檗碱可以抑制Hp的氧化过程，尤其是抑制葡萄糖及糖代谢的中间产物脱氧反应的发生，进而抑制其呼吸生长，从而达到杀灭细菌的效果。黄芩素是黄芩的主要活性成分之一，研究认为其可以通过改变细菌细胞膜的通透性，而对多种革兰氏阳性菌和革兰氏阴性菌具有良好的抑杀作用。

## 三、验案举隅

**案1**　胡某，男，65岁，2019年1月5日因"反复胃胀3年有余"就诊。

**主诉：**患者平素反复胃胀，伴嗳气、口臭，既往有幽门螺杆菌感染史。已行3次幽门螺杆菌根除治疗，均失败。胃镜检查示萎缩性胃炎。

**病理报告：**（胃角）萎缩＋＋，肠化＋＋。舌稍红、苔微黄厚腻，脉弦。

**西医诊断：**幽门螺杆菌感染，萎缩性胃炎。

**中医诊断：**胃痞（脾胃湿热证）。

**治法：**清热利湿，祛邪扶正。

**方药：**予加减半夏泻心汤。

**处方：**姜半夏9克，黄芩9克，黄连3克，干姜6克，甘草9克，太子参15克。苦杏仁6克，白蔻仁6克，薏苡仁15克，厚朴10克，蒲公英15克，紫苏叶9克。14剂，每日1剂，水煎，分2次口服。

**二诊：**2019年1月19日，诸症悉减，自觉少许口干，予前方加北沙参15

克。14 剂。2019 年 3 月 1 日再次复诊，已无胃脘不适，时有口干、夜寐欠安、饮水后嗳气、进食过多则腹胀等症，在前方基础上对症加减治疗 1 个月。于 2019 年 4 月 25 日复查碳-13 呼气试验，已转阴。

**【按语】**

本方在半夏泻心汤的基础上去掉大枣，防其滋腻碍脾。方中以半夏为君药，主散结除痞、降逆止呕。臣药有黄芩、干姜、黄连，干姜主温中散寒，黄芩、黄连主泻热除痞。佐药由苦杏仁、白蔻仁、薏苡仁、厚朴、太子参组成。三仁行气利湿、分消三焦，厚朴燥湿下气除胀，太子参补脾气、益胃气。使药甘草调和诸药。本方寒热并用，辛开苦降，补泻兼施，从而寒去热清，脾胃升降复常。另加入紫苏、蒲公英，以增强杀菌、抑菌之效。吴鞠通提出："非苦无能胜湿，非辛无能通利邪气。"紫苏性辛温，功擅行气和胃、化湿止呕，配蒲公英性苦甘寒，两药相伍，辛开苦降。

# 第五节　脂肪肝的治疗体会

近年来，随着人们饮食结构、生活方式的改变，脂肪肝的发病率大幅上升，现已成为危害人类健康最常见的肝病。在正常的情况下，肝脏只含有少量的脂肪，占肝脏质量的 4%～7%，其中一半为中性脂肪（三酰甘油），其余为卵磷脂和少量的胆固醇。长期高脂膳食会使肝脏摄取脂肪增多，酯化作用加强，当脂肪超载并出现代谢障碍时，未被氧化的脂质会沉积在肝细胞内，导致肝细胞发生脂肪变性。当其脂肪含量超过肝脏质量的 10% 时，即为脂肪肝。脂肪肝既可由饮酒、肥胖等引起，也可由妊娠、药物和毒物中毒、营养不良、糖尿病、肝炎病毒或其他病原体感染以及先天代谢缺陷等引起。脂肪肝的发病机制目前尚未完全阐明，西医缺乏理想的针对性的特效药，主要应用调节血脂的药物进行辅助治疗，而中药对脂肪肝有着很好的作用和广阔前景。

## 一、脂肪肝的病因病机

中医学无脂肪肝病名，根据临床表现如右胁痛、胁下肿块，属"胁痛""肝癖"范畴。薛莎教授认为脾肾亏虚是脂肪肝的发病根本；肝失疏泄是重要环节，痰瘀互阻是主要病机；本虚标实是其病机特点。因此，治疗脂肪肝应谨守其主要病因病机才能取得满意的效果。脂肪肝的发生与饮食所伤（饮食不节，或饥饱失常，或嗜酒过度，或嗜食肥甘厚味）和情志不遂（长期忧郁或恼怒）有关，其病多实证，痰瘀互结是其基本病机。本病主要病机为肝失疏泄，肝气郁结，脾失健运，痰浊淤积于肝，肝络不通所致。其病位在肝，涉及胆、脾、胃，病因主要为水湿、痰浊、瘀血，而痰浊、瘀血在本病发生发展过程中起关键作用。根据本病脾胃失司、肝胆不和、湿热痰阻、气滞血瘀之病机特点，治疗以疏肝解郁、利胆化积、祛湿化痰、健脾利湿、调和脾胃、活血化瘀为主要治法。

关于"胁痛""积证"早在《黄帝内经》已有记载。《景岳全书》在病因病机和治疗方面都有详细记载，《景岳全书·积聚篇》曰："积聚之病，凡饮食，血气，风寒之属皆能致之。"中医学认为肝为五脏之一，与胆囊相表里，在五行中属木，主疏泄，性喜条达而恶抑郁，主藏血，体阴而用阳。所以七情所伤、肝气郁结、调摄不当，或嗜食肥甘厚味，上及脾胃，水谷精微输布失常，日久痰湿内生，或嗜酒饮醇，滋生湿热，引起肝经湿阻热郁，疏泄失常而不能正常分泌、排泄胆汁；木不疏土，则脾胃运化水谷精微无权，日久导致脾肾亏虚，机体代谢障碍，痰浊、气血、癖滞互结于胁下，郁阻肝络而成本病。

本病虽病位在肝，但素体脾虚是发病的根本。气滞、湿阻、痰积、血瘀是基本病机。"气、湿、痰、瘀"常相互转化与兼夹。饮食、情志、过逸是相关致病因素。饮食不节致脾胃受损，聚湿生痰；郁怒伤肝，思虑伤脾，久则气机升降失调，影响水液代谢、血液运行，变生痰、瘀，阻络于肝。过逸少劳则脾胃失和，肝血不畅，气滞血瘀，痰湿交结，积聚于肝。临床治疗脂肪肝的经验方遵循疏肝理脾、祛瘀化痰的治疗原则。

## 二、脂肪肝的辨证论治

### 1.中医辨证分型和治疗

#### （1）肝郁脾虚证

患者时常胸闷不舒，肝区胀痛，善叹息，倦怠乏力，恶心纳呆，肝脏肿大或不肿，头晕目眩，失眠多梦，舌暗红、苔薄白或腻，脉弦细数。治宜疏肝健脾，着重使用柴胡、郁金、白芍、白术这四味中药。其中柴胡主疏肝利胆、行气解郁散火；郁金主疏肝理气；白芍主柔肝止痛、养血调经、敛阴止汗、疏肝敛阴，著名医家成无己谓"芍药之酸收，敛津液而益荣"；白术健脾益气、燥湿利水、止汗。四药同用，相辅相成，共奏疏肝健脾之效。若出现急躁易怒、头晕头胀、咽干口苦、舌红苔黄、脉弦而数等症状，会临时佐一些清泄肝火的中药如栀子、黄芩等；若患者因情志不遂、气郁化火或寒邪内犯肝胃而出现以胸胁、胃脘胀满疼痛不适的表现，会佐一些中药疏肝理气、和胃降逆如半夏、厚朴。

（2）痰湿内阻证

患者多表现胁肋胀痛，口苦口黏，胸闷纳呆，恶心呕吐，小便黄赤，大便不爽，舌红、苔黄腻，脉弦滑数。着重使用茯苓、泽泻、法半夏、陈皮，治宜健脾化痰祛湿。其中茯苓渗湿利水，健脾和胃，宁心安神。泽泻利水渗湿，泄热通淋，《本草正义》谓："泽泻，最善渗泄水道，专能通行小便。"法半夏燥湿化痰。陈皮理气健脾调中，燥湿化痰。半夏和陈皮并用，半夏得陈皮之助，则气顺而痰自消，化痰湿之力尤胜；陈皮得半夏之辅，则痰除而气自下，理气和胃之功更著。两者相使相助，共奏燥湿化痰、健脾和胃、理气止呕之效。其中陈皮、半夏、茯苓为"二陈汤"要药，痰者，水湿之滞而不行也，半夏之辛，本润肾补肝，开胃泻肺，去湿行水之药，而滑能通利关节，出阴入阳，是能治水滞下行，橘皮之甘苦辛温，主于行气，润命门，疏肝木，和中气，燥脾湿，泻肺邪，降逆气，合半夏为治痰之佐。

（3）气滞血瘀证

患者胁肋刺痛，痛有定处，痛处拒按，入夜痛甚，胁肋下或见痞块，舌质紫暗，脉象沉涩。治宜活血通络，着重使用当归、川芎、红花、三七这四味。其中当归补血活血，其性甚动，入之补气药中则补气，入之补血药中则补血，无定功也。川芎，血中气药也，肝苦急以辛补之，故血虚者宜之；辛以散之，故气郁者宜之。红花活血通经，散瘀止痛，《本草汇言》谓："红花，破血、行血、和血、调血之药也。"三七活血通络，祛瘀生新。四药合用，共奏化瘀止痛之效。

2.其他治疗

（1）控制体重

严格调控饮食，戒酒，给予低盐低脂、高蛋白、高维生素饮食，戒除不良生活嗜好，建议患者适当休息，保持适量有氧运动，调整情绪、避免劳累和紧张。

（2）控制血糖和改善胰岛素抵抗

对于胰岛素抵抗患者，除改变生活方式和药物减肥外，还可加用药物改善胰岛素抵抗；糖耐量受损和糖尿病患者则需要通过相关措施调整血糖于理想水平。

（3）调整血脂

坚持有氧运动，多进行户外活动，根据个人的耐受量做到活动后要出汗，以消耗体内的热量和脂肪。不伴有高脂血症的脂肪性肝病，原则上不用调血脂药物；但对于原发性高脂血症，特别是中重度高脂血症患者调整血脂可起到标本兼治的作用。疗程中应密切观察肝肾功能，必要时适当减量或联用有调血脂作用的保肝药物。

### 三、验案举隅

**案1**　吴某，男，43岁，工人。

**主诉：**右胁胀痛不适数年。

患者素喜生冷油腻，长期饮酒，每周饮酒4或5次，每次饮白酒量均达200毫升以上。近2年患者反复出现胁肋不适，偶有胀痛，曾住院诊断为酒精性脂肪肝，嘱其戒酒，并予口服及静脉注射谷胱甘肽保肝、降酶，肝功能仍反复波动，予口服易善复效果亦不明显，未再就诊。近半年来出现食欲减退、纳差乏力、口黏腻、口干欲饮、大便黏滞不爽、小便色黄等来诊。查体：形体中等，皮肤巩膜未见黄染，可见肝掌及蜘蛛痣，肝区叩击痛（＋），移动性浊音阴性，双下肢无浮肿。舌暗、苔黄腻，脉滑。肝功能：丙氨酸氨基转移酶（ALT）86国际单位/升、天门冬氨酸氨基转移酶（AST）75国际单位/升、白蛋白（ALB）38.0克/升、谷氨酰转肽酶（GGT）173国际单位/升。B超示脂肪肝（中重度）。

**西医诊断**：酒精性脂肪性肝炎。

**中医诊断**：胁痛（湿热蕴结）。

**治法**：清热利湿化痰。

**方药**：茵陈蒿汤合三仁汤加减。

**处方**：茵陈 15 克，栀子 9 克，熟大黄 3 克，厚朴 9 克，通草 10 克，姜半夏 9 克，滑石 10 克，杏仁 6 克，白蔻仁 10 克，薏苡仁 30 克，丹参 15 克。7 剂，每日 1 剂，水煎，分 2 次口服。

**二诊**：一周后，食欲改善、口中黏腻减轻，仍口干、食不知味，小便色黄减轻，大便较前改善。舌暗红、苔黄腻，脉弦滑。查体同上。上方加知母 9 克，麦冬 15 克。

**三诊**：诸症改善，食欲明显好转，口中异味改善，小便色黄，大便稀溏。舌暗红，苔薄黄，脉弦。复查肝功：ALT 60 国际单位/升、AST 50 国际单位/升、ALB 38.0 克/升、GGT 115 国际单位/升。上方去大黄，加生白术 10 克、泽泻 12 克。

**四诊**：患者诸症缓解，B 超较前改善。以上方化痰健脾、化瘀清热为法加减服药，随访 1 年，肝功能、B 超未见明显异常。

**【按语】**

方中茵陈蒿汤重用茵陈，苦泄下降，清热利湿，以栀子清热降火、通利三焦，助茵陈引湿热从小便而去，佐以大黄泻热逐瘀、通利大便，导瘀热从大便而下，三药合用，利湿与泄热并进，通利二便，前后分消，湿邪得除、瘀热得去；三仁汤宣畅气机、清利湿热、祛湿利水、调理肠胃，其中杏仁宣利上焦肺气，白蔻仁芳香化湿、行气宽中，薏苡仁渗湿利水健脾，三仁合用，三焦分消；痰热久蕴，一则易灼津耗血而成瘀血，二则碍气血化生及气机调畅，故临证常易出现阴伤及脾胃虚弱之象，患者痰去仍口干，是为阴津已伤，故配以甘寒滋阴之品，如知母等，不碍清热、阴津得补。湿热伤阴，则脾津受损，故食不知味，配以滋阴健脾之药，使补而腻，如麦冬等。因此针对湿热蕴结患者，需要注意在清热利湿化痰的基础上，兼顾化瘀活血、顾护津液；如丹参、西洋参等。

近年来中医治疗脂肪肝取得了较好的疗效，许多方药有良好的抗脂肪肝作用，且不良反应小，显示出中医治疗脂肪肝有良好的前景和潜在的优势。但仍有一些问题值得注意，中医临床分型缺乏客观化、定量化的统计指标，给临床诊断及治疗带来诸多不便，应尽早建立统一的诊断、分型和疗效标准，以利于临床研究的标准化；目前中医药有关脂肪肝的实验研究还比较局限，给揭示中药防治脂肪肝的作用机制带来相当大的难度。但从另一角度看，在中医药治疗脂肪肝有效的基础上，可利用这一优势从"治疗性诊断"的思路出发；以中西医结合的理念，认识脂肪肝的发生机制和药物作用机制；通过临床和实验研究进一步筛选抗脂肪肝的特效中药及复方。对具有降脂和抗脂肪肝作用的药物进行更深入的研究，有针对性地研制适合临床使用的新药物、新剂型，提高临床疗效，使中医药在治疗脂肪肝方面有更好的效果。

# 第六节　功能性消化不良治疗经验

功能性消化不良是一种慢性上消化道疾病，是指以餐后饱胀、早饱、上腹灼热以及上腹疼痛、腹胀、恶心、呕吐等为主要临床表现的因胃和十二指肠功能紊乱，并排除可引起这些症状的器质性疾病的一组临床综合征。临床表现除上述主要症状外，还可伴见嗳气、恶心、呕吐、食欲不振等不适。根据目前常用的罗马Ⅲ标准，根据症状和进餐的关系可分为餐后不适综合征和上腹疼痛综合征。功能性消化不良属于消化系统常见疾病之一。现代医学对本病发病机制的研究主要集中在人体胃肠道的运动功能不足、内脏物质敏感性异常、大脑与胃肠相互作用、幽门螺杆菌感染、精神及身体应激心理因素等方面。治疗采取促进肠蠕动、调整胃酸分泌、消除焦虑抑郁、抗幽门螺杆菌感染等治疗方法。

## 一、功能性消化不良的中医病因病机

功能性消化不良虽无器质性病变，然而临床表现却并不单一，根据其症状，属于中医"痞满""胃脘痛""嗳气""嘈杂"等病证范畴，其中又以属"痞满"者最为常见。薛莎教授认为本病病位在脾胃肝，以脾胃升降失常、中焦气机不利为主要病机。临床常见肝胃不和型和寒热错杂型。

盖脾胃属土，同居中焦，胃主受纳，脾主运化。脾胃除受纳运化水谷精微之外，尚能升清降浊、斡旋全身气机。若脾胃受纳运化不及，则水谷、精微留滞不行，化为食积、水湿痰饮之邪，转而留着中焦，阻滞气机，痞满由生；若脾胃升清降浊失常，清气不升、浊气不降，清浊相混，阻滞中焦，气机不通，则生痞满。正如《素问·阴阳应象大论》所言："清气在下，则生飧泄；浊气在上，则生䐜胀。"故凡能影响脾胃受纳运化、升清降浊者，均能引起本病，如食积、寒湿、痰饮、湿热、肝郁、思虑等内外实邪，劳倦、饮食、误治等导致的正虚。此外，实邪导致不通则痛、正虚导致不荣则痛的胃脘痛，他邪引犯、本虚自逆导致的嗳气、反胃、吐酸，亦为本病常见表现。

本病病位在脾胃，脾气以升为健，胃气以降为和，脾升胃降，中土才不壅滞，饮食水谷才能正常运化.精微才能布散周身，然若脾胃一有不和，则气机着滞，或痞闷哕呕，或生痰留饮，肝为风木，喜调达恶抑郁，肝主疏泄，帮助脾胃消化饮食水谷，然情志抑郁致肝气失于正常疏泄，则出现肝气横逆，木郁土壅，脾气当升不升，失于运化，故腹胀、纳呆、早饱等，胃气当降不降，故有呃逆、呕吐等。肝气犯胃，"不通则通"，故出现在胃脘痛。

## 二、治疗体会

对于寒热错杂型功能性消化不良，薛莎教授善用半夏泻心汤加减治疗本病，疗效确切。半夏泻心汤应用广泛，受到历代医家重视。半夏泻心汤首载于《伤寒杂病论》，是张仲景辛开苦降、寒热平调的代表方。"伤寒五六日，呕而发热者，柴胡汤证具，而以他药下之……若心下满而硬痛者，此为结胸也，大陷胸汤主之。但满而不痛者，此为痞，柴胡不中与之，宜半夏泻心汤"。从《伤寒杂病论》原文来看，半夏泻心汤主治少阳证因误用下法而导致脾胃受损生寒、外邪内陷生热的中焦寒热错杂型痞满，且指出此痞满与水热互结所致心下硬满疼痛之大结胸证不同。主治病证虽不同，然病机则高度一致，均为中焦寒热错杂、脾胃升降失调、气机阻滞。脾胃虚寒，湿浊内生，故肠鸣下利；脾胃虚寒，邪热内扰，清浊相混，气机阻滞，故心下痞满，胃气不降，故见呕吐。体现了《黄帝内经》中异病同治的原则，亦是仲景辨证论治的思想体现，本方既有辛温之半夏降逆止呕，散结消痞；辛热之干姜温中以祛寒，降逆止呕；甘温善补之人参、甘草、大枣健脾益气以补脾胃之虚；又有苦寒之黄芩、黄连清热燥湿、泻热开痞。就其组方特点而言，主要有三点。第一，辛开苦降，升清降浊。脾胃升清降浊，为三焦水火气机运转之枢纽，斡旋一身之气机。若脾升胃降失常，中焦气机不畅，日久不复则三焦郁滞，一身之气机郁滞，反过来加重中焦之郁滞，如此中焦气机痞滞更重。方中姜夏辛温开散，助脾升清，芩连苦寒降泄，助胃降浊，合用辛开苦降，甚合脾胃升降之机。第二，寒温并用，阴阳同调。姜夏辛温散寒助阳，芩连苦寒泄热护阴，立足中焦，阴阳同调。第三，攻补兼施，体用兼顾。方中姜夏芩连辛开苦降，复中土气机之用，参枣草甘温补虚，助中土不足之体，合用体用兼顾。全方辛开苦降，以复中焦气机之升降；寒热并用，以复中土阴阳之平衡；消补兼施，以复脾胃体用之职权，如此，则中土阴阳平衡、升降协调、体用有权，寒热错杂所致之呕吐、痞满、下利自消。

临床运用时，薛莎教授对半夏泻心汤进行了化裁，所用药物及剂量如下：姜半夏10克、炮姜3克、黄连6克、黄芩8～10克、太子参15～30克、生姜6克、大枣6克、炙甘草6克。与原方相比，本方降低了黄连用量，干姜易炮姜，因干姜、黄连寒热偏性较重，故适当降低二药比重，以防伤正助邪。若中寒较甚或邪热较重者，可根据病情适当增加用量。可加砂仁、厚朴、白豆蔻理气化湿、消痞宽中。人参易太子参，一者太子参可消痞，正合病机与主症，二者价廉，减轻患者经济负担。

对于肝胃不和型功能性消化不良，薛莎教授常用香砂六君子合柴胡疏肝散治疗。香砂六君子汤由四君子汤加味而来。四君子汤出自《太平惠民和剂局方》："荣卫气虚，脏腑怯弱。心腹胀满，全不思食，肠鸣泄泻，呕哕吐逆，大宜服之。"党参味甘，性平。归脾、肺经。功效补中益气、生津养血。方中君药党参《本草正义》载："党参力能补脾养胃，润肺生津，健运中气，本与人参不甚相远。其尤可贵者，则健脾运而不燥，滋胃阴而不湿，润肺而不犯寒凉，养血而不滋腻，鼓舞清阳，振动中气，而无刚燥之弊。"可见党参不燥不腻，善补中气，健运脾胃。白术味苦、甘，性温，归脾、胃经。《本草汇言》有言："白术，乃扶植脾胃，散湿除痹，消食除痞之要药也。脾虚不健，术能补之；胃虚不纳，术能助之。"故方中白术助党参健脾益气，消胀除满。并可兼健脾燥湿。茯苓味甘、淡，性平，功专健脾利水渗湿。《药品化义》："白茯苓，味独甘淡，甘则能补，淡则能渗，甘淡属土，用补脾阴，土旺生气，兼益脾气，主治脾胃不和，泄泻腹胀，胸胁逆气，忧思烦满。"肝气不舒，横逆犯脾，脾失运化，水湿内生，故茯苓健脾渗湿利水，除腹胀、纳呆。半夏味辛，性温。燥湿化痰、降逆止呕、消痞散结。《药性本草》谓："能消痰涎，开胃健脾，止呕吐，去胸中痰满。"故半夏既能主燥湿消痞化痰，助参、苓、术健脾，又能除去脾虚所致痰湿，还能对症降逆止呕。木香，味苦、辛，性温。归脾、胃、大肠、胆经。功能行气调中止痛，可散结气，调诸气，和胃气，可升可降，通理三焦，尤善行脾胃之气滞，为行气止痛要药。砂仁，味辛，性温。归脾胃经。《本草汇言》指出："砂仁，温中和气之药也。若上焦之气横逆而不下，下焦之气抑遏而不止，中焦之气凝聚而不舒，用砂仁治之，奏效最捷。"与上述诸药配伍，共奏健脾，行气，和胃之功。

柴胡疏肝散出自《景岳全书·古方八阵》，原方组成：陈皮醋炒、柴胡各二钱，川芎、香附、枳壳麸炒、芍药各一钱半，甘草炙五分。《本经》谓其："主心腹肠胃结气，饮食积聚，寒热邪气，推陈致新。"本品芳香疏泄，可升可散，又善调达肝气而疏肝解郁，用于肝气郁结，常与白芍、川芎、枳壳配伍。功能性消化不良肝胃不和证，多由肝郁气滞致脾胃功能失调，故柴胡可调肝，使其恢复疏泄功能。但肝体阴而用阳，故过用温燥之药恐更增加肝刚燥之性，故配伍味酸性微寒之芍药，养血敛阴柔肝。肝藏血，肝疏泄功能的正常运行需以肝藏血功能的调达为基础，故"血中气药"川芎既活血祛瘀通脉，又行气开郁止痛，二者共助柴胡疏肝解郁。枳壳、陈皮芳香醒脾，助运中焦。综上述本方以四逆散为基础，易枳实为枳壳，再加陈皮、香附、川芎，行气疏肝，活血止痛，主治肝失疏泄、气郁血滞所致胁肋疼痛，往来寒热。故薛莎教授认为香砂六君子汤合柴胡疏肝散疏可以疏肝和胃，健脾理气，方能使脾气健运，胃气和降，肝气调达，方中党参、茯苓、白术健运脾胃，枳壳、木香、陈皮芳香理气助脾运化，脾气运化如常，则湿化食消，中焦通达，脾胃之气亦随之升降有序。半夏、砂仁燥湿降逆，和中止呕，柴胡、川芎、白芍疏肝解郁，养血柔肝，全方可疏肝理气、除胀消痞、和胃止痛、降逆止呕，临证加减运用，对功能性消化不良肝胃不和证有显著疗效。

### 三、验案举隅

**案1** 程某，男，61岁，退休工人，2017年7月初诊。

**主诉：** 就诊前1个月来自觉心下痞满不适，胃脘部堵闷感，气短、乏力，痰多，白黏痰，不易咯出，精神一般，饮食尚可，大便不成形，次数多，多寐。舌淡红，苔黄厚腻，脉细滑。患者平素嗜食肉食和饮酒。

**中医诊断：** 胃痞（痰湿中阻）。

**治法：** 化痰降逆，方选半夏泻心汤加减。

**处方：** 姜半夏12克、陈皮10克、炙甘草10克、厚朴10克、炒白术、茯苓各20克，太子参30克，瓜蒌皮10克、炮姜3克、黄芩10克、黄连5克、葛根15克。7剂，每天1剂，水煎服。嘱患者清淡饮食，禁酒。服药后，自觉心下堵塞感、咳痰症状明显缓解，精神可，继服上方2周，并嘱其按时作息，清淡饮食，诸症悉除。

**【按语】**

患者嗜食酒肉，酿生湿热，脉反为细滑，舌淡红，大便稀溏，可见中气不足，脾胃虚弱，水谷精微运化失司，痰湿内聚，导致脾气不升，胃气不降，感心下满闷堵塞，按之不痛。故用半夏泻心汤加减补气和中，开结降逆化痰。在原方的基础上，加大太子参、白术用量，重在补中益气，化痰，恢复脾胃功能，使脾阳得升，胃气得降，痰湿得化。加用厚朴取其燥湿消痰、降逆除满的作用；瓜蒌有助于利气宽胸化痰，葛根升阳止泻。

# 第七节 儿童铅中毒的治疗

环境中的铅仍然是在公众健康领域一个严重关切的问题，据世界卫生组织卫生计量与评估研究所估计，2019年铅暴露导致90万人死亡，2000多万人残疾而引起生存质量降低。虽然铅相关健康问题较多发生在东南亚地区，但铅对所有国家的儿童来说都是一个问题，因为没有安全的血铅水平。铅是一种有毒金属，在历史上被用于多种用途，包括弹药、电离辐射屏蔽系统、坦克和管道内衬以及建筑和化学工业。它被广泛用作汽油、油漆、搪瓷和釉料的添加剂。

成年人的慢性铅中毒也可能来自工作场所，而不是纯粹的环境暴露，例如电池、油漆、焊料、弹药、汽车散热器和含铅釉陶瓷制品的制造和回收。

## 一、铅对儿童的危害

胎儿发育过程中的铅暴露尤其危险，孕妇的铅水平较高与后代的不良神经发育结果有关。儿童更容易受到环境污染，更容易受到铅的毒性影响。虽然典型的环境来源是铅中毒的主要原因，但文化因素也很重要。除了含铅涂料外，还为儿童确定了各种铅来源，如进口香料、化妆品以及传统民间药物。铅一旦被吸收，就会分布到大脑、肝脏、肾脏和骨骼，在那里它有几种毒性作用模式，这取决于剂量和靶器官。铅储存在骨骼中，在怀孕期间会释放出来，使发育中的胎儿受到铅毒性的影响。由于其独特的生理学，儿童被认为比成人更容易接触铅毒性，更容易受到毒性影响。

最新研究认为没有安全的血铅水平，也没有低于该水平不会发生不良反应的水平。以前认为安全的BLLs现在被认为即使在没有症状的情况下也会危害健康。铅影响人类的许多器官系统。铅中毒具有高血铅水平，对儿童和成人的大脑和肾脏造成严重损伤，导致死亡。在孕妇中，高水平接触铅可能会导致流产，而低水平接触铅则可能与发育中胎儿的发育缺陷有关。铅暴露与神经行为问题有关，从细微的认知缺陷到主要的运动性周围神经病变，再到脑病、记忆力丧失、便秘、癫痫发作、腹痛、恶心、厌食、疲劳、头痛、易怒和关节痛，尽管成人铅中毒的症状各不相同。长期接触铅对健康的不良影响还包括男性生育能力下降。当血铅水平低于30微克/分升时，成人可能会出现贫血和生育能力下降等铅中毒症状，而血铅水平低至低于10微克/分升时，会导致高血压、早产风险增加以及儿童智商得分和学习成绩下降。

另外，铅也与一些传统药物和化妆品有关。也有使用传统药物和补充药物导致铅中毒的报道。传统和补充药物包括多种健康实践、方法、知识和信念，包括植物、动物和（或）矿物药物、精神疗法、手工技术和锻炼，单独或组合应用以维持健康以及治疗、诊断或预防疾病。最著名的传统医学体系有传统中医、阿育吠陀医学和拜占庭医学，但全球有许多体系打着传统医学的旗号。传统药物的使用在许多国家很常见，原因多种多样，如文化习俗、可及性、成本以及认为自然疗法更安全。在东南亚地区，较贫穷的社会阶层使用传统药物的比例过高，部分原因是传统药物的可负担性，及其在社区的可获得性。因此，传统药物战略应鼓励持续的可承受性和可获得性。

## 二、中医对铅的认识

铅是人类最早使用的金属之一。在我国古代，早在《神农本草经》时就有关于铅丹的记载，铅是古代炼丹术的主要成分。而含铅类中药的临床应用较广，既可内服，又能外用，对其功用主治，祖国医学认为有镇逆坠痰、截疟杀虫、定惊解毒等功用，早在《黄帝内经》中就有"铅丹，……主呕逆胃反、惊癫痫疾、除热下气"的记载。常用于治疗癫痫、癫狂、哮喘、疟疾、皮肤病及肠道寄生虫病等，如《伤寒杂病论》中治疗"伤寒下后，胸满烦惊，小便不利，谵语，一身尽重，不能转侧"的柴胡加龙骨牡蛎汤；《金匮要略》中治疗"蛔虫之为病，令人吐涎心痛"的甘草粉蜜汤；《千金翼方》中治疗消渴的铅丹散；《普济本事方》中治疗"元气虚寒，真阳不固，上热下寒"的黑锡丸；《疡医大全》中外用"乌须发"的黑发散；《普济本事方》中的"治赤白痢方"等，都含有铅类中药。

### 1.中医对铅中毒的认识

古代医家在应用铅丹的同时也认识到含铅类中药有毒，早有记载，《本草纲目》中就载有"铅性带阳毒，不可多服"。长期临床经验的积累，越来越多的临床医生意识到铅毒性，对铅毒性的研究越来越多，但中医界目前对铅中毒尚无明确的病名认识。

#### (1)病机学说

目前中医对铅中毒尚无统一的病名认识，本病病机学说亦是多样。如胡淑霞等认为本病有痰浊湿毒致病的特点，铅入体内首先肝脾两脏受累，渐及心肾，湿困脾胃，壅遏气机；游祖生等认为铅邪阻碍气机，影响血行而致瘀，瘀久则毒凝，使毒瘀交纠"；谭美诊等认为病机关键为脾胃失调，肝失疏泄，气血不荣，心肾不交；魏小维等认为本病病机关键是气机被遏；冯宗怀等认为铅为阴毒之品，其性重坠，易积聚，而损伤肝、脾、肾诸脏，小儿之体"稚阴稚阳"，五脏六腑成而未全、全而未壮，感受铅毒，伤阳损阴，致脏腑功能失调，出现脾虚、肝旺、肾亏的病理改变；刘兴烈等认为本病病机转化始终以脾胃虚损为中心环节。总之，多数认为铅为阴寒之邪，致虚损或血瘀之证。

中医根据本病多样的临床表现和症状体征，将其归属于多动综合征、智力低下、腹痛、厌食、疳症等范畴。有医家对本病进行辨证研究，如卢其廉等根据疾病的不同症状，将其分为肺脾气虚证、肝肾内亏证、心肝火旺证、无症状型；胡淑霞等根据疾病的不同发展阶段分为肝郁脾虚型、湿热内蕴型、肝肾亏虚型、无症状型；刘旭生等人经研究发现环境铅暴露者未成年者的中医证型从高至低依次为气血两虚、脾胃虚寒、肾阳不足、湿热内蕴及心脾两虚。并用化瘀解毒、疏肝健脾利水兼以养肝柔肝、解毒健脾法及疏肝利胆法等方法进行驱铅，均取得了令人满意的效果。但是此类报道仅是散在的临床报道，无大规模的证型研究、统一的辨证指导及明确的辨证规律。

和传统的中毒含义不同，儿童铅中毒并不表示临床意义上的中毒，而是表示体内铅负荷已经处于有损于健康的危险水平。因此，儿童铅中毒的临床诊断并不取决于有无相应的症状和体征，而主要是依据体内的铅负荷状况。目前，临床上用于评价体内铅负荷状况的示标是血铅水平。铅在外周血液中的半衰期为30～45天，血铅水平仅能反映近一个月来的铅暴露情况，不能客观评价慢性长期铅暴露时对体内确切的铅负荷量；但在稳定的、低水平的铅暴露状态下，还是能够反映铅暴露和体内铅负荷状况，且是反映机体铅负荷比较直观的指标，故血铅测定仍是最常用的方法之一。

（2）对铅毒性机制认识

关于铅毒性对人体的作用机制还未完全阐明。目前研究较为完善的是铅毒性对中枢神经系统的作用机制。由于中枢神经系统及周围神经系统是铅毒性的重要靶器官，而儿童的神经系统正处于生长发育阶段，对铅毒性尤其敏感，过量的铅吸收可使中枢神经系统与周围神经系统受损，引起中毒性脑病和周围神经病。其毒性机制主要有以下几个方面：①对血脑屏障的破坏，血脑屏障是铅的重要滤过器，未发育成熟的胎儿和儿童的血脑屏障对铅的屏障作用较弱，更容易受到损害。铅如何损害血脑屏障内皮组织的具体机制尚未明确，可能与铅引起星形胶质细胞最初的损伤以及此后的内皮细胞的继发性损伤，导致血-脑屏障破坏有关。②铅在大脑中引起的损害主要集中在一些特殊的区域，例如大脑皮层的额前区、海马回和小脑，其分子机制可能是铅可阻断突触前电压依从性钙通道而竞争性抑制钙离子进入突触前神经末梢，影响突触传递及细胞内信号系统的正常产生，钙离子作用于钙依赖蛋白及神经传递受体，从而使蛋白激酶C和谷氨酸受体上的N．甲基．D．天冬氨酸受体受到影响，导致情绪、记忆、学习能力的障碍。③对神经递质的影响，铅对神经递质的释放具有双重影响，既能增强其基础性释放水平，同时也能抑制其激活后的释放，但具体机制尚未明确，这既可能与铅干扰突触前与神经递质释放有关的钙离子通道有关，也可能与铅改变了突触小体的结构与功能，导致突触囊泡减少、线粒体受损、细胞能量代谢紊乱有关。④干扰在突触形成及信息传递中起重要作用的一些生物分子的功能，影响神经系统发育，造成神经功能紊乱，如对细胞凋亡的影响，对神经细胞黏附分子和唾液酸表达的影响，对钙离子的影响及对蛋白激酶的影响等等。铅在中枢神经毒理作用是非常复杂的，但是各个机制之间又有相互间的联系。

血液系统亦是铅毒性作用的靶系统。铅主要通过影响血红素合成及红细胞功能、形态的改变而引起贫血。铅对血红素合成的影响主要是抑制6-氨基-Y-酮戊酸脱氢酶和血红素合成酶（亚铁络和酶）的作用，使6-氨基乙酰丙酸转化为原卟啉的过程受损，使血中ALA增加而从尿中排出。血红素合成酶受抑制后，使红细胞原卟啉不能充分与铁离子结合成为血红素，造成血红素生成减少，从而影响血红蛋白合成。铅能通过多种机制导致红细胞脆性增加，严重导致红细胞破裂、溶血，缩短红细胞寿命。铅还可通过减少原始红细胞的数量，加重贫血的程度。

### 三、薛莎教授对铅中毒的认识

1. 儿童铅中毒病机阐述

《本草纲目》中记载：铅味甘，性寒，有小毒；其体重实，其性濡滑，其色黑，内通于肾。然中医古籍中从未有"铅中毒"的描述。薛莎教授早在20世纪90年代对儿童铅中毒就已经有比较深刻的理解和临床治疗经验。薛莎教授认为铅为阴毒之品，其性重坠，侵入人体伤损人体之阳气，阳气受阴寒之邪所遏，造成脏腑功能失调，阳损及阴，使其生长发育产生障碍。铅毒积聚于体内，造成脏不能藏精，腑不能疏泄而致新陈代谢紊乱、气血不和的脾虚夹积之积滞。临床中所见早期铅中毒儿童多伴有多动、注意力不集中、偏食、厌食、烦躁易怒、夜睡不宁、腹痛、腹胀、便秘等症状，是"脾不足"之积滞证。当治之以健脾和胃，利湿解毒排铅，消补兼施。

2. 驱铅丸组方原则

驱铅丸是薛莎老师的经验方剂，由健脾丸（出自《证治准绳》）加味组成。在分析4000多例人头发9种元素含量的关系时，发现各个年龄阶段，发铅含量与发锌含量呈非常显著的负相关关系，饮食中适当浓度的钙含量能降低铅元素的吸收，生物态的锌钙等能与铅竞争细胞位点，从而降低铅对细胞的毒害。薛莎教授在中医辨证论治的宏观指导下，健脾和胃为治法，选出锌含量高的经典方健脾丸为基本方，再加入含锌量高的丹参、柏子仁组成驱铅丸。

方中方中党参甘平，归脾肺经，补益脾气，以资化源，《本草正义》谓其"补脾养胃，润肺生津，健运中气，本与人参不甚相远"；白术苦温，归脾肺经，补气健脾，以资脾运，《本草汇言》谓"白术乃扶植脾胃，散湿除痹，消食除痞之要药"。党参、白术，共为君药。山楂、神曲、麦芽消食化滞；皆为臣药。佐以砂仁、木香、陈皮理气畅中、消痞和胃；黄连清热燥湿。柏子仁甘平，归心肾经，养心安神，《本草纲目》谓其"养心气，润肾燥，安魂定魄，益智宁神"；丹参苦寒，归心肝经，除烦安神，《滇南本草》谓其"补心定志，安神宁心"。柏子仁、丹参合用，以奏安神定志之功。山楂、神曲、麦芽、柏子仁、丹参共为佐药。方中甘草甘平，归脾胃经，补脾益气，调和诸药，《本草正义》谓其"得中和之性，有调补之功，故毒药得之解其毒，刚药得之和其性。"是为使药。

诸药相合，使脾虚得补，食积得消，湿热得清，气机通畅。

3. 驱铅丸作用机制研究

实验研究表明，驱铅丸能显著降低模型动物肝组织、肾组织、脑组织及骨组织铅含量；能明显改善铅对肝、肾、脑等脏器的氧自由基损伤，升高肝、肾、脑组织内NO、NOS含量，延缓铅引起肾小管上皮细胞的凋亡，使细胞中p53蛋白表达率降低，bcl-2蛋白表达率增高；超微结构显示，驱铅丸能明显减少肾组织核内包涵体数量，减轻内质网及溶酶体增加及线粒体基质肿胀，棘减少，双层膜消失等程度；能通过减轻铅对模型大鼠脑组织的氧化损伤，提高模型大鼠脑组织N克的表达和CaMKⅡ的活性，从而提高其学习记忆能力。毒性研究显示驱铅丸安全无毒。

4.驱铅丸临床疗效观察

（1）一般资料

1）病例来源。自2012年7月至2013年7月在武汉市第一医院中医部门诊就诊，并被纳入儿童慢性铅中毒临床观察研究患者20例，其中有男性13例，女性7例，年龄为2～17岁，平均年龄为11.2±5.7岁；血色素含量为83±24克/升；血铅（BLL）含量为190±42微克/升。患者临床症状多表现为腹胀腹痛，便秘，纳呆，夜寐不安，消瘦，多动，注意力不能集中，唇、舌色淡等。

2）诊断标准。按美国国家疾病控制中心1991铅中毒的诊断标准为：BLL≥100微克/升，无论是否有相应的临床症状体征和其他血液生化变化。根据血铅浓度分为5级。

Ⅰ级：BLL＜100微克/升（0.48微摩尔/升）。

Ⅱ级：BLL 100～200微克/升（0.48～0.96微摩尔/升）。

Ⅲ级：BLL 200～440微克/升（0.96～2.11微摩尔/升）。

Ⅳ级：BLL 440～700微克/升（2.11～3.38微摩尔/升）。

Ⅴ级：BLL＞700微克/升（3.38微摩尔/升）。

3）纳入标准。患者已隔离铅源；BLL含量大于100微克/升者。

4）排除标准。患者年龄小于2岁或大于17岁。合并有严重心、脑、肝及造血系统等原发性疾病患者。有其他重金属元素超标、感染、酸中毒、或水电解质紊乱者。患儿家属拒绝中药治疗者。

5）疗效判定标准。显效：BPb下降＞20％，临床症状有明显减轻或消失；有效：BPb下降＞10％，治疗后症状有明显改善；无效：BPb下降＜10％，经过1个疗程或以上治疗症状无改善。

6）药物制备。由武汉市第一医院制剂中心制备为丸剂，批号011001。

7）治疗方法。口服驱铅丸，每次9克，每日2次。连续服用两个半月为一个疗程。

8）观察指标。生化指标：检测治疗前后的 BPb、Hb、Zn、Ca。临床症状：观察患者饮食、睡眠、精神状态及行为等。

9）统计学方法。运用 SPSS 统计软件进行统计学处理。

（2）结果

20 例患者中，显效 13 例（65.0%），有效 7 例（35.0%），无效 0 例，总有效 20 例（100%）。经检验治疗前后有非常显著性差异，$P<0.01$。且经过一个疗程治疗后，患儿厌食、腹胀腹痛、夜寐不安、多动及注意力不能集中等症状明显改善。治疗前后生化指标比较见表 1。

表1　治疗前后部分生化指标比较

| | 倒数 | Hb(克/升) | BZn(毫克/升) | BCa(毫克/升) | BPb(微克/升) |
|---|---|---|---|---|---|
| 治疗前 | 20 | 83±24 | 0.90±0.12 | 91.0±10.0 | 190±42 |
| 治疗后 | 20 | 111±25* | 1.33±0.13* | 106.0±16.7* | 70±23* |

*:治疗前后各生化指标比较 $P<0.01$。

经检验，治疗后血铅显著降低（$P<0.01$），血色素、锌、钙含量明显增高（$P<0.01$）。

（3）小结

临床观察显示：以健脾丸为主方加减而成的驱铅丸能使慢性铅中毒患者的血铅含量下降显著（$P<0.01$），增高血色素（$P<0.01$），微量元素含量亦有明显升高（$P<0.01$），患者的临床症状有效改善。

铅暴露对幼儿和孕妇的负面影响有充分的记录，但这种危害的最高风险人群并不清楚。科学证据表明，目前还没有已知的安全血铅水平，因为即使是少量的铅也会对儿童发育中的大脑有害。薛莎教授拟的驱铅丸安全无毒，且对早期儿童暴露有较好的疗效。

# 第八节　临床常用药对

药对，又称对药，是以临床运用相对固定搭配成对的两味或三味中药组成，是在中医理论指导下，平衡中药性能，针对特定疾病或病机特征或证候特点，所形成的经验性用药组合。得益于现代医学及药理学的发展，使其应用范围进一步扩大，结合传统医家的临床实践，这种中药的成对搭配在疾病的治疗中日渐发挥着更大的作用。中药对的应用由来已久，早在春秋战国时期，《黄帝内经》中就有半夏、秫米药对的记载。中药药对是针对疾病的症状表现和病机特点，结合药物的功效和属性特点，将两种药物以相对固定的形式配伍组成，起到协同增效，相制减毒等作用。其组成虽然简单，但治疗目的明确，药效专一，一直沿用至今。

薛莎教授临证时善用药对，她认为药对的临床应用可视为小方的灵活加减，既体现辨病论治，又针对核心病机即辨证论治。并且药对是中药复方与单味药之间搭建的中间环节，既为复方的主干，又为配伍的基础，是辨病、辨证、选方、择药的主要组成形式，在临床应用中十分广泛、由来已久且效用奇特，对目前辨病与辨证结合诊疗特点下的随症用药具有一定的指导意义。薛莎教授常用药对如下。

## 一、柴胡-黄芩

柴胡－黄芩药对出自小柴胡汤，原文云："伤寒，五六日中风，往来寒热，胸胁苦满，嘿嘿不欲饮食，心烦喜呕……或咳者，小柴胡汤主之。"肝主疏泄，其性升发，肺主降逆，其性主清肃，肝自左而升，肺从右而降，如环无端，循环往复，如此则气机调达。若"清肃之令不行，升降之机亦窒"，肝气郁闭，疏泄不畅，可影响肺气肃降，上逆而咳。或肝郁化火，肝木横逆，灼肺金而咳。柴胡性凉，气味轻清，芳香疏泄，主入少阳，能疏肝理气，平肝之热。黄芩为苦寒清肃之药，主入上、中二焦，能清热燥湿、泻火解毒。李杲言："黄芩，味苦而薄，故能泄肺火而解肌热，手太阴剂也。"两者配伍属佐金平木法，可疏肝之郁，泻肝之火，清肃肺金以止咳。该药对适用于木火刑金之胆咳者。小柴胡汤中的柴胡主以解表散邪之用，故用量较大，与黄芩比例为8：3，但用作疏肝解郁之时，常用9～15克，与黄芩以1：1配伍即可。

## 二、柴胡-半夏

柴胡配半夏，升阳解郁、降逆和胃，柴胡苦微寒，归肝、胆经，具有和解表里、升阳解郁的功效；《神农本草经》记载："主心腹肠胃中结气，饮食积聚，寒热邪气，推陈致新。"临床上主要治疗感冒发热，寒热往来，胸胁胀痛，月经不调等。半夏辛温有毒，归脾、胃、肺经，具有降逆和胃、消痞散结、燥湿化痰的功效；《神农本草经》记载："主伤寒寒热，心下坚，下气，咽喉肿痛，头眩胸胀，咳逆，肠鸣，止汗。"《本草便读》云："半夏性温体滑，入阳明并走心脾，质燥味辛，治呕吐专消痰饮，通阴阳而和胃，不寐堪医；散逆气以调中，郁邪可解。"临床主要治疗咳喘痰多，胃逆呕吐，心下痞满，夜卧不安等。薛莎教授常用柴胡配伍半夏治疗少阳郁结，胆胃不和所致失眠，两药配伍一升一降、调郁散结，可使阴阳合、表里通。柴胡疏少阳郁滞，升清阳，助运少阳枢机。半夏汤治疗不寐记载于《灵枢·邪客》，张锡纯论述："其用半夏，并非为其利痰，诚以半夏生当夏半，乃阴阳交换之时，实为由阳入阴之候，故能通阴阳和表里，使心中之阳渐渐潜藏于阴，而入睡乡也。"薛莎教授认为柴胡配伍半夏，柴胡性升，助运少阳枢机，半夏性降，促阴阳交换，一升一降调畅气机，枢机转助阴阳交，切中"阳不交阴"的失眠病机；柴胡疏少阳郁滞，主肠胃结气，推陈致新，半夏质滑，滑能降逆止呕和胃，疏郁降逆使胆胃和，切中"胃不和则眠不安"的失眠病机。针对少阳郁结、胆胃不和的失眠患者，常加柴胡10克、半夏6克，以调郁散结、疏胆和胃，交通阴阳。

## 三、黄连-吴茱萸

黄连味苦性寒，归心、脾、胃、肝、胆、大肠经，功善清热燥湿，泻火解毒。《本草备要》言其"入心泻火，镇肝凉血，燥湿开郁，解渴除烦，益肝胆，浓肠胃"。吴茱萸味辛苦性热，有小毒，归肝、脾、胃、肾经，功善散寒止痛、降逆止呕、助阳止泻。《本草便读》曰："其性下气最速，极能宣散郁结，故治肝气郁滞，寒浊下踞，以致腹痛疝瘕等疾，……呕吐吞酸胸满诸病，均可治之。"黄连大苦大寒，最能泻火，尤入心、肝、胃经，协同引经之药以泻热开痞；寒热错杂之痞证要方"半夏泻心汤"中即用此药。吴茱萸辛热苦泄，专入厥阴肝经，辛散能行气解郁，性热可散寒止痛，苦泄以降逆制酸、止呕止痛。吐酸一证常与胃脘痛兼见，也可单独出现。黄连与吴茱萸配伍即"左金丸"，适用于肝火犯胃之胃脘疼痛、吞酸嘈杂等症。二者合用，寒热并调，治肝安胃，标本兼顾，如汪昂所言："泻火而不至凉遏，降逆而不碍火郁，相反相成，使肝火得清，胃气得降。"薛莎教授认为左金丸用以制酸效佳，不论寒热皆可用之，且临床多见寒热错杂之证，只需根据寒热多少调整二者用量配比，灵活使用即可。热多寒少者，黄连与吴茱萸用量比为2∶1，常用剂量为黄连6克，吴茱萸3克，热象重者黄连可加至8～10克；寒多热少者，黄连与吴茱萸用量比为1∶1或1∶2，常用剂量为黄连3克，吴茱萸3克或6克，单纯虚寒性胃脘痛仍可使用少量黄连清泄之，因"沉寒之中必有伏阳"故也。

### 四、金银花-连翘

金银花、连翘乃薛莎教授辨治风热之证、温病初起各个阶段和疮痈肿痛时运用最广泛的药对。金银花经冬不凋，故又名忍冬，其味甘性寒，归肺、心、胃经，具有疏散风热、清热解毒之效。《滇南本草》载其"清热，解诸疮"，《本经逢原》又言其"为内外痈肿之要药。解毒去脓，泻中有补，痈疽溃后之圣药"。连翘味苦性微寒，归心、肺、胆经，长于清风逐热，又可去心火，解疮毒，消痈散结，为"疮家之圣药"。《本草纲目》中提道："连翘状似人心……诸痛痒疮疡皆心火，故为十二经疮家圣药，而兼治手足少阳，手阳的三经气方之热也。"现代药理学研究表明两者均具有抗炎、解热、抗菌和抗病毒等作用。二药合用，轻清升浮宣散，清热解毒之力倍增。薛莎教授临证常用该药对治疗小儿感冒、咳嗽、肺炎喘嗽、急乳蛾、鼻渊、紫癜等证属风热者，抑或川崎病、丹痧、颈痈、痰毒、奶麻等属热毒蕴结证者。所以然者，其因有三：一为二药以其"轻以去实"之性可疏透在表之邪，有助于解肌，从而令病邪趁势外解，有吴鞠通所言"取其辛凉达肺经之表，纯从外走"之意；二因温邪易有蕴结成毒的特点，而金银花能清解火热毒邪，连翘"性能托毒外出"，故而凡见有热毒之证，皆可酌情配伍使用；三是温病发病有兼夹秽浊之势，可取两者芳香逐秽之功。

## 五、厚朴-炒枳壳

厚朴苦辛温，归脾、胃、肺、大肠经，具有燥湿、行气、消积、化痰平喘的功效。《医学衷中参西录》言："厚朴，治胃气上逆，恶心呕哕，胃气郁结胀满疼痛，为温中下气之要药。"枳壳苦辛酸，性微寒，归脾、胃经，功善理气宽中、行滞消胀，《药性论》谓其"主肠风痔疾，心腹结气，两胁胀虚，关膈拥塞"。胃为水谷之海，以通为用，以降为顺，与脾同居中州，乃人体气机升降之枢纽，脾升则健，胃降则和，此其一也；随着现代生活水平的提高，今人多嗜食肥甘厚腻之品，易内生痰湿浊气，此其二也。故薛莎教授治疗胃脘病喜用通降下气之药使上逆之浊阴得以下行，以复胃腑之功能。厚朴降气下行、辛而外散，枳壳行气宽中、酸而有收敛之势，二者合用，辛散酸收、疏敛有度、寒温并用，对于脘腹胀痛、恶心呕吐、嗳气呃逆等证属气机不畅、气机上逆者尤宜。枳实气锐力猛，故以麸炒枳壳代之，破气力缓，更擅宽中除胀。因二者下气破滞，恐有动胎之弊，故孕妇慎用。薛莎教授常用剂量：厚朴10～15克，炒枳壳10克。

## 六、栀子-厚朴

此药对源自《伤寒杂病论》的栀子厚朴汤，栀子厚朴汤有解郁除烦、行气宽胸、和胃降逆之效，临床多用于治疗失眠，也可用于吐酸病、肝郁化热者，能够明显改善反酸胃灼热，治疗顽固性反酸患者也颇见效；栀子最早载于《神农本草经》，是茜草科植物栀子成熟的果实，其性苦寒，为清热除烦之要药，既可清泻郁热又可降气下行。研究指出，栀子中栀子苷有较好的抗炎镇痛作用。厚朴辛苦温，有燥湿消痰，下气除满的功效；研究指出，厚朴酚具有抑制胃酸、抗溃疡、保肝、抗腹泻、调节胃肠运动的作用。临床中栀子厚朴汤被广泛用于治疗郁症、不寐等情志疾病，研究表明栀子厚朴汤中厚朴酚可抗抑郁。薛莎教授指出，对于既有反酸胃灼热等胃肠症状又合并失眠、焦虑等情志不舒者，此药对尤为对症，若用厚朴花代替厚朴，疗效更著，一般栀子、厚朴各10克，效不著者，栀子12克、厚朴花10克代替厚朴。

## 七、厚朴-苦杏仁

厚朴-苦杏仁药对见于《金匮要略·肺痿肺痈咳嗽上气病脉证治》的厚朴麻黄汤，原文云："咳而脉浮者，厚朴麻黄汤主之。"苦杏仁苦温多脂，润肺利气。《本草求真》言其："既有发散风寒之能，复有下气除喘之力，缘辛则散邪，苦则下气，润则通秘，温则宣滞行痰。凡肺经感受风寒，而见喘嗽咳逆、胸满便秘、烦热头痛……无不可以调治。"厚朴苦辛温，辛可清痰，苦可下气，或肺气胀满，或胃肠壅滞，用此燥湿消痰、散滞调中、下气平喘，是为除满要药。《伤寒杂病论》中又记载："喘家作桂枝汤，加厚朴杏子佳。"厚朴、苦杏仁均以下气为功，兼消痰之力，两者配伍共降肺气而定喘咳。《黄帝内经》曰："大肠为肺之腑而主大便……故上则为气喘争。"肺与大肠相表里，肺气的肃降与大肠的传导相互为用，两者具有生理病理的相关性，肺气不降，可影响大肠的传导，肠腑不通，浊气上逆于肺，又可生喘咳之症。厚朴、苦杏仁均入肺与大肠经，厚朴下气，苦杏仁润肠，其配伍属肺肠合治法，可共降肺肠以除喘咳、通腑气。可见，该药对尤其适用于肺气上逆伴腑气胀满者。厚朴、苦杏仁在厚朴麻黄汤中比例约为5：3，现一般用量为15～18克。

## 八、旋覆花-代赭石

此药对源于旋覆代赭汤方。《伤寒杂病论》曰："伤寒发汗……噫气不除者，旋覆代赭汤主之。"旋覆花味咸、性温，入肺肝胃经，有消痰平喘，宣肺利水、降气止呕之效；旋覆花可降气止呕，为治嗳气良药。代赭石有降逆之功，其味苦、性寒，归肝心包经，有平肝泄热，重镇降逆，凉血止血之效，可治疗呃逆、嗳气、呕吐、反胃吐酸等，《伤寒药性赋》谓："代赭甘寒，能镇水逆。"药理研究表明，代赭石含有三氧化二铁及多种微量元素，可以促进铁的吸收并提高铁在体内的利用率、兴奋肠道、促进消化吸收。薛莎教授指出旋覆花配代赭石，一宣一降，协调气机升降，使脾气得升，胃气得降，则嗳气、反酸自除；因此对于嗳气、打嗝、反酸明显者，可加旋覆花20克、代赭石30克对症治疗。

## 九、黄连-川楝子

《时病论·卷三·临证治案》载"总宜温补其脾，清平其肝，用温补脾土法加黄连、川楝"，黄连、川楝子均为苦寒之药，且二者均归肝经，合而用之，清肝之力尤强。黄连清热燥湿，常用于泄泻痢疾，段学清等研究发现，黄连在不同肠段对肠道同种肠道菌群的作用可不同，认为黄连可调节肠道菌群紊乱状态。但黄连大苦大寒，久服易损脾胃，可用吴茱萸水炙。现代药理表明，川楝子具有抗菌、抗病毒作用，川楝子行气止痛之功较强，可用于细菌性、病毒性腹泻和痢疾。故黄连、川楝子配伍对兼有腹痛症状之人尤为合适。飧泄、洞泄为春季风木之邪久伏克土、至夏而发的疾病，病机关键为肝郁脾虚，飧泄主以脾土虚寒，洞泄属虚实夹杂，多兼湿邪，故薛莎教授为飧泄、洞泄设立培中泻木法，治疗洞泄时配伍苍术燥湿、泽泻利湿。肝为刚脏，内寄相火，肝气疏泄，具有刚强躁急的特性，脾为肺之母，肺金克肝木，故脾虚往往可见肝郁之象，且两者相互影响。《医方考·卷二·泄泻门》载"泻责之脾，痛责之肝；肝责之实，脾责之虚。脾虚肝实，故令痛泻"，实则泻，火则清，故薛莎教授治肝喜泻、喜清。

## 十、百合-乌药

此药对来源于百合乌药汤，其首载于陈修园《时方妙用》，该方由百合、乌药等组成，多用于治疗情志失常，肝气横逆之气痛、热痛。方中百合甘寒、入心肺经，其有清肺胃热，补肺胃阴，清心安神的功效。百合治疗热结腹痛有奇效，《药性论》曰"除心下急、满、痛，治脚气，热咳逆"。研究已证实，药用百合鳞茎中富含多糖类、生物碱类、甾体皂苷类、黄酮类以及酚类化合物等，其具有良好的抗抑郁、抗炎、抗肿瘤、镇静催眠的效果。乌药为治疗气滞寒滞要药，可温肾散寒、行气止痛，善治寒凝气滞诸痛证，《本草征要》中记载乌药"主膀胱冷气攻冲，疗胸腹积停为痛，……为下气温中之要药"。研究指出乌药具有杀菌消炎、镇痛、止痒、抗癌等药理作用，且对消化系统也有明显的改善作用。薛莎教授临证常用此药对治疗胃热兼气滞型胃脘痛，疗效明显。对于其他病兼胃脘痛者加百合30克、乌药10克，二药相伍，一凉一温，柔中有刚，润而不滞，故使气行、热去、痛止。对于辨证为胃脘痛属气郁化热者用加味乌药汤。

## 十一、延胡索-川楝子

延胡索、川楝子两药合为金铃子散，其出自刘完素《素问·病机气宜保命集》，具有疏肝泄热、活血止痛之效，临床多用于治疗气血瘀滞、肝郁化火之心腹胁肋诸痛证，方中川楝子苦寒、清热止痛、行气疏肝；延胡索行气活血止痛；两药相伍，行气止痛效果更著，如《古方选注》云"金铃子散，一泄气分之热，一行血分之滞"。金铃子散是临床常用的止痛方剂，实验表明金铃子散水煎液有较明显的镇痛作用。延胡索作为我国传统中药，最早记载于唐代《本草拾遗》，常用来镇痛抗炎、抗肿瘤、治疗胃肠道及心血管疾病。川楝子苦寒、入肝、小肠、膀胱经，《本草纲目》云："楝实，导小肠膀胱之热，因引心包相火下行，故心腹痛及疝气为要药。"薛莎教授表示慢性萎缩性胃炎伴肠上皮化生为胃癌前病变，在临证用方化裁中，加用散结抗癌药物，在防癌抑癌方面有重大意义。对于胃肠恶性肿瘤术后患者，多伴有胃肠功能紊乱、免疫力低下、生活体验感差，中医药可协助治疗，散结抗癌类药物对此类患者颇有帮助。

## 十二、葶苈子-大枣

葶苈子、大枣药对出自《金匮要略·肺痿肺痈咳嗽上气病脉证治》葶苈大枣泻肺汤，原文云："肺痈胸满胀，一身面目浮肿，鼻塞清涕出，不闻香臭酸辛，咳逆上气，喘鸣迫塞，葶苈大枣泻肺汤主之。"肺痈乃风热邪毒内侵，肺失宣降，滋生痰浊，壅滞气机所致。葶苈子苦降辛散，其性寒凉，辛能散，苦能泄，寒则下行逐水，故能治疗肺壅上气咳嗽，定喘促。大枣甘润膏凝，味浓而质厚，善扶脾养胃，顾护中气。两药合用泻肺逐饮，清热下气，祛邪不伤正，健脾不滞邪，实乃泻肺而不伤脾之法。该药对尤其适用于痰饮内伏、肺气上逆之喘咳者。葶苈子在原方中捣丸如弹子大，重约5克，大枣用至12枚，盖取其量轻走上，以利降肺中饮邪。若邪实壅盛、痰气上逆者，仍可加大用量，不必畏其健悍之性。凡见咳不爽、咽痒须宣发肺气者，每每用之，不必待痰壅热盛而再发制人，常用量为 15 克。

### 十三、桔梗-甘草

桔梗-甘草药对出自《金匮要略·肺痿肺痈咳嗽上气病脉证治》桔梗汤，原文云："咳而胸满，振寒脉数，咽干不渴，时出浊唾腥臭，久久吐脓如米粥者，为肺痈，桔梗汤主之。"桔梗能开肺气之结，解毒排脓，古人谓其升中有降，有舟楫胜载之用。甘草生用凉而泻火，能消痈肿，利咽喉，缓急止咳。两药配伍，宣肺祛痰，利咽解毒，能排脓去腐，以治肺痈。后世易名为甘桔汤，用于咽喉口舌诸病，并衍生出诸如玄麦甘桔汤、葱豉桔梗汤和贝杏桔梗汤等经典名方。该药对尤其适用于喉源性咳嗽和痰热咳嗽者。桔梗、甘草用量在《金匮要略》中为 1：2，《小儿药证直诀》中为 1：2，《千金翼方》中为 5：3，现代中药成方制剂中多为 1：1。临证时可根据病势强弱及方药配伍，酌情定量。研究表明，桔梗与甘草 1：2 配伍时，复方中甘草苷和甘草酸含量较高，为最佳比例。桔梗常用剂量为 3～10 克，在痰热壅盛时可适当增量，但用量过大可致恶心、呕吐，并有溶血可能。

### 十四、干姜-五味子

干姜-五味子药对出自小柴胡汤和四逆散方后的加减法，并见于苓甘五味姜辛汤、小青龙汤等治咳经方。干姜辛温，辛可通气，温可除寒，走而不守，主寒饮咳逆上气。五味子酸温入肺，敛气生津，《黄帝内经》言"肺欲收，急食酸以收之"，故能收逆气而安肺。《张氏医通》言"治咳有敛、散二法，敛者谓收敛肺气也，散者谓散寒邪也"，干姜辛散，五味子酸收，两者一散一敛，辛温畅阳，而寓收阴，肺气开阖有度，咳嗽则止。该药对适用于肺寒咳嗽、热象不甚者。张锡纯在临证时效法仲景使用干姜、五味子配伍取得良好疗效，并认为"盖五味之皮虽酸，其仁则含辛味，以仁之辛济皮之酸，自不至因过酸生弊，是以愚治劳嗽"。将五味子捣碎入煎，即可有散收相合之效。临证应用时，干姜、五味子应灵活配比。若新病咳喘者，干姜宜重用，取其温肺散邪；若久病咳喘者，五味子宜重用，取其敛肺生津。

## 十五、干姜-细辛

干姜－细辛药对见于桂苓五味甘草汤的加减法，在小青龙汤、厚朴麻黄汤和苓甘五味姜辛汤中亦有配伍，均为治疗寒饮伏肺的方剂。原文云："冲气即低，而反更咳、胸满者，用桂苓五味甘草汤去桂加干姜、细辛，以治其咳满。"本证中，冲气已平，故去平冲降逆之桂枝，患者咳嗽、胸满更甚，实乃寒饮伏肺，故加干姜、细辛温肺化饮治其咳满。细辛阳药也，其性升燥发散，气清而不浊，最能开结气，通水源，与干姜配伍，温肺化饮，专止咳嗽。该药对适用于水饮内伏之寒咳者。细辛限于古训"细辛不过钱"的束缚，在历版《中华人民共和国药典》中均建议不宜超过 3 克。但在合理配伍及正确煎煮的前提下，可根据不同病症灵活用量，如薛莎教授在治疗哮喘时，常用 6～10 克；治疗口疮时，只取火郁发之之意，用量不超过 3 克；而对于头痛等痛症，可增量至 10～15 克。干姜与细辛在三方中的比例为 1∶1，两药均辛散温燥，气味俱厚而性烈，久用有伤津耗气之弊。

## 十六、砂仁-白豆蔻

砂仁、白豆蔻是薛莎教授行气化湿、健脾和胃时尤为推崇的药对。两药共属姜科植物，又均为药食同源之品，性味一致，皆味辛性温；两者功效亦复多同，而又各有专攻。其中砂仁归脾、胃、肾经，功能化湿开胃、理气安胎，尤善温脾止泻。《玉楸药解》提及："缩砂仁，和中调气，行郁消滞，降胃阴而下食，达脾阳而化谷，呕吐与泄泻皆良。"现代药理研究明砂仁的主要成分包括乙酸龙脑酯、樟脑、柠檬烯、龙脑等挥发性物质，在临床上具有保护胃黏膜、改善胃肠机能、镇痛、止泻、抑菌、调节菌群等作用。白豆蔻归肺、脾、胃经，功可化湿行气、消食开胃，尤善温中止呕。《开宝本草》载其："主积冷气，止吐逆反胃，消谷下气。"现代药理研究证实白豆蔻具有促进胃液分泌、加强胃肠蠕动、制止肠内异常发酵、祛除胃肠胀气及止呕等作用。两药相合，一升一降，可纳胃逆下行，启脾清上达，令中轴运转，四维有序。临证中薛莎教授将该药对多用于病机为脾胃不和、湿滞中焦的小儿滞颐、呕吐、积滞、腹痛、厌食、脾疳、胎黄等病。

### 十七、砂仁-木香

砂仁味辛性温，归脾、胃、肾经，有化湿开胃、温中止泻、理气安胎之功。《玉楸药解》言其"和中调气，行郁消滞，降胃阴而下食，达脾阴而化谷，呕吐与泄泻皆良，咳嗽与痰饮俱妙"。木香辛苦性温，归脾、胃、大肠、三焦、胆经，功善行气止痛、健脾消食。《日华子本草》载其"治心腹一切气，止泻，霍乱，痢疾，安胎，健脾消食……呕逆反胃"。二者同入脾胃经，均为辛散温通之品，砂仁温化寒湿，行气消滞，为醒脾调胃要药；木香辛香能行，味苦能泄，通利三焦与肝胆气机，还可行大肠滞气，为气分要药。六君子汤加砂仁、木香即香砂六君子汤，其乃薛莎教授治疗脾虚湿阻气滞之胃脘病的基础方。该方健中有消，行中有补，还能减轻补益药腻胃与滞气之弊，使补而不滞。常用剂量：砂仁6克，木香6克。

### 十八、生麦芽-鸡内金

生麦芽味甘，性平，归脾、胃经。《本草经疏》记载：生麦芽"主开胃补脾，消化水谷及一切结积冷气胀满"，是药取自芽，芽内蕴生升之机，性如后天脾胃，故可健中消食行气。鸡内金味甘，性平，归脾、胃、小肠经。《滇南本草》记载：鸡内金能够"宽中健脾，消食磨胃"。取其消化之脏，以形补形。生麦芽有治疗食积不消，食少脘胀之功，可能与富含纤维素与淀粉酶相关，促进胃肠蠕动，减少肠道停留时间，对结直肠癌的发病有一定的降低作用。《医学衷中参西录》认为"麦芽为谷之萌芽，生用之柔顺肝木之性使不抑郁"，生者，升之意，象征肝气缓慢升发，故生用之以疏肝解郁，对肿瘤伴发情绪改变有一定疏调作用。同样，炒鸡内金尚可降气下行，现代药理研究证实其具有增强胃肠推进、调节消化液的分泌及改善胃黏膜损伤引起的不适。生麦芽为升脾要药，鸡内金为降胃要药，一升一降，则脾胃和合，升降有序。一则健脾消食，二则调畅气机，并且积聚作为一种有形实邪，脾胃强盛时有消磨积滞之功，对肿瘤的发生发展及其所致的胃肠道症状均有治疗作用。本药对适用于术后、放化疗后出现纳差、食欲不振、胃脘不适等症，常合用益气活血、改善食欲之生黄芪、莪术。临证常用量：生麦芽30克、鸡内金15克。

### 十九、芍药-甘草

芍药-甘草药对见于小青龙汤和四逆散。《黄帝内经》言"肺欲收，急食酸以收之，用酸补之，辛泻之"，芍药味酸性寒，与甘缓之甘草合用，酸甘化阴，可缓肺系挛急之咳喘，《伤寒杂病论》中又有治"脚挛急"之芍药甘草汤，后世广泛用于各种筋脉挛急之症。在金沸草散、旋覆汤等治咳剂中，也有芍药、甘草药对。研究表明，芍药甘草汤对气管平滑肌有松弛作用，并可明显抑制血清白细胞介素（IL-4）、IL-6 及免疫球蛋白 I 克 E 水平，发挥止咳平喘作用。可见，该药对适用于风咳和痉咳等气道挛急者。芍药有赤白之分，根据其药用特点，在治疗咳喘时宜用白芍。肺热作咳者，配以生甘草清热解毒为佳，肺脏虚寒、气道挛急者，配以炙甘草甘温缓急为佳。白芍小剂量（20克以下）主养血益阴，而大剂量（20克以上）有解痉缓急之功。

### 二十、桔梗-贝母

桔梗-贝母药对出自《金匮要略·肺痿肺痈咳嗽上气病脉证治》中的附方《外台》桔梗白散，原文用于治疗肺痈，其病症与桔梗汤完全相同。桔梗祛痰排脓，贝母清热化痰、解毒散结，两者配伍清化痰热之力强，原方中配合巴豆之峻泄，以驱尽胸肺之毒。贝母现有川浙之分，川贝母善润肺，浙贝母善清肺。临证见燥痰时，多选用川贝母；而痰热之症，多用浙贝母。该药对适用于痰热咳嗽或温燥伤肺之燥咳者。

### 二十一、紫菀-黄芩

紫菀辛温润肺，化痰下气，其性辛而不燥，润而不寒，《神农本草经》言其"主咳逆上气，善喘，喉痹，诸惊痫，寒热邪气"。黄芩清热燥湿，泻火解毒，主治邪热壅肺咳嗽。药理研究表明黄芩有很好的抗菌、抗真菌及抗病毒作用，还有抗炎、抗过敏作用。两者一温一凉，无论咳嗽起病新久、内伤外感、有痰无痰、寒热虚实均可用之。偏寒的咳嗽，紫菀可用至30克，黄芩8~10克，偏热的咳嗽，紫菀用10克，黄芩用15克。

## 二十二、白芍-防风

此两味药配伍出自培中泻木法一方中，由痛泻要方加减组成，其体现的病机关键是土虚木胜。研究发现，痛泻要方有抑制肝气乘脾泄泻模型小鼠条件致病菌大肠杆菌生长的作用。白芍归肝、脾经，肝性喜散恶敛，用药逆其性者为泻，白芍酸敛风阳、苦清实火、暗含抑木扶土，《医学启源·用药备旨·药类法象》谓其"安脾经……收胃气……止泻利……和血脉……泻肝补脾胃"。现代药理学研究发现，急、慢性腹泻患者体内都存在一定的炎症反应，而白芍具有显著抗炎、镇痛作用。防风辛散升浮，入肝、脾二经，可散肝之郁、理脾引经。薛莎教授在论述以脾胃虚寒为病机的水谷痢时也提及若有风木克土，可在温补脾土法基础上加白芍、防风。白芍、防风二者合用虽泻肝，但白芍味酸、性收敛，可制约防风辛散，所以并无耗阴之弊。

## 二十三、升麻-桔梗

此药对见于《时病论·卷三·休息痢》："肛门重坠，更加升麻、桔梗，以升下陷之元。"升麻性辛，归肺、脾、胃、大肠经，功可升阳举陷，为其中主药，李时珍在《本草纲目·十三卷草部·升麻》列举了诸多适应证，即"治阳陷眩运，胸胁虚痛，久泄下痢，后重遗浊"。桔梗性味苦辛平，专归肺经，性散上行，有开宣肺气之功，肺主一身之气的生成和运行，肺气开则腑气通，增强升麻举陷之力。升麻、桔梗相使，用于治疗脾阳虚、脏器下陷。脾为阴土，主运化，而脾阳主动，故"体阴而用阳"，脾阳虚则温煦、推动作用减弱。脾气上升以升清、升举内脏，脾胃为气机升降之枢，易受情志、饮食、外邪等因素影响而升举失常，"清气下则飧泄"，故薛莎教授治脾喜温、喜升。

## 二十四、补骨脂-菟丝子

该药对见于《时病论·卷三·补火生土法》："菟丝、故纸，温补其下。"补骨脂性温，归肾、脾经。《神农本草经疏·卷九·补骨脂》言补骨脂"能暖水脏，阴中生阳，壮火益土之要药也"，温肾助阳、温养后天之力显著。菟丝子性味辛甘平，归肝、肾、脾经，为平补阴阳之品。《本草汇言·卷之六·菟丝子》言菟丝子"补肾养肝，温脾助胃之药也……但补而不峻，温而不燥"，可防补骨脂温燥伤阴之弊。补骨脂、菟丝子合用，温肾补脾。肾为先天之本，脾为后天之本，先天温养后天、后天补充先天，肾为胃关，开窍于二阴，肾阳不足、命门火衰易致泻痢不止。泻痢日久累及肾阳、脾失温煦，运化失常、清浊升降失常，形成恶性循环。研究证明，肾阳虚与肠道菌群相关。

## 二十五、木香-陈皮

两药配对见于化痰顺气法、调中畅气法。辛味属阳性上行、苦味属阴性下行。木香性味辛苦温，归脾、胃、大肠、三焦、胆经。《本草纲目·十四卷草部·木香》载"木香乃三焦气分之药，能升降诸气"，因其可调三焦气机，脾胃位处中焦，为气机升降之枢纽，故薛莎教授偏爱用木香调脾胃之气。研究显示，木香的主要成分木香烃内酯可显著增加溃疡性结肠炎小鼠肠道双歧杆菌和乳酸杆菌数量，显著减少大肠杆菌数量。陈皮与木香同气同味，但入肺、脾经，功可理气健脾、调中、燥湿化痰。《珍珠囊补遗药性赋·主治指掌·陈皮》言陈皮"可升可降，阳中之阴也"。木香、陈皮均可升可降，随全方属性而定，相须为用可宣畅全身气机。气推动和调控人体的各种生理活动，可归于五脏六腑，脏腑相互协调则气机调畅，所以调气即调节脏腑功能，故薛莎教授注重调气，涉及痰、湿、食等实邪时，尤多用调气之药。

## 二十六、黄芩-白芍

该药对见于《时病论·卷三·阴虚之体患五色痢》，出自《伤寒杂病论》中的黄芩汤，《医方集解·和解之剂·黄芩汤》称黄芩汤为"万世治痢之祖"。黄芩苦寒入大肠经，擅长清热燥湿解毒。研究证明，黄芩具有传统的抗菌、抗炎作用，还可直接影响肠道菌群。白芍味酸苦，入血分，《景岳全书·本草正上·芍药》言其"补血热之虚，泻肝火之实"。故黄芩、白芍配伍可清血和血，治里热下利、水亏火炽诸证。痢疾多累及血分，久病入络终累及血分，见便血之症，故论治"泄""痢"常常需治血。

### 二十七、苍术-厚朴

该药对见于温化湿邪法、增损胃苓法。苍术、厚朴均性温味辛苦，归脾胃经。苦燥辛散，长于燥湿，《本草从新·卷一草部·苍术》言苍术"燥胃强脾，发汗除湿，能升发胃中阳气。止吐泻，逐痰水"。石坤通过动物实验研究发现，焦苍术可提高有益菌乳酸杆菌的数量，具有止泻作用。《景岳全书·四十九卷·厚朴》谓厚朴"温降散滞……除寒湿泻痢"。苍术、厚朴常相须为用，治疗湿阻中焦之证。湿邪与泄泻关系较大，脾失健运是关键。湿邪可单独致泄，也可因脾虚生湿致泻。

### 二十八、元胡-没药

元胡一没药源自《医林改错》的少腹逐瘀汤。二药同入肝经，均有活血行气之功效，《寿世保元》指出："若七情过极，则气机紊乱，致使津液凝滞而为痰，血行不利而成瘀。"临床上痰瘀互结，凝滞胞宫是慢性盆腔炎发病的常见病机之一。元胡辛温，辛则散，温可通，临床中为活血、行气、止痛之上品。《本草纲目》谓元胡"能行血中气滞，气中血滞，故专治一身上下诸痛"，临床上，无论何种痛证，均可配伍应用。药理研究证实元胡提取物有较强的镇痛镇静作用。没药功擅散瘀定痛、消肿生肌，临床用于治疗跌打损伤、瘀滞肿痛、痈疽肿痛以及一切瘀滞痛证。《本草纲目》言没药可"散血消肿，定痛生肌"。现代药理表明没药能改善微循环和血液流变性，抑制血小板聚集，镇痛抗炎，有良好的抗菌和抗真菌作用，且抗菌谱广泛。薛莎教授认为元胡止痛作用强于活血作用，醋制可加强其止痛功效，并可疏肝行气。常用元胡一没药治疗腹痛属气滞血瘀者，如慢性盆腔痛，子宫内膜异位症导致的痛经等，可配合川芎、赤芍等加强活血止痛功效，或加用川楝子，取金铃子散之意，增强疏肝泄热之功效。

### 二十九、乌贼骨-象贝

此药对来自乌贝散，乌贝散载录于《中华人民共和国药典》，由乌贼骨、象贝组成，多用于反酸胃灼热、胃脘疼痛属肝胃不和者。乌贼骨又名海螵蛸，性咸涩微温，有制酸止痛、收敛止血之功效。乌贼骨为海洋动物无针乌贼或金乌贼的内壳。实验发现，海螵蛸含有钙可以中和胃酸，减轻胃酸的侵蚀；通过促进胃组织中前列腺素 E2 的合成，增强胃黏膜组织的抵抗力；还可以通过调节胃黏膜组织中 NO 的含量，增强胃黏膜的屏障功能。象贝，又名浙贝母，性苦泄，入心肺经，可清热化痰、降气止咳，《药性切用》言象贝"形坚味苦，泻热功胜，不能解郁也"。研究表明，浙贝母中含有多糖、黄酮类、总皂苷、生物碱等，具有抗炎、抗癌、抗溃疡等作用。薛莎教授临证遇反流性食管炎致慢性咳嗽的患者，常用乌贼骨 30 克、象贝 15 克，薛莎教授指出乌贼骨咸涩收敛，长期使用易致大便干结，而象贝清热濡润津液，可规避此缺点，两药一收一散，一温一寒，共奏制酸镇痛、清热降气止咳之效。

### 三十、白英-蛇莓

薛莎教授指出白英和蛇莓是抗癌良药，临床常用剂量为 10 克。白英、蛇莓皆有清热解毒消肿之效，相须为用，效力更彰，适用于有湿热毒聚的病症。白英苦平性寒，入肝胃经，具有清热利湿、解毒消肿、补益的功效；如《神农本草经》言其"味甘寒，主寒热，八疸，补中益气，久服，轻身延年"。研究表明，白英具有抗癌、提高免疫力的作用，其提取物可以抑制肿瘤细胞增殖、诱导肿瘤细胞凋亡、促使肿瘤细胞死亡、调节免疫等方面的功能。蛇莓始载于《别录》，属下品，味甘、性苦寒，有小毒，入肝肺大肠经，具有清热解毒、散瘀消肿、凉血止血的功效。临床中蛇莓常用于多种恶性肿瘤的治疗。蛇莓主要含有蛇莓苷 A、蛇莓苷 B、乌苏酸等药理成分，可以阻滞细胞周期、激发细胞凋亡、抑制肿瘤细胞增殖和生长、改善免疫功能。

### 三十一、佛手-香橼

佛手、香橼皆为辛苦酸温之品，同入肝、脾、肺经，具有疏肝理气、宽中、燥湿化痰的功效。明清以前因二者性味相似，多作同一物质而出现药材混用之象，明清以后明确将佛手与香橼分列，并比较二者功效差别。其中佛手还入胃经，《滇南本草》言其"补肝暖胃，止呕吐，消胃家寒痰，治胃气疼，止面寒疼，和中，行气"，佛手疏肝理气、止痛、止呕之力胜于香橼；香橼兼能开木气之郁滞，燥湿化痰胜于前者。《医林纂要》载其"治胃脘痛，宽中顺气，开郁"。唐宗海《血证论》曰："木之性主疏泄，食气入胃，全赖肝木之气以疏泄之，而水谷乃化。"肝、胃同居膈下，生理、病理方面联系紧密，肝之疏泄功能会影响胃之受纳腐熟。若肝胃失调，则会出现木旺克土、木郁土壅、土虚木乘等病理情况，患者症见胃脘连胁胀痛不适，伴喜叹息、脉弦，常因情志不舒诱发或加重，女子还可出现胸部胀痛、月经不调等症。遵清代医家叶天士"肝为起病之源，胃为传病之所，醒胃必先制肝，培土必先制木"之旨，薛莎教授常以四逆散、柴胡疏肝散、逍遥散化裁，并于方中加入佛手、香橼，二者相须为用，相得益彰，使疏肝调气、和胃止痛之力倍增，以肝胃同治。薛莎教授常用剂量：佛手10克，香橼10克。

# 第九节　失眠治疗体会

失眠是由于情志、饮食内伤、年迈久病体虚、禀赋不足，心虚胆怯等病因，引起心神失养或心神不安，从而导致经常不能获得正常睡眠为特征的一类病证。主要表现为睡眠时间、深度的不足以及不能消除疲劳、恢复体力与精力，轻者入睡困难，或寐而不酣，时寐时醒，或醒后不能再寐，重则彻夜不寐。失眠在《黄帝内经》中称为"目不瞑""不得眠""不得卧"。失眠是临床常见病证之一，虽不属于危重疾病，但常妨碍人们正常生活、工作、学习和健康，并能加重或诱发心悸、胸痹、眩晕、头痛、中风病等病证。

## 一、病因病机

薛莎教授认为，正常的睡眠，依赖于人体的"阴平阳秘"，脏腑调和，气血充足，心神安定，心血得静，卫阳能入于阴。如《素问·阴阳应象大论》曰："阴在内，阳之守也；阳在外，阴之使也。"如果由外感或内伤因素破坏了这种正常的转化规律，就会导致不寐的发生。现将其病因病机分述如下。

### 1.心神失养

思虑劳倦，伤及心脾，心伤则神不守舍，脾伤则生化之源不足，故血虚不能上奉于心，心失所养，出现不寐。《类证治裁·不寐论治》说："思虑伤脾，脾血亏损，经年不寐。"

2.情志所伤

情志所伤，影响五脏及脑神，皆可使人发生不寐，尤以过喜、过思、过怒、过悲更为多见，心藏神，劳心过度，耗血伤阴，心火炽盛，扰动神明或喜笑无度，心神激动，而不寐；肝藏血，血舍魂，暴怒伤肝，气郁化火，亦为不寐。

3.心虚胆怯

心虚则神不内守，胆虚则少阳之气失于升发，决断无权，则痰浊内生，扰动神明，故遇事易躁，神魂不安，可不寐。《沈氏尊生书·不寐》指出："心胆俱怯，触事易惊，梦多不祥，虚烦不眠。"

4.痰热内扰

多因思虑太过，所求不得，肝气被郁，脾运失控，聚湿生痰，或因久嗜酒肉肥甘多湿之品，湿聚不化，聚湿为痰。若痰火多蒸，扰乱神明，神不守舍，导致不寐。《景岳金书·不寐》指出："痰火扰乱，心神不宁，思想过分，火炽痰郁，而致不眠者多矣。"

5.心肾不交

心虚则神不内守，胆虚则少阳之气失于升发，决断无权，则痰浊内生，扰动神明，故遇事易躁，神魂不安，可不寐。《沈氏尊生书·不寐》指出："心胆俱怯，触事易惊，梦多不祥，虚烦不眠。"

6.心脾两虚

由于劳心过度，或妇人崩漏日久，产后失血，或病后体衰，以及老年人气血衰少，均能导致气血不足，不能奉养心神，脑失所养，出现不寐。正如《景岳全书，不寐》所说："无邪而不寐者，必营气之不足也，营主血，血虚则无以养心，心虚则神不守舍。"

7.瘀血内停

多由情绪紧张，突受惊恐，气血混乱或屈无所伸，怒无所泄，气滞血瘀，阻滞经脉，出现不寐。

**8. 胃气不和**

多因饮食不节、宿食停滞、酿为痰热、痰热上扰、出现不寐。《素问·逆调论》说："胃不和则卧不安。《张氏医通·不得卧》云："脉滑数有力不得卧者，中有宿滞痰火，此为胃不和则卧不安也。"

综上所述，失眠的病因虽多，但以情志、饮食或气血亏虚等内伤病因居多，由这些病因引起心、肝、胆、脾、胃、肾的气血失和，阴阳失调，其基本病机以心血虚、胆虚、脾虚、肾阴亏虚进而导致心失所养及由心火偏亢、肝郁、痰热、胃失和降进而导致心神不安两方面为主。其病位在心，但与肝、胆、脾、胃、肾关系密切。

## 二、治疗心得体会

薛莎教授认为，本病证属虚实夹杂，应针对其特点，分虚实论治。治疗应予补虚泻实调整阴阳。失眠虚证多由心脾两虚，心虚胆怯，阴虚火旺，肝血虚，引起心神失养所致，薛莎教授擅用归脾汤、酸枣仁汤、黄连阿胶汤等加减；失眠实证则多由心火炽盛，肝郁化火，痰热内扰，引起心神不安所致，薛莎教授擅用黄连温胆汤、龙胆泻肝汤、柴胡加龙骨牡蛎汤等；但失眠久病可表现为虚实兼夹，或为瘀血所致，多用血府逐瘀汤加减治疗。

酸枣仁汤首见于汉代张仲景的《金匮要略血痹虚劳病》，其方由酸枣仁、川芎、知母、茯苓、甘草组成。在原书中，本方主要用来治疗虚劳虚烦不得眠之证，经历代医家验证，有着较确切的疗效。酸枣仁汤所治疗的虚烦失眠，均是由于肝血不足、阴虚内热而导致。其病位在肝，肝藏血而血舍魂。肝血不足则见魂不守舍，导致心神失养，故会引起虚烦不得眠。此方证临床表现中，除了失眠外，还可兼见头目晕眩伴有情绪激动，口渴咽干，并有舌红少苔等症状。在治疗中当滋养肝血以除烦安神，故选用酸枣仁汤来调治心肝、养血安神。方中酸枣仁性酸、甘、平，主入心肝经，功能补肝养血、宁心安神，故为君药。配合宁心安神之茯苓，滋阴清热除烦之知母，并为臣药。再辅川芎以调畅气机、活血行气。配合酸枣仁宣敛合用，畅达肝气，调肝养血；使用甘草以益气、和中、缓急，配合酸枣仁并有酸甘化阴之意。诸药相配伍同用，一则养肝血而宁心神，再则清内热而除烦安神，故失眠可除也。方中酸枣仁善疗心肝血虚之心烦不眠，甘草缓其中，知母清其热，茯苓散其结，川芎调其血，诸药合用则治心肝阴血虚，火热内扰之虚烦不眠。

归脾汤是临床上治疗心脾两虚气血不足型失眠症的常用方剂。方中黄芪长于补益脾气，并且有补血的功效；龙眼肉甘平，既补脾气，又养心血，二者共为君药，既能补足心脾之虚损，又能安心神。人参、白术皆为补脾益气之要药，与黄芪配伍，其补脾益气之功益著；当归补血养心，酸枣仁宁心安神，二药与龙眼肉配伍，补心血，安神志之力更强，均为臣药。佐以茯神养心安神、远志宁神益志，"心肾相交，脾为之媒"。脾位于中焦，它的主要功能是主导气机之升降，可以帮助心火下交于肾，并使肾水上济于心。脾虚则生血不行，心血不足则心热，心火亢于上而不能下交于肾；脾虚水谷精微不能化气，无以养肾精，肾精不足则无以上交于心导致心肾不交，故用远志通心肾之气。脾主思虑，劳思则伤脾，伤脾则气结不行，加用少量木香理气并振奋脾气，故佐以木香理气醒脾，与诸补气养血药相伍，可使其补而不滞；炙甘草补益心脾之气，并调和诸药，用为佐使；引用生姜、大枣，调和脾胃，以资化源。诸药配伍，心脾得补，气血得养，诸病自除。

黄连阿胶汤临床上常用来治疗心肾不交之失眠，也就是常说的入睡困难的失眠。薛莎教授认为，该类患者以更年期女性人群为主，该类患者的病因主要是维持生殖机能的天癸趋于衰竭，肾水不足，一身之真阴亏虚，累及他脏不得濡润，而出现阳偏亢的阴虚火旺虚热症状。心火亢盛，心藏神，心火干扰神明；或致肝阴、肝血匮乏，肝阳偏亢，肝主魂，魂不得阴血之濡养，神魂不安，故不得安寐。肾阴虚为本，水不济火，心火亢盛为标，则使阳不入阴，阴阳失衡，乃发不寐。对于该类患者，治疗时，重在"补其不足"，滋补肾阴，填补肾精，濡养心中神、肝中魂，使阴精充盛，虚浮之火得以清降，阴与阳平衡相交，水火相济，而后觉醒－睡眠平衡。因此，薛莎教授提出以清泻心火，滋补肾阴，潜阳入阴，交通心肾为主要治法，方用黄连阿胶汤。黄连阿胶汤出自《伤寒杂病论·少阴病篇》，"心中烦，不得卧，黄连阿胶汤主之"。书中所载黄连阿胶汤的组成为：黄连、黄芩、芍药、鸡子黄、阿胶。黄连苦寒，《本草备要》："入心泻火，止盗汗。"可以引虚浮之心火下降交于肾水，具有清热泻火的作用；阿胶味甘，入肝、肾经，可补血、滋阴、润燥。成无己说：阿胶之甘，以补阴血。黄连阿胶同用，阴虚得补，火热得消，以图阴阳平和，阴阳相交。黄连苦寒入心经以折君火，黄芩苦寒入肝胆以清相火，重用黄连、黄芩以泻心火。正所谓"阳有余，以苦除之"。阿胶、鸡子黄为血肉有情之品，可补心肾之阴，正如"以有情补有情"。芍药酸寒柔肝养血，既可泻火，又可化阴、平肝。成无己曾说："芍药之酸收阴气而泻邪也。"诸药合用能够泻心火、滋肾阴、交通心肾。运用本方时要注意煎服法：一是阿胶炸化后入汤药中；二是鸡子黄不可与药同煎。药证合拍，诸症可愈。

黄连温胆汤是由《三因极一病证方论》中温胆汤化裁而来的，临床上常用于治疗痰热内扰型失眠，主要功效是清热燥湿，理气化痰。现代药理学研究表明，黄连温胆汤具有明显的抗炎、降脂等药理作用，且临床上已广泛应用于代谢性疾病（如高脂血症、糖尿病）及心血管系统（如心律失常、冠心病、心绞痛）、神经系统（如失眠、眩晕）等疾病的治疗。薛莎教授认为痰热内扰型失眠的发生，与心、脾、肝等脏腑功能失调密切相关。心为五脏六腑之大主，心主神明，各种类型的失眠均与心的关系最为密切，各种原因所致的心神受扰或受损，都可导致不寐的发生。正常的睡眠有赖于人体营卫之气的调和，当饮食不节或思虑过度导致脾胃功能受损时，脾胃运化水精功能失司则易生痰湿，痰湿停于脉中，影响营卫之气的正常运行，营卫失调可引起不寐。《临证指南医案·郁证》中云："郁则气滞，气滞久必化热。"七情伤人，肝郁气滞，郁久化火，火热煎灼津液成痰，痰与热互结互相搏结，扰乱心神以致不寐。关于痰热引起的失眠，历代医家有较多记载。如《景岳全书·不寐》中提道："痰热内扰，心神不安……多发不眠。"说明痰热是失眠发生的重要因素。《证治要诀·不寐》认为有痰在胆经，神不归舍会导致不寐，也说明了从痰热论治不寐的重要性。薛莎教授擅长用黄连温胆汤治疗该类失眠的患者，方中黄连清热化痰、清胆和胃、养心安神、半夏降逆和胃、除湿化痰，竹茹清热化痰、止呕除烦、枳实行气消痰、使痰随气下。陈皮理气燥湿，茯神健脾渗湿、安神，姜、枣、草益脾和胃而协调诸药。

龙胆泻肝汤是临床上治疗肝火扰心型失眠常用的方剂，薛莎教授认为该类失眠患者的病位在脑，而表现于肝，情志内伤是本病的主要病因。元代朱丹溪云："气血冲和，百病不生，一有怫郁，诸病生焉。"说明不寐的发生与情志的失常息息相关。张璐的《张氏医通》载有："平人不得卧，多起于劳心思虑，喜怒惊恐。"肝主情志，调达气机，肝开窍于目，通于脑，五脏皆有不寐，总以肝为主。《灵枢·本神》曰："肝藏血，血舍魂，卧则血归于肝而魂归其宅。"南宋许叔微的《普济本事方》曰："平人肝不受邪，故卧则魂归于肝，神静而得寐，今肝有邪，魂不得归，是以卧则魂扬若离体也。"《素问·刺热论》指出："肝热者……手足躁，不得安卧。"肝为刚脏，主升主动，肝郁则气滞，郁而化火，冲扰心神，心神不安而致不寐。薛莎教授认为治疗宜清肝泻火，镇心安神，方选龙胆泻肝汤，龙胆草主入肝胆二经，既能上清肝胆实火，又可下利肝经湿热，两擅其功；黄芩、栀子能清肝泻火，清上导下；泽泻、车前子可导湿热下行，使邪有出路；生地黄、当归能滋阴养血柔肝，使邪去而阴血不伤；柴胡能舒畅肝胆之气郁，并引诸药入肝胆之经；生龙骨、生牡蛎镇心安神；酸枣仁、柏子仁养心安神；珍珠母镇心安神，养阴熄风；甘草和中护胃，调和诸药。诸药合用，使肝火得清，肝气得舒，魂藏于肝，阴液得滋，神安于心，则阴阳相和，寐得以宁。

柴胡加龙骨牡蛎汤出自《伤寒杂病论》："伤寒八九日，下之，胸满烦惊，小便不利，谵语，一身尽重不可转侧者，柴胡加龙骨牡蛎汤主之。"是由小柴胡汤去甘草加龙骨、牡蛎、茯苓等组成。病机为少阳枢机失运，三焦运行不畅，功效为和解少阳，理气畅中，重镇安神，对于肝失疏泄、气机郁滞、痰气郁结等所引起的诸多情志致病，均可应用，对于肝脾失调型失眠患者的临床疗效尤为显著。薛莎教授认为，肝脾失调型失眠患者主要病位在于心，与肝、脾胃密切相关，临床治疗方法以疏肝解郁、健脾和胃为主，同时佐以镇惊安神。在人体内，少阳为"阳枢"，厥阴为"阴枢"，脾胃为"中枢"。肝主疏泻，维持气机使其正常运行，阳气出入正常，厥阴肝经与少阳胆经相表里；脾主运化，胃主受纳，共同维持气机升降以及气血运行的畅通，三者使得阴阳出入正常，神安而寐。随着现代越来越快的社会生活及工作节奏，人们所面临的心理压力也越来越大，继而失眠的患者也越来越多。《病因脉证》提出："肝火不得卧之因，或因恼怒伤肝，肝气怫郁，或尽力谋虑，肝血有伤，肝主藏血，阳火扰动血室，则夜卧不宁矣。"《景岳全书不寐》指出："思虑伤脾，脾血亏损，经年不寐。"故肝脾失调型失眠因肝失疏泄，横逆克脾犯胃，脾胃受损，生化乏源，气血亏虚，无以濡养肝，疏泄失司气机失调则魂不入肝，神魂无所居。

薛莎教授认为，柴胡加龙骨牡蛎汤中，虽然药味不多，但每味药都精准地治疗不同原因引起的失眠，方中的柴胡可以疏肝解郁，用于心情郁郁寡欢，躺下后辗转反侧难以入睡，桂枝可以解表温心阳，当人体有了表证的时候，最明显的感受就是身体困重，肌肉酸疼不适，躺不下睡不好，桂枝可以缓解身体肌肉酸疼，疲劳不适的症状，然后半夏这味药，可以降逆止呕，燥湿化痰开窍，用于痰扰心神导致的心中烦躁，失眠健忘，大黄可以让身体的实热通过大便排出去，当身体有热，烦热狂躁，大黄能直接釜底抽薪，将身体的热势消退下去，黄芩可以清少阳胸中烦热，引热下行，龙骨可以滋阴潜阳，收敛阳气，安神定志，能够把身体浮越在外的心神收敛到肾中，治疗虚阳浮越导致的失眠，牡蛎咸寒下行入肾，用于惊恐不安，失眠多梦，牡蛎就是海中的牡蛎壳，能够使阳气回潜，起到重镇安神的作用，人参能够补五脏、安精神、定魂魄、止惊悸、除邪气、明目、开心益智，能让我们白天该有精神的时候有精神，晚上该入睡的时候入睡，具有安心定志的作用，柴胡加龙骨牡蛎汤中，原方中有铅丹这味药，但铅丹有毒，我们临床用时会用其他药物代替，如果患者身体有虚热，阴血不足时，用白芍代替，白芍性质温和，既能够敛津液，又能泻实，如果患者身体阳亢躁动不安，可以用重镇的灵磁石或生铁落代替，灵磁石和生铁落重镇安神，平肝镇惊，最后方中还要加上生姜、大枣来保护脾胃，因为胃不和则卧不安，胃肠不适也会导致失眠，生姜、大枣还可以减轻其他药物对脾胃产生的副作用。

### 三、验案举隅

**案1** 缪某，女，57岁，2017年4月21日就诊。

**主诉：** 睡眠差1年余，夜尿2或3次，平素觉乏力、头昏，饮食一般，已绝经3年，舌红、苔薄，脉沉细。

**中医诊断：** 不寐，辨证心肾气虚证。

**治法：** 养心安神、补肾缩尿。方用酸枣仁汤加味。

**处方**：炒酸枣仁 12 克，知母 10 克，川芎 8 克，茯神 30 克，首乌藤 30 克，制远志 10 克，石菖蒲 12 克，煅珍珠母 30 克，南沙参 10 克，陈皮 6 克，炒鸡内金 15 克，沙苑子 30 克，金雀根 30 克，赤芍 30 克，鬼箭羽 30 克，甘草 6 克。7 剂，水煎，每天 1 剂，分早晚 2 次服用。

**二诊**：2017 年 4 月 28 日，患者诉夜尿次数较前稍减少，平均 1 或 2 次，睡眠较前好转，白天精神较前好转，乏力、头昏感较前好转，纳食增加，舌红，苔薄，脉沉细。继服原方 14 剂，嘱患者平素可服用中成药肾气丸补益肾气治疗，并加强锻炼。随访患者睡眠可，精神好。

**【按语】**

本案患者已绝经，肾虚之象明显，肾司二便功能失常则见夜尿多；气虚则气的推动作用减退，见乏力、头昏等症；故在酸枣仁汤的基础上加入补肾养心之品。煅珍珠母平肝潜阳、重镇安神；首乌藤养心安神；制远志宁心安神效佳；石菖蒲开窍宁神，兼可化湿和胃。诸药合用，安神之功更甚。南沙参滋阴生津以求阴阳平衡；炒鸡内金健脾和胃，兼以安心神；沙苑子补肾固精缩尿；赤芍和鬼箭羽合用可活血强心；金雀根益脾活血通脉，血为气之母，血可生气；甘草调和诸药。患者肾虚为本，补虚之路漫漫，需长期调养，平素应加强锻炼，修身养性，方求气血得养，阴阳平和则寐安。

# 第十节　伸秦组方治疗痛风的经验浅析

随着生活方式和饮食习惯的改变，痛风的发病率也越来越高，成为仅次于糖尿病的第二大代谢性疾病。高尿酸血症是导致痛风的最主要的病因。高尿酸血症是当血尿酸超过饱和浓度，尿酸盐晶体析出可直接黏附、沉积于关节及周围软组织、肾小管和血管等部位，与中性粒细胞、巨噬细胞相互作用后，释放炎症因子以及金属蛋白酶、水解酶等，引起关节软骨、骨质、肾脏以及血管内膜等急慢性炎症损伤，最终导致痛风。痛风在不同时期的常见症状包括：无症状高尿酸血症期：血尿酸值大于 420 微摩尔/升，无明显的临床表现。急性痛风性关节炎发作期：关节出现红、肿、热、痛，以第一跖趾关节多见，活动受限。痛风发作间歇期：此期患者没有明显的表现。慢性痛风期：出现痛风石，沉积于人体的不同部位处，影响功能。金元时期朱丹溪在《格致余论·痛风论》中指出："痛风者，四肢百节走痛，方书谓之白虎历节风证是也……夜则痛甚，行于阴也。"最早提出了"痛风"之名。

## 一、病因病机

薛莎教授认为痛风发病因脏腑功能失调，痰浊血瘀内蕴，郁滞关节筋骨所致。脾肾亏虚为本，湿、痰、瘀为标。脾主运化水谷精微，化生气血，为后天之本，肾藏先天之精，主水之脏，为先天之本。脾运化水液的功能正常，赖于肾气的蒸化及肾阳的温煦，肾主水液输布代谢，又赖于脾气及脾阳的升清。脾肾两虚，则水谷运化、水液代谢失衡，继则水湿内聚，聚湿成痰，郁久化热，痰湿互结，痹阻经脉，发为痛风。湿热之邪为痛风的基本病理产物，先天禀赋不足、脾肾亏虚、环境湿冷、大量饮食肥甘厚味等，久则脾胃受损愈重，湿浊滋生，日久痰浊血瘀蕴结，成为痛风反复发作，病情缠绵的重要因素。

## 二、治疗特点

痛风的治疗要根据患者的临床特征、体质特点、疾病发生的不同阶段进行分期辨证论治。急性期多有湿热、痰瘀、浊毒，治法上"急则治其标"；间歇期以脾肾亏虚为主，治法上"缓则治其本"，在临床上应该结合患者不同情况辨证论治。痛风反复发作，在中晚期，肝肾亏虚、气血亏虚的表现更为明显，治疗要补益肝肾。

薛莎教授治疗痛风的经验方伸秦组方，该方是由伸筋草、秦皮、车前子、络石藤四味药组成。方中伸筋草味苦、辛，性温，具有祛风除湿，舒筋活络解毒之效，药理研究该药含伸筋草碱、石松碱，提取物能镇痛，石松能利尿及增进尿酸排泄。秦皮，味苦、涩，性寒，清热燥湿解毒，有报道秦皮甙有利尿作用，并能促进家兔和及风湿病患者尿酸排泄。秦皮甲素多种给药途径也均可促大鼠及兔尿酸排泄，促进尿酸排泄的机理与兴奋交感神经系统抑制肾脏对尿酸的重吸收等有关。车前子，味甘，性寒，具有利尿通淋渗湿之效，药理研究表明其能抑制肾脏草酸钙结晶，煎剂少量多次注入兔膝关节腔内，能引起结缔组织增生，加强关节囊的紧张度。络石藤味苦，性微寒，祛风通络、凉血消肿，研究发现其有类似肾上腺皮质激素样作用。薛莎教授曾申请了课题"伸秦颗粒治疗痛风的临床与实验研究"。动物实验结果表明，伸秦组方能抑制XOD、ADA的活性，从而抑制尿酸生成。HE染色表明伸秦组方能减轻高尿酸血症对肾脏超微结构的损伤，抑制肾间质纤维化，延缓疾病的进程。

对于痛风急性发作期，以关节红肿热痛、痛不可触，遇热加重，尿黄赤，舌质红，苔黄厚腻，脉弦滑者，辨证属于风湿热痹，治疗应清热解毒为主，自拟伸秦组方合四妙散、四妙勇安汤化裁。病及上肢者，加桂枝、海风藤；病及下肢者，加独活、牛膝；便秘者，加桃仁、大黄；热甚加用红藤、豨莶草；湿甚加用萆薢、防风、防己、木瓜；痛甚加乳香、没药、延胡索、生蒲黄。局部用金黄散外敷。关节肿痛，皮温不高，遇寒加重，得温痛减，畏寒，小便清长，舌质淡，苔白腻，脉沉紧或脉濡者，证属寒湿痹阻，治疗宜温经通络止痛，方用乌头汤加减，药可选用制川乌、制附片、干姜、肉桂、桂枝、仙茅、巴戟天、杜仲、独活、炙麻黄、细辛、艾叶、高良姜等，配合局部热敷。关节刺痛，夜晚加剧，发作频繁，伴结节，关节畸形肿胀，活动受限。舌黯红，或有瘀斑，脉细弦或涩，证属痰瘀互结，桃红四物汤加白芥子、威灵仙等化痰祛瘀，通经散结。痛风缓解期宜健脾补肾，肾阴虚可以用伸秦组方配伍六味地黄丸；脾肾阳虚，可用右归丸温补脾肾。此外，根据现代中药药理学研究进展选择具有降尿酸作用的中药，能够有效提高治疗效果，如萆薢、玉米须、土茯苓、泽泻、黄檗、金钱草、虎杖、姜黄等。

痛风性肾病是由于血尿酸产生过多或排泄减少形成高尿酸血症所致的肾损害。痛风性肾病的临床表现可有尿酸结石，蛋白尿、水肿、夜尿、高血压、血、尿酸升高及肾小管功能损害。痛风性肾病属于中医水肿、虚劳、痹证等范畴。该病主要因患者嗜食肥甘厚味，湿浊内停损伤脾肾而致。一方面，脾失健运，水液停滞，不能运输至全身则发为水肿，水道不畅则小便不利。另一方面，气不化水则小便不化，小便清长。脾为后天之本，脾气虚损则导致肾气不固，统摄无力，则肾内精气外泄。本病以脾肾亏虚为本，痰、湿、瘀为标。所以，健脾补肾法是扶正的关键。健脾是充养后天之本，补肾是培其精气不足。薛莎教授常以六味地黄丸和伸秦组方为基本方，随证加减。六味地黄丸三补三泻巧妙配合，形成甘淡平和，不温不燥，补而不滞，是标本同治的平补之剂。

蛋白质当属中医之精的范畴，蛋白尿的形成主要与肾气不固，精微外泄有关，临床常见遗精、遗尿、白带多、夜尿多、腰膝无力等，故补肾涩精以治蛋白尿。方药常用沙苑子、芡实、莲须、龙骨、牡蛎、黄芪、党参、桑螵蛸、金樱子等。对于血尿的治疗，薛莎教授反对用大量止血药治疗血尿，主张治本求源。实热者为热盛伤络，迫血妄行，可用白花蛇舌草20～40克清热解毒，利尿通淋。虚热者为阴虚内热，虚火扰络，络伤血溢，可用女贞子、旱莲草、白茅根、生地黄滋阴补肾，凉血止血。脾气亏虚，气不摄血，可用黄芪、太子参各30克补气摄血。久病入络，血不归经，溢于脉外，可用三七、益母草、蒲黄炭化瘀止血。

痛风根本原因是高尿酸，长期有效控制血尿酸水平，包括饮食控制、体育锻炼及药物治疗等方法。在高尿酸血症期，如果没有痛风发作或偶尔发作，往往只需基础治疗，采用饮食控制和增加锻炼，配合适当的中药调控，将尿酸水平控制在合理范畴。合理饮食调控是痛风的基础治疗。《素问·生气通天论》云："高粱之变，足生大丁。"明·张介宾在《类经·十三卷·疾病分类五》中指出"膏粱，即肥甘厚味也"。痛风是由于长期过食高嘌呤饮食导致血尿酸升高所致，而高嘌呤饮食包括酒、高脂、高蛋白、高糖饮食及动物内脏、海鲜等。因此，对于痛风患者加强饮食健康知识普及，科学合理改善饮食结构，减少高嘌呤饮食的摄入，多喝水，能够有效预防高尿酸及痛风的发病，防止痛风肾损害的发生。

### 三、病案举隅

**案1** 陈某，男，36岁，2018年7月1日初诊。

**主诉**：左足拇指红肿疼痛3天。

患者就诊前3天喝酒后出现左足踇趾红肿疼痛，呈胀痛，夜晚明显，无发热，食欲可，睡眠欠佳，大便偏干，小便黄，口干。查体：左足踇趾红肿明显，皮温增高，有触痛。舌红、苔黄厚，脉滑。查血尿酸530微摩尔/升。

**西医诊断**：痛风性关节炎。

**中医诊断**：痛风（湿热痹阻）。

**治法**：清热利湿，通络止痛。

**方药：** 自拟伸秦组方合四妙散。

**处方：** 伸筋草 30 克，秦皮 30 克，络石藤 15 克 车前子 30 克，陈皮 6 克，苍术 10 克，川牛膝 15 克，黄檗 10 克，薏苡仁 30 克，忍冬藤 30 克，甘草 6 克，萆薢 10 克，土茯苓 15 克，玄胡 15 克，茯神 30 克。7 剂，每日 1 剂，水煎，分 2 次口服。

**二诊：** 2018 年 7 月 8 日，患者诉左足踇趾红肿消退，疼痛明显缓解，二便可，睡眠可。舌红苔黄，脉滑。上方薏苡仁改为 10 克，去忍冬藤和茯神，7 剂，每日 1 剂，水煎，分 2 次口服。

**三诊：** 2018 年 7 月 20 日，患者已无足趾疼痛，食纳可，睡眠可，二便调。舌红苔白，脉细。给予伸秦组方合六味地黄丸 14 剂调理。

**四诊：** 2018 年 8 月 16 日，患者无明显不适，复查血尿酸 305 微摩尔/升。

**【按语】**

痛风性关节炎急性期治法以清热利湿，通络止痛为治法，薛莎教授在长期的临床实践中摸索出伸秦组方，组方符合清热利湿的治疗原则，从药理研究来看，几味药都能降尿酸，符合辨病与辨证结合的典范。急性期合四妙散增加清热利湿之功，缓解期合六味地黄丸健脾补肾以治其本。

# 第十一节　止嗽散运用体会

咳嗽是以发出咳声或伴有咳痰为主症的一种肺系病证。西医学中的急性气管－支气管炎、慢性支气管炎、咳嗽变异型哮喘等以咳嗽为主要症状的疾病均属于本病范畴。

咳嗽按病因分外感咳嗽和内伤咳嗽两大类。外感咳嗽为六淫外邪侵袭肺系；内伤咳嗽为脏腑功能失调，内邪干肺。不论邪从外而入，或自内而发，均可引起肺失宣肃，肺气上逆而致咳嗽。早在《黄帝内经》中已经对咳嗽的病因、病机、证候分类和治疗列有专篇的论述。如《素问·咳论》对咳嗽病因的认识，提道："皮毛者，肺之合也；皮毛先受邪气，邪气以从其合也。其寒饮食入胃，从肺脉上至于肺则肺寒，肺寒则外内合邪，因而客之，则为肺咳"；"五脏六腑皆令人咳，非独肺也"。咳嗽的主要病机为邪犯于肺，肺失宣肃，肺气上逆作咳。因肺主气，司呼吸，开窍于鼻，外合皮毛，内为五脏六腑之华盖，其气贯百脉而通他脏。由于肺体清虚，不耐寒热，故称为娇脏，易受内外之邪侵袭而致病。清程钟龄在《医学心悟》一书中详细论述了咳嗽的病因病机，提出咳嗽乃因"外感六淫或内伤七情致肺气不宁所致"。肺为娇脏，不耐寒热，用药当温润和平，既要解表散邪，又要肺气安宁，故拟止嗽散一方，以疏风散邪，宣肺止咳。薛莎教授临床治疗咳嗽时，善用止嗽散加减，外感内伤咳嗽均可，效如桴鼓。

## 一、止嗽散方义

止嗽散原方由桔梗、荆芥、紫菀、百部、白前、甘草、陈皮组成。方中桔梗，苦辛微温而性平，宣通肺气利膈，泻火散寒，主攻痰壅喘促咽痛。《本草经集注》中注"桔梗，味辛、苦，微温，有小毒。主治胸胁痛如刀刺，腹满，肠鸣幽幽，惊恐悸气。利五脏肠胃，补血气，除寒热风痹，温中消谷，治喉咽痛，下蛊毒"。《雷公炮制药性解》云："桔梗味辛，性微温，有小毒，入肺经。主肺热气奔，痰嗽鼻塞，清喉利膈，能载诸药入肺。"叶天士《本草经解》中描述"桔梗气微温，禀天初春稚阳之木气，入足少阳胆经；味辛有小毒，得地西方阴惨之金味，入手太阴肺经。气味俱升，阳也。胸者肺之分也，胁者胆之分也，胆气不升，肺气不降，则滞于胸胁，痛如刀刺矣桔梗者，辛以散之，温以达之也。足之三阴，从足走腹，太阴行气于三阴者也，肺亦太阴，通调上下，相传之职，太阴不能通调，则腹饱满矣；其主之者，辛以调气，温以行气也。大肠者燥金之腑也，大肠湿热，则鸣幽幽；肺与大肠为表里，桔梗辛以益肺，肺通调水道，则湿热行而肠鸣自止。胆为中正之官，胆者担也，胆气伤，则不能担当而惊恐悸矣；桔梗辛温，则扶苏条达，遂其生发之性，复其果敢之职，而惊恐悸自平也"。现代药理学研究表明桔梗含桔梗皂苷，可直接刺激咽喉及口腔部位，可刺激支气管黏膜分泌物增加，促痰排出。

紫菀辛温润肺，苦寒下气，补虚调中，消痰止渴，针对咳逆上气。《本草经集注》云："紫菀，味苦、辛，温，无毒。主治咳逆上气，胸中寒热结气，去蛊毒、痿蹶，安五脏。"《本草经解》注："紫菀气温，味苦，无毒。主逆上气，胸中寒热结气，去蛊毒，痿蹶，安五脏。（蜜蒸）紫菀气温，禀天春升之木气，入手厥阴心包络经；味苦无毒，得地南方之火味，入手少阴心经。气升味降，阴也。心为君火，火刑肺金则咳逆上气矣；紫菀入心，味苦清火，所以主之也。心络手厥阴脉，起于胸中，手厥阴之筋，其支者入腋散胸中，厥阴主散寒热结气者，厥阴有或寒或热之气结也，结而不散，厥阴病矣；紫菀气温，可以散寒，味苦可以散热也。"《长沙药解》中云："味苦、辛，入手太阴肺经。降气逆而止咳，平息贲而止喘。"现代药理学研究显示紫菀水煎剂中分离出的紫菀酮和表木栓醇等均具有明显的祛痰作用。此外紫菀还具有较好的杀菌抗炎、抗氧化、抗肿瘤等作用。

百部甘苦微温，兼可润肺，主治肺热呛咳，两者均入肺经，润而不寒，止咳化痰，兼可润肺，咳嗽不论新久，皆可取效。《本草经集注》云："百部微温，有小毒。主治咳嗽上气。"《雷公炮制药性解》曰："百部，味甘苦，性微寒，有小毒，入肺经。主肺热咳逆，传尸骨蒸。杀痈疽寸白诸虫及虱，竹刀劈开，去心，酒浸用。百部专疗咳嗽，宜入肺经，而小毒，故能杀虫也。"《玉楸药解》注："百部味苦，微寒，入手太阴肺经。清肺止咳，利水杀虫。"现代研究中指出百部含有生物碱，能降低呼吸中枢的兴奋性，而抑制咳嗽反射。

白前，辛甘微寒，泻肺降气，下痰止嗽，助肺气之宣降，加强君药止咳化痰之效。《本草经集注》："白前味甘，微温，无毒。主治胸胁逆气，咳嗽上气。"《雷公炮制药性解》注："白前，味甘辛，性微温，无毒，入肺经。主下气，除嗽气，寒呃上冲，不得睡卧，气逆冲喉，呼吸欲绝，喉中时时作水鸣声。甘草水浸一宿，去头须子，焙干用。白前色白味辛，故入肺经，专主一切气证。"《长沙药解》云："白前，味甘、辛，入手太阴肺经。降冲逆而止嗽，破壅塞而清痰。"现代研究显示白前水提取物及醇提取物具有镇咳、祛痰的作用。

荆芥辛苦而温，芳香而散，可散风解表，清头目，利咽喉，主治伤风咳嗽，去表之余邪。《雷公炮制药性解》云："荆芥，味辛苦，性微温，无毒，入肺、肝二经。主结气瘀血，酒伤食滞，能发汗，去皮毛诸风，凉血热。"《本草经解》注："荆芥，气温，味辛，无毒。主寒热，鼠瘘，疗疮，生疮，破积聚气，下瘀血，除湿疸。荆芥气温，禀天春升之木气，入足少阳胆经、足厥阴肝经；味辛无毒，得地西方之金味，入手太阴肺经。气味俱升，阳也.少阳胆经，行半表半里，邪客之则往来寒热；荆芥辛温，和解少阳，所以主之。……荆芥辛以达风木之气，温以发相火之郁，郁火散而风宁，诸症平矣。……肺者通调水道之官也，水道不通，则湿热成疽；荆芥辛能润肺，肺治则水道通，所以除湿疽也。"现代药理研究荆芥具有解热、抗菌、抗炎、增强皮肤血液循环、镇痛等作用。

陈皮调中利膈，导滞消痰，理气和胃健脾。《本草经解》注："陈皮，气温，味苦辛，无毒。主胸中痕热逆气，利水谷。久服去臭，下气通神。陈皮气温，禀天春升之木气，入足厥阴肝经；味苦辛无毒，得地南西火金之味，入手少阴心经、手太阴肺经。气味升多于降，阳也。胸中者肺之分也，肺主气，气常则顺，气变则滞，滞则一切有形血食痰涎，皆假滞气而成痕，瘦成则肺气不降而热生焉。陈皮辛能散，苦能泄，可以破痕清热也，苦辛降气，又主逆气。饮食入胃，散精于肝；温辛疏散，肝能散精，水谷自下也。肺主降，苦辛下泄，则肺金行下降之令，而下焦臭浊之气，无由上升，所以去臭而下气也。心为君主，神明出焉；味苦清心，味辛能通，所以通神也。"《长沙药解》云："陈皮，味辛、苦，入手太阴肺经。降浊阴而止呕哕，行滞气而泻郁满，善开胸膈，最扫痰涎。"现代药理研究表明陈皮具有抗氧化、抗肿瘤、抗炎、祛痰、平喘、促消化、降脂等作用。

甘草可镇咳、祛痰、补三焦元气以散表寒，调和诸药。《雷公炮制药性解》云："甘草，味甘，性平，无毒。入心、脾二经，生则分身、梢而泻火，炙则健脾胃而和中。解百毒，和诸药，甘能缓急，尊称国老。味甘入脾，为九土之精，安和七十二种金石，一千二百种草木，有调摄之功，故名国老。"《本草经解》注："甘草，气平，味甘，无毒。主五脏六府寒热邪气，坚筋骨，长肌肉，倍气力，金疮熏，解毒。久服轻身延年。（生用清火，炙用补中）。甘草气平，禀天秋凉之金气，入手太阴肺经；味甘无毒，禀地和平之土味，入足太阴脾经。气降味升，阳也。肺主气，脾统血，肺为五脏之长，脾为万物之母；味甘可以解寒，气平可以清热；甘草甘平，入肺入脾，所以主五脏六腑寒热邪气也。……气平入肺，平肝生肾，筋骨自坚矣。脾主肌肉，味甘益脾，肌肉自长；肺主周身之气，气平益肺，肺益则气力自倍也。"现代药理研究表明甘草含有甘草甜素、甘草苷、有机酸等物质。因此甘草具有解毒、抗利尿、抗炎、抗过敏等作用。诸药合用，本方温润平和，散寒不助热，解表不助邪，疏风宣肺，止咳化痰，咳嗽即愈。

## 二、止嗽散临床加减应用

外感咳嗽：若为风邪犯肺而致喉痒咳嗽者，表证不重者遵循原方即可。风寒袭肺者，寒束肺卫，恶寒、发热、头痛身痛显著者，可加紫苏、防风、生姜等散寒解表。咳嗽气急者，加麻黄、杏仁以散寒止咳；若胸闷、痰多、舌苔白腻，再加法半夏、茯苓、橘红以燥湿化痰；气促胸闷、咽喉不利、喉间痰鸣者，加麻黄、射干、杏仁、厚朴以宣肺平喘、理气化痰；咳而干呕者，加旋复花降逆止呕。风热犯肺而致肺失宣降，症见发热、头痛、咽痛者，宜去白前、百部，加板蓝根、薄荷、桑叶、菊花、牛蒡子等以疏风散热；咽痛剧者，加射干、马勃、木蝴蝶等清热利咽；痰黄量多者，加黄芩、瓜蒌皮、半夏清热化痰；痰黄黏稠、咳出不爽者，可加天花粉、玄参、麦冬、黄芩、芦根以清热生津；胸闷气促、心烦口渴、痰黄量多者，去陈皮，加黄芩、麻黄、杏仁、生石膏、桑白皮以清热化痰，更甚者则加鱼腥草、蒲公英、大青叶以加强清热解毒之力；身热、口干、苔腻者，加芦根、薏苡仁等清热利湿、生津止渴。燥邪伤肺者，干咳无痰或痰黏量少。风燥伤肺者，根据"燥者濡之"的原则，用本方加北沙参、麦冬、山药、牛蒡子、五味子、川贝母等。荆芥、龙骨、牡蛎、五味子均有抗过敏作用，对喉源性咳嗽有很好的作用。暑热伤肺者，症见发热、口渴、心烦、尿赤者，可加芦根、青蒿、滑石、栀子、黄芩、天花粉等清热消暑之品，但宜去陈皮之温燥。

内伤咳嗽：内伤咳嗽多由外感咳嗽失治、迁延不愈或反复发作损伤肺气所致，所谓"久咳伤肺"是也。但亦有他脏有病累及于肺，使肺失宣降而致者，此多与肝脾有关，是脾湿生痰蕴肺或肝火犯肺的病理反应。诚如《医学三字经》所言，肺"只受得本然之正气，受不得外来之客气，客气干之则呛而咳矣，只受得脏腑之清气，受不得脏腑之病气，病气干之亦呛而咳矣"。止嗽散因其温润不燥，药性和平，加减得当亦可运用于内伤咳嗽。若为外邪入里，累及肝经时可见两胁疼痛，宜加柴胡、赤芍、青皮。胆火上炎、口苦恶心者，可加黄芩、柴胡、生姜、半夏利胆止呕。侵犯心经、循经上行所致的咽痒、咽痛、口舌疼痛者，可加桑白皮、地骨皮清热。邪气入脾，引起脾咳，则加炒山药健脾益肺。外邪及肾，伤及肾阳，腰背疼痛，命门失养，则加附子、干姜温补肾阳。若肾阳受损，不能制约水液，头身肿胀者，则加泽泻、茯苓、附子、干姜以温肾、利水消肿。若久咳肺气亏虚，伤及大肠，出现咳而二便自出者，加肉豆蔻、益智仁以益气收涩。若为肺气阴两虚，症见咳嗽少痰或干咳无痰，咳声无力者，去荆芥、桔梗、陈皮，加麦冬、沙参、太子参、川贝母、炙杷叶、五味子等益气养阴、润肺降气。痰湿阻肺，咳嗽、胸闷痰多者，加苏子、白芥子、莱菔子、法半夏、茯苓以燥湿化痰；寒痰阻肺者，去百部之润，加干姜、细辛、桂枝、茯苓、五味子、旋覆花、半夏以温化寒痰；若寒湿重者，可再加干姜、细辛温脾肺以化痰湿。久咳及夜咳多者，多为瘀阻血络，可加当归、红花；胸中作痒而咳者，是为肺之气管有风，可加防风深入托出而散之。若为肝火犯肺，肺气不降，症见咳嗽胸痛，痰黄或有痰中带血、心烦不安者，宜去荆芥、陈皮，加枳壳、象贝、黄芩、青黛、海蛤粉、桑白皮、炒栀子等清肺泄热、化痰止咳；若大便干结者，可再加大黄、瓜蒌仁通腑泄热，以增强降气止咳之力。若脾虚不运，上犯肺金，则以止嗽散加连翘、神曲、麦芽。若久咳损伤肾阴，导致阴虚火旺，伤及肺阴，常用六味地黄丸固其本，以止嗽散加知母、贝母润其肺。久病咳嗽易发作，咳嗽的时间也常不一，常在清晨、黄昏、午夜易发作，清晨咳则以肺脾气虚为主，常用止嗽散配合玉屏风散以及六君子汤健脾益气止咳；黄昏咳则多为肺肾阳虚，常用止嗽散配合桂附理中丸温补肺肾止咳；午夜咳则多为肺肾阴虚，常用止嗽散配合沙参麦冬汤补肾养阴止咳。

现代药理研究表明止嗽散具有镇咳、祛痰、平喘、抗炎作用，可有效延长咳嗽潜伏期，减少咳嗽次数。止嗽散在现代临床运用非常广泛，尤其在外感咳嗽、慢性支气管炎、支原体感染后咳嗽以及咳嗽变异性哮喘等治疗中尤为突出，且在小儿、孕妇外感咳嗽及哮喘等的治疗中安全有效、疗效显著。

## 第十二节　辨病与辨证相结合治疗疾病

辨证论治是中医认识疾病和治疗疾病的基本原则，是中医学的基本特点之一。所谓辨证，就是将四诊所收集的资料、症状和体征，通过分析、综合，辨清疾病的原因、性质、部位，以及邪正之间的关系，概括、判断为某种性质的证。论治法是根据辨证的结果，确定相应的治疗方法。辨证是决定治疗的前提和依据，论治是治疗疾病的手段和方法。临床上还存在着辨病施治的方法。特别是在中医学理论体系构建之初，证候的概念尚未从疾病中分化出来，就是以"病"作为辨析目标，治疗也就依据病来施行。

### 一、辨证与辨病的关系

薛莎教授认为，辨证与辨病都是认识疾病的思维过程。辨证是对证候的辨析，从而根据证候确立治法。辨证侧重对疾病当前阶段主要矛盾的把握，是对疾病过程中一定阶段的病因、病位、病性、病势等病机本质的横向认识。《伤寒杂病论》有丰富的药证、方证案例，是经典的辨证治疗的模板。病证与方药之间的对应关系，称为方证相应或药证相应。有时证用是药，有时证用是方。单个病证对应的药可能有多味，而单个药所治疗的病证也可能有多个。如《伤寒杂病论》第96条："伤寒五六日中风，往来寒热，胸胁苦满、嘿嘿不欲饮食、心烦喜呕，或胸中烦而不呕，或渴，或腹中痛，或胁下痞硬，或心下悸、小便不利，或不渴、身有微热，或咳者，小柴胡汤主之。"小柴胡汤证对应有四大主证，七个或然症。但辨证论治存在一些不足：一是临床存在无证可辨者。随着现代医学诊断手段的发展，临床上有一些患者没有主诉，甚至完全没有任何自觉症状，只是在体检的情况下才被发现。对这部分患者，由于无"症"可辨，所以无法做到传统意义上的辨证论治。二是中医证型比较模糊、笼统，缺乏客观统一的标准，辨证在一定程度上受到个人经验的影响，重复性不足。三是临床疗效评价过于宏观。中医临床疗效的判断是以症状的改善或消除为依据，如果用现代医学的疗效标准来衡量，临床症状的消除或改善并不全都意味着疾病的痊愈或好转。例如，头晕消失不代表高血压的痊愈，水肿消失不意味着肾炎的痊愈。

辨病是确定疾病的诊断，从而为治疗提供依据。辨病侧重对疾病全过程的总体属性、特征和规律的纵向把握。对于病因明确、又有着对因治疗特效方法的疾病，往往能够迅速获效。辨病论治也有一定的局限性，一是在临床上存在一些没有任何实验室、影像检查异常的情况，但患者临床症状会表现明显的疾病，比如常见的亚健康状态、各种功能性疾病（神经官能征、功能性胃肠病、更年期综合征）等。二是缺乏整体观念，对疾病的认识、治疗以及疗效的判定均以病因、病理的改变为主，而忽视了患者的主观感受和整体功能的调节，临床上常遇到各项指标均已正常但患者依然有明显不适的情况。

人是一个整体，内有五脏六腑，外有皮毛筋骨肉、五官九窍，它们是相互关联，不可分割的。各个脏腑既要有自己独特的功能和疾病，但是它们之间又是相互影响的。疾病不是静止的，而是经常变化着的。所以，辨病体现的是认识疾病的整体观，辨证反映的是疾病的动态观。辨证与辨病是局部与整体的统一，不可孤立。如果片面强调辨病，丢掉辨证论治，则失掉中医的灵魂。如果无视现代科学对病的研究，则中医临床疗效得不到提高，中医学术得不到发展。辨证论治的个体化特征明显，要考虑到患者年龄、性别、体质、饮食、情志、气候、地域等多种因素的影响。辨病论治弥补了辨证论治对病的针对性不强的缺陷。二者结合起来能达到更好的效果。因此，要发挥中医学辨证论治的诊治特色，提高中医的临床诊治水平，提高辨证的准确率，必须坚持辨病与辨证相结合的诊治思路。以辨病为经，使治疗有系统性、稳定性；以辨证为纬，使治疗有灵活性、阶段性。辨病有方有守，辨证则随机应变。不论辨病或辨证，都要药病相符、切中病机、把调整机体的反应性放在论治的首位。

## 二、中医辨证与西医辨病如何结合

运用辨证思维，根据该病当时的临床表现和检查结果来辨析其目前处于病变的哪一阶段或是哪一类型，从而确立其当时的证候，然后根据证候来确立治则治法和处方遣药。如失眠患者，临床常辨心脾两虚型则用归脾汤，心肾不交型用天王补心丹或六味地黄丸，肝火扰心用龙胆泻肝汤，胆郁痰扰型用温胆汤，根据疾病的独特发生发展规律论治。如2型糖尿病主要是辨证用药，同时改善微循环障碍，应用活血化瘀药，如当归、丹参、三七、赤芍。冠心病患者，瘀血贯穿病程之始终，故各个阶段均可活血化瘀，用红景天、赤芍、鬼箭羽，红景天苷能提高人心肌细胞的活性并减少其凋亡，对其有保护作用，鬼箭羽有调节血脂、降血糖、改善糖尿病患者的血液流变学指标等作用。

薛莎教授临证时擅长根据现代中药药理学研究进行用药。如治疗骨质疏松症时，会配伍钙、锌、镁、锶元素含量高的中药，如仙茅、巴戟天、菟丝子、桑葚子、丹参、芫蔚子、千年健等。组方符合中医宏观辨证论治，又符合微量元素的微观辨证。药理研究证实杜仲叶、杜仲皮都可以促进Ⅰ型胶原蛋白的合成，调节骨质代谢；可通过抑制破骨细胞增殖分化及其功能发挥抗骨质疏松作用。骨碎补能促进骨对钙的吸收，调节血钙和血磷水平，有利于骨折的愈合。淫羊藿总黄酮或黄酮各单体都具有抗骨质疏松的作用。仙茅酚苷作用于成骨细胞，能明显地促进成骨细胞的增殖与分化。续断皂苷可以增加大鼠骨密度，保护骨小梁微结构，降低骨转换率，提高股骨强度，同时可以调节骨形成和骨吸收的生化指标，重新建立成骨与破骨活动的平衡。治疗绝经后骨质疏松症时，会在辨证基础上酌情加用上述药物。如高脂血症患者，可以在辨证论治的基础上适当地加入调脂中药，如鸡内金、泽泻、槐花、大黄等。如糜烂性胃炎、胃十二指肠溃疡等，她常用黄连，黄连素具有良好的抗氧化效果，有助于消化道黏膜的修复。因肠动力不足产生的便秘、腹胀等，加枳实一味常能缓解症状，药理研究证实该药对肠功能有调节作用，能促进肠蠕动。治疗痛风时，选择具有降尿酸作用的中药，如萆薢、玉米须、土茯苓、车前草、秦皮、泽泻、黄檗、金钱草等，能够有效提高治疗效果。

随着现代医学检测技术的不断发展及疾病谱扩增，无症状性疾病已成为日益普遍的客观存在，为临床辨证中的重难点。薛莎教授认为无证可辨时，应遵循辨病为先的基本原则，以病代证。每一种疾病均具有相对规律的病理变化特点与病机演变过程，通过辨病可总览病变过程的发生发展规律，把握贯穿疾病始终的核心病机，将潜在的证候类型锁定在一定范围内。大部分无症状性疾病见于疾病的早期阶段，此阶段病情较轻，随着病程发展而逐步由无症状转化为有症状，如糖尿病无症状性的血糖升高、胃息肉或肠道息肉、肿瘤病变的初期阶段等。若病因病理明确，目前辨证不典型则以病因治疗为主，加经验方或协定处方。同时注重舌诊和脉诊，充分发挥中医学望舌、切脉、察色等特色优势，弥补望诊和问诊的局限性，通过舌象、脉象可推测出体内的阴阳平衡、邪正盛衰、气血盈亏、脏腑功能等情况，明确病位、病性、病势等关键信息，为治疗辅以依据。薛莎教授认为证有真假，舌不欺人。舌为心之苗窍，又为脾之外候，而舌苔乃胃气之所熏蒸导致。临床实践证明，在疾病的发展过程中，舌的变化迅速而又鲜明，它犹如内脏的一面镜子，凡脏腑的虚实、气血的盛衰、津液的盈亏、病情的浅深、预后的好坏，都能较为客观地从舌象上反映出来，成为医生诊病的重要依据。薛莎教授最擅于辨舌，对舌之舌质、舌苔、舌色、舌态等辨证最为精细。舌胖大边有齿痕为气虚，舌瘦小主阴虚；舌质红为有热，舌暗红为有瘀血，舌绛红少苔或无苔为阴虚有热；舌苔腻为有湿邪为患。观舌苔可断病邪深浅，舌苔的厚薄辨证病邪的轻重。如薄苔多为疾病初起，病邪在表，病情较轻；厚苔多示病邪较盛，并已传里；或有胃肠积滞；或有痰湿。苔愈厚表示邪越盛，病情愈重。黄苔主热，白苔主寒。根据苔质的润燥状况了解津液的变化。

对于临床各种检查后无异常病理改变，但有明显的临床症状的"无病可辨"者，薛莎教授建议舍病从证。以亚健康为例，亚健康人群的主诉症状和表现形式复杂多样，无明确疾病诊断，现代医学"束手无策"，但中医可以通过收集临床"四诊"资料，经过中医辨证，确立治法方药对其治疗。

# 第十三节　用"阳化气，阴成形"理论治疗绝经后骨质疏松症

骨质疏松症是一种以骨量减少，骨微观结构破坏，骨的脆性升高，易发生脊柱、髋部等骨折为特征的全身性骨病，主要临床表现为腰背、四肢甚至全身疼痛，严重时可导致脆性骨折。绝经后女性因卵巢功能衰退，雌激素水平下降，导致骨量下降，易发绝经后骨质疏松症。骨质疏松症属于中国古代文献中"骨痿""骨痹""腰痛""骨枯""骨空"等范畴，与骨痿的症状最为接近。《黄帝内经》"阳化气，阴成形"理论高度概括了阴阳之间的相互关系。薛莎教授认为"阳化气，阴成形"功能失调导致了绝经后骨质疏松症的发生，因此，补肾健脾、温阳化气是治疗绝经后骨质疏松症的大法。

## 一、"阳化气、阴成形"功能失调是绝经后骨质疏松症的发病机制

"阳化气，阴成形"源自《素问·阴阳印象大论》中"积阳为天，积阴为地。阴静阳躁，阳生阴长，阳杀阴藏，阳化气，阴成形"。《类经》中亦云："阳动而散，故化气；阴静而凝，故成形。"阳气具有温煦、推动、上升的特性，能将精血津液等有形物质转化为营卫等无形之气；阴有沉静、凝聚、内敛的特性，能将水谷精微之气生成有形之精血津液，濡养人体五脏六腑、四肢百骸。"阳化气"体现的是生命活动的气化功能；机体正常物质或病理性质产物形成则属于"阴成形"范畴。"阳化气，阴成形"功能状态会随着年龄的增长而变化。《素问·阴阳应象大论篇》曰："年四十而阴气自半也，起居衰矣；年五十，体重，耳目不聪明矣。年六十，阴痿，气大衰，九窍不利，下虚上实，涕泣俱出矣。"绝经后女性肾精及肾气会随着年龄增长逐渐衰退，表现为"阳化气"功能低下，化生清气和能量不足，脾胃运化水谷功能失调，导致精血化生不足，继而"阴成形"生理性功能低下，骨骼失养发为骨质疏松；同时，"阳化气"功能不足，脏腑气化失司，痰湿、水饮、瘀血等病理性产物聚集，造成气血运行不畅，影响骨组织的正常功能活动，导致骨质疏松症。薛莎教授认为脾肾阳气亏虚是绝经后骨质疏松症发病的根本，肝郁阳气不舒、瘀血痹阻是发病的重要环节。

1. 脾肾阳气亏虚为本

《素问·痿论》曰："肾主身之骨髓。"《素问·上古天真论》曰："女子……七七，任脉虚，太冲脉衰少，天癸竭，地道不同，故行坏无子也。"薛莎教授认为肾所藏之精是其主骨功能的重要物质基础。天癸是肾精及肾气充盛所产生的精微物质，天癸的至与竭是肾气盛衰的直接反应，决定着骨的强健与衰弱。肾精充足则骨髓生化有源，骨骼得以滋养而强劲有力；肾精亏虚则骨髓生化无源，骨骼失养而痿弱无力，最终导致骨质疏松。女性绝经后，雌激素分泌减少，破骨细胞功能旺盛，骨质流失严重，引起绝经后骨质疏松症。现代研究表明，骨矿含量随着年龄的变化规律与天癸盛衰的变化规律惊人地相似。肾虚可以通过多个途径影响骨代谢：肾虚可引起下丘脑—垂体—靶腺轴功能紊乱，导致免疫力下降，参与骨代谢的局部调节因子功能紊乱；肾虚可影响钙、磷代谢，血清锌含量

降低，导致骨密度明显低下，发生骨质疏松症。《素问·太阴阳明论》云："今脾病不能为胃行其津液，四肢不得禀水谷气，气日以衰，脉道不利，筋骨肌肉，皆无气以生，故不用焉。"强调肌肉丰满壮实，是骨骼强壮的力学保证。脾主四肢肌肉，肾主骨生髓，脾肾两脏互根互用，随着年龄增长，脏腑功能逐步减退，若肾阳虚衰不能温养脾阳，或脾阳久虚不能温养肾阳，最终导致脾肾阳虚。脾虚失于运化，则气血亏虚，肾精失充，筋骨失于濡养，导致骨痿不用。

2. 肝郁血瘀为标

《素问·上古天真论》："肝气衰则筋不能动。"《灵枢·经脉》云："足少阴气绝则骨枯。"肝藏血，司血海，肝主筋，筋病及骨，肝血亏虚则骨骼失养，导致骨质疏松症。叶天士提"女子以肝为先天，以血为用"的观点，女性一生经、孕、产、乳，数伤于血，肝藏血功能减退，更易发生肝阴血亏虚，致肾精不充、骨髓失养而发绝经后骨质疏松。同时女性敏感多思，肝气易郁滞，气滞则血瘀，或绝经后肾阳衰惫，温煦失职，寒凝而成瘀。瘀血停滞于骨骼经络，阻滞气血，造成气血运行不畅，减慢骨组织新血化生的速度，进而影响骨组织的正常功能活动，最终导致形成骨质疏松症。

## 二、治疗特点

### 1. 补肾温阳通络

绝经后骨质疏松症多见腰背疼痛，薛莎教授认为腰背为督脉、足太阳膀胱经循行之处，督脉为阳脉之海，脾肾阳气不足，无力推动血行，脉络瘀滞，不通则痛。自拟加味阳和汤治疗骨质疏松症，方药如下：熟地 10 克、炒白芥子 6 克、鹿角胶 6 克、肉桂 6 克、炮姜 3 克、制麻黄 6 克、陈皮 6 克、黄芩 8 克、丹参 10 克、玄胡 15 克、千年健 10 克、仙茅 10 克、甘草 6 克。阳和汤出自清代大医王维德的《外科证治全生集》。方中重用熟地，滋补阴血，填精益髓；配以血肉有情之鹿角胶，补肾助阳，益精养血，两者合用，温阳养血，以治其本，共为君药。肉桂温经通脉，白芥子消痰散结，加千年健祛风湿止痛，仙茅补肾助阳共为臣药。少佐于麻黄，宣通经络，炮姜破阴和阳，引阳气由里达表，通行周身。加黄芩清热，制约麻黄之辛温。丹参、玄胡活血止痛，陈皮行气护胃。甘草生用为使，解毒而调诸药。综观全方，补肾温阳，活血通络。临证时常以本方为基础，随证加减。若偏肾阳虚者，加狗脊、杜仲、续断以补肾壮阳；偏脾虚者，加茯苓、白术、山药补脾益气；肝肾阴虚者，去肉桂、麻黄、黄芩，加白芍、生地黄以滋阴柔肝；阴虚火旺证明显者，可加知母、黄檗；夜尿频多，加用桑螵蛸、乌药、金樱子；肝气郁结可配伍柴胡、白芍、川楝子；血瘀加三七、丹参、川牛膝活血行气止痛。薛莎教授用药精当，组方配伍讲究规律，擅用引经药治疗骨质疏松引起的关节疼痛。引经药最早见于《神农本草经》，引经药可引诸药直达病所，可达承上启下之功。上肢关节疼痛，可加桂枝、姜黄祛风通络止痛；腰为肾之府，腰痛用杜仲、狗脊补肾温阳止痛；下肢疼痛用牛膝、独活作为引经药。

### 2. 注重调养脾胃

薛莎教授认为脾为仓廪之官、后天之本、气血生化之源。脾胃强健有力，肾为先天之本，先天之肾精有赖于后天之脾运化水谷精微滋养才得以充足，脾胃强健有力，则气血生化有源，不断濡养肢体关节，使肢肌肉骨骼充盈有力。《黄帝内经》中"治痿独取阳明"，强调了骨痿的治疗应注重调理脾胃。她常用四君子汤、补中益气汤益气健脾，方中常重用太子参30克代替人参，避免补气导致腹胀。脾阳亏虚用小建中汤温运脾阳。薛莎教授认为脾不运、胃不纳，则药不化，药物在体内的吸收、利用，同样需要脾胃功能健运。骨质疏松症患者多有关节疼痛，祛风湿止痛药物容易伤胃，产生纳差、腹胀等症。因此，常常在药方中加用佛手10克或陈皮6克理气护胃，或加用焦三仙消食助运，起画龙点睛之用，临证每能收获良效。

### 3. 衷中参西，从微量元素角度补骨壮骨

薛莎教授在绝经后骨质疏松症的治疗中会借鉴现代药理学的知识，临证配伍钙、锌、镁、锶元素含量高的中药，临床运用效如桴鼓。微量元素与骨质疏松症的发生发展密切相关。如绝经后女性由于雌激素减少、钙吸收能力下降，容易发生钙和维生素D丢失，导致骨质疏松的发生。锌能抑制破骨细胞分化和提高成骨细胞活性，也可通过刺激骨形成和成骨细胞分化，增加骨生长因子和骨基质蛋白。镁直接影响骨细胞功能及羟基磷灰石结晶的生长，间接通过引起

轻微炎症影响甲状旁腺激素的活化和分泌，在骨组织稳态的维持上发挥重要功能。薛莎教授是全国第二批名老中医管竞环教授的学术继承人，管师提出并归纳了微量元素辨证论治体系，首次揭示元素在植物类中药中的总体分布规律，确立中药、方剂的元素区间尺。通过右归丸在治疗肾阳虚动物模型大鼠的疗效及血液元素含量的变化，从一个方面验证了"肾阳虚证"与治疗该证的"药物"——右归丸的元素对应关系。通过4000余例人发的元素检测分析，发现人发元素含量与中医肾气的关系。薛莎教授深受微量元素理论的影响，随机抽取105味中药，经鉴定确定基源后，分别检测42种元素含量，以分析中药中元素的相关关系。运用中药百分位数据，计算中药的42种元素简单相关系数。结果发现，钙元素与钠、硅、镁、铝、锶、铁、铜等元素有显著的正相关关系，与磷元素成负相关关系。在上述所检测的105味中药中，薛莎教授选择补益药、活血化瘀药、强筋骨药，合计21味；再根据钙、锌、钙/磷比值、镁、锶元素排序，选择出的较为有效的治疗骨质疏松症的中药为仙茅、巴戟天、菟丝子、桑葚子、丹参、茺蔚子和千年健。其中仙茅、千年健、淫羊藿、菟丝子、巴戟天均是辛温之品，有补肾助阳之功。药理研究发现，仙茅能上调Osterix、整合素 $B_1$、骨钙蛋白和骨桥蛋白的表达，促进成骨分化，治疗骨质疏松。淫羊藿苷能促进成骨细胞活性，抑制破骨细胞分化与骨吸收，还能促进骨髓基质细胞成骨定向分化，增强机制矿化功能。菟丝子中的黄酮类物质具有雌激素样作用，可以通过调整骨形成和骨吸收的关系，防治绝经后骨质疏松症。通过骨质疏松症动物模型证明，巴戟天提取物可以通过调节 RANKL/RANK/骨保护素系统改善骨代谢水平；其活性成分能靶向调节 MAPK 信号通路，抑制破骨细胞的分化，改善骨质疏松。

随着人口老龄化日趋明显，绝经后骨质疏松症的发病率逐年上升。该病主要引起腰背部、双下肢疼痛，甚至发生病理性骨折，严重影响人们的生活质量。薛莎教授认为"阳化气"不足，影响正常的"阴成形"，导致精血津液不能正常输布，骨骼失养。再者，"阳化气"不足，"阴成形"太过，有形之病理产物积聚体内，气血运行不畅，导致绝经后骨质疏松。温阳化气应当贯穿于绝经后骨质疏松症的治疗全程，同时需要结合患者的标实随证加减。

# 第十四节　眩晕治疗体会

眩晕是临床常见病、多发病，是以目眩与头晕为主要表现的病证。目眩是指眼花或眼前发黑，头晕是指感觉自身或外界景物旋转，二者常同时并见，故统称为眩晕。轻者闭目即止，重者如坐车船，旋转不定，不能站立，或伴有恶心、呕吐、汗出，甚则扑倒等症状。西医学中的良性位置性眩晕、后循环缺血、梅尼埃病、迷路炎、前庭神经元炎、高血压病等以眩晕为主症者，均可按眩晕论治。

## 一、病因病机

薛莎教授认为眩晕的发生主要与情志不遂、年老体弱、饮食不节、久病劳倦、跌扑坠损以及感受外邪等因素有关，内生风、痰、瘀、虚，导致风眩内动、清窍不宁或清阳不升，脑窍失养而突发眩晕。眩晕的病机概括起来主要有风、痰、虚、瘀诸端，以内伤为主。因于风者，多责之情志不遂，气郁化火，风阳上扰。因于痰者，多责之恣食肥甘，脾失健运，痰浊中阻，清阳不升，所谓"无痰不作眩"。因于虚者，多责之年高体弱，肾精亏虚，髓海空虚，或久病劳倦，饮食衰少，气血生化乏源，甚合"无虚不作眩"。若风、痰、虚日久，久病入络，或因跌扑外伤，损伤脑络，皆可因瘀而眩。在临床上，上述诸因常相互影响，或相兼为病。本病病位在脑，病变与肝、脾、肾三脏密切相关。其病性有虚、实两端，临床以虚证居多。总之，眩晕多反复发作，病程较长。

## 二、治疗体会

### 1. 常用方药

李东垣认为，眩晕发于"脾胃气虚，痰浊上逆"；朱丹溪力倡"无痰不作眩"，主张"治痰为先"。薛莎教授认为多数患者因饮食不节，嗜食肥甘厚味，肝脾虚弱，健运失司，水湿内停，积聚生痰，风痰上扰，而致目眩头晕。治疗应以化痰息风、健脾祛湿为治法，常选用半夏白术天麻汤加减。半夏白术天麻汤出自清代名医程钟龄《医学心悟》："有痰湿壅遏者，头眩眼花，非天麻、半夏不除是也，半夏白术天麻汤主之。"方中半夏燥湿化痰，降逆止呕；天麻平肝熄风止眩，二者为君，为治风痰眩晕头痛之要药。臣以白术、茯苓，健脾祛湿，能治生痰之源。佐以橘红理气化痰，气顺则痰消。使以甘草和中调药；煎加姜、枣以调和脾胃，生姜兼制半夏之毒。综观全方，风痰并治，标本兼顾，但以化痰息风治标为主，健脾祛湿治本为辅。若眩晕较甚者，可加僵蚕、胆南星以加强化痰息风之力；头痛甚者，加蔓荆子、白蒺藜、藁本以祛风止痛；呕吐甚者，可加旋覆花、代赭石以镇逆止呕；兼气虚者，可加党参、生黄芪以益气；湿痰偏盛，舌苔白滑者，可加泽泻、桂枝以渗湿化饮。现代药理研究表明，半夏、天麻具有调节大脑皮层神经活动的作用；天麻、白术、橘红中有效成分可扩张椎-基底动脉，增加脑部血流量。半夏白术天麻汤加减治疗对血流动力学有明显改善作用，能保障血液正常流动，避免血液过度黏稠。

2.常用药对

1）泽泻配白术。薛莎教授常用该药对治疗脾虚湿盛、痰浊上扰者，泽泻甘咸入肾，渗湿利水则水邪不聚；白术甘苦，补脾制水则痰浊不生；两者相须为用，取泽泻汤之意共奏利水饮、健脾利肾之效，使清阳升、浊阴去，眩冒自愈。有研究表明，加味泽泻汤对因水饮上犯导致的头晕、目眩、耳鸣等症状有明显的改善作用。

2）钩藤配菊花。菊花入肺、肝经，可疏散风热、清热解毒、明目、平肝阳。钩藤味甘、性凉，归肝、心包经，功能息风止痉、清热平肝。钩藤可除心之积热，专治肝风盛、相火旺之病证。药理研究发现，钩藤及其活性成分可使大脑皮层的兴奋性显著降低，具有降血压、降血糖、扩血管、镇静等功效。二者合用可增强平肝清肝之力，内外风同治。薛莎教授常将二者合用于肝阳上亢、双目视物模糊的患者。

3）天麻配山茱萸。天麻性平，味甘，入肝经。《本草汇言》曰："主头风，头痛，头晕虚旋。"具有息风止痉、祛风通络之效。山茱萸性微温，味酸、涩，归肝、肾经，具有补益肝肾之效。《药性论》称其能"治脑骨痛，止月水不定，补肾气，兴阳道，添精髓，疗耳鸣"。研究发现，山茱萸中的有效成分环烯醚萜苷类成分具有保护脑组织，改善学习记忆及有抗炎、自噬、减轻线粒体损伤及抗凋亡等神经保护作用。山茱萸味酸，能敛上亢之肝风；天麻御风而行，上达巅顶，能息风止眩。薛莎教授对于眩晕兼肝肾不足者，常以二药配伍，标本兼顾，止眩之力更著。

4）黄芪配当归。黄芪配当归有当归补血汤之意，用以治疗气血两虚证眩晕。黄芪味甘，性微温，归肺、脾经，可益卫固表，利水消肿，托毒，生肌。当归味甘、辛，性温，归肝、心、脾经，可补血活血，调经止痛，润肠通便，用于血虚萎黄，眩晕心悸。

5）葛根配川芎。葛根性甘、辛、凉，《伤寒杂病论》记载葛根可以治疗项背强几儿，目前临床认为所有类型的颈椎病均可使用葛根治疗，且可大量使用，起到解肌、生津、通经络的作用。川芎性辛、温，归肝、胆、心包经，《本草汇言》曰："川芎，上行头目，下调经水，中开郁结，血中气药……非第治血有功，而治气亦神也……味辛性阳，气善走窜而无阴凝黏滞之态，虽入血分，又能去一切风，调一切气。"葛根和川芎相使为用，既治血，又治气，为改善颈椎病引起的眩晕、头痛之良药。

薛莎教授认为眩晕病因病机复杂，单一的治疗方法常常难以奏效。可以辅以中医外治法，比如穴位贴敷、针灸、药罐等。操作时要严格掌握适应证和治疗时间。如穴位贴敷一般控制在2～4小时；微波及红外线治疗可定时20分钟左右，并随时观察局部皮肤变化。

眩晕病位在脑，与肝脾肾等诸关系密切，或因于虚，或发于实，或标本相兼，虚实互见。故要舌、脉、症互参，先理清虚实、标本、缓急等辨证关键。同时，警惕"眩晕乃中风之渐"。因肝肾阴亏，肝阳上亢而导致的眩晕，若治不及时，可导致肝阳暴亢，阳亢化风，出现眩晕头胀，面赤头痛，肢麻震颤，甚则昏倒等症状，甚者可以引发中风之变。必须严密监测血压、神志、肢体肌力、感觉等方面的变化，以防病情突变。预防眩晕发生，平素要坚持适当的体育锻炼，保持心情舒畅，防止七情内伤；注意劳逸结合，避免体力、脑力和心理的过度劳累；饮食清淡有节，防止暴饮暴食，少食肥甘厚味及过咸伤肾之品，尽量戒烟戒酒，作息节律尽量合理。已罹患眩晕的患者，应当积极施治并预防中风的发生，注意避免从事高空作业。

# 第十五节　汗证治疗体会

汗证，是指机体在日常环境中出现全身或局部过度汗出的疾病，全手足、额头、胸背等部位皆可出现。白昼时时汗出，动则尤甚的为自汗；寐中汗出，醒来自止者称为盗汗。有关于"汗"的记载，首见于《素问·阴阳别论》中"阳加于阴谓之汗"，提出了汗的来源及生理功能；《灵枢·五癃津液别》所言"天暑衣厚，则腠理开，故汗出"，提出了生理性汗出，对"汗"有了进一步的认识。在明·虞传《医学正传·汗证》中首次完整出现"汗证"一词，"其自汗者，属阳虚，卫气之所司也。盗汗者，属阴虚，营血之所主也"，提出了汗证与卫营密切相关，为汗证的辨证论治提供了一定的理论基础。汗证西医认为主要与甲状腺功能紊乱、自主神经功能紊乱等有关，但若患者各项理化检查无异常时便无药可用，此时中医辨证论治常见奇效。

## 一、汗证的辨证论治

### 1. 营卫不和

薛莎教授认为临床上不少患者大量汗出是由于营卫不和，导致卫阳不能固于外，营阴守于内，机体阴阳失调，汗液妄泄。张仲景曰："病常自汗出者，此为荣气和，荣气和者，外不谐，以卫气不共荣气谐和故尔。"若卫阳不足，无力调控腠理汗孔开阖或营阴耗伤，卫阳入里，蒸腾营阴，则营阴外泄，汗出失常。治疗应调和营卫，薛莎教授选用桂枝加龙骨牡蛎汤随证加减。桂枝汤是调和营卫的基础方，加入龙骨、牡蛎加强敛汗之功，二者具有摄阳敛阴的效果，既防止了卫阳浮越于外不能顾护营阴，又保证了营阴不会主动外泄，使得营阴与卫阳各归其位，从而保证汗出正常，不至妄泄。

### 2. 湿热内蕴

现代人因为生活压力过大、饮食不节及作息不调等因素，导致脾胃虚弱，水湿不化，湿邪存内，湿邪阻滞，导致内生郁热，蒸腾体内津液致汗出增多。湿邪黏滞导致病情缠绵，反复难愈。薛莎教授强调对于湿热内蕴的汗证患者，要注重清热与燥湿同用。常用三仁汤或者龙胆泻肝汤。临床诊治湿热内蕴型汗证时切忌见汗止汗，应慎用浮小麦、五味子、糯稻根、煅牡蛎等收涩固敛之品，用之可致闭门留寇，湿邪郁遏熏蒸，邪无出路，而汗出更剧。

### 3. 阴虚火旺

常言道："留得一分津液，便留得一分生机。"《医学正传·汗证》云："盗汗者，寝中而通身如浴，觉来方知，属阴虚，营血之所主也……盗汗宜滋阴降火。"薛莎教授多选用当归六黄汤加减治疗。当归、生地黄、熟地黄入肝肾而滋阴养血，黄连、黄芩清心降火，黄檗泻相火而坚阴，黄芪益卫固表以实卫，共奏滋阴泻火、固表止汗之效。一则滋阴养血与清心泻火并进，标本兼治，阴固则水能制火，热清而耗阴无由；二则益气固表与坚阴泻火相配，标本兼顾，使得营阴守于内，卫阳固于外。

### 4. 肺卫不固

肺主皮毛，宣发卫气以达皮毛，卫气司汗孔开合，控制汗液排泄。肺气虚宣肃功能失常，可导致皮表之卫气不足，卫表不固而汗出异常。治疗应补肺益气、益卫固表，薛莎教授常用玉屏风散、黄芪六一汤加减。脾肺为母子之脏，若久病母子相及，脾失健运，脾精不能输布至肺而致肺气虚弱，肺虚子盗母气，影响脾胃运化，可致肺脾俱虚，脾虚卫气生化乏源，肺虚卫气布散不达，卫气生成、输布失常，从而出现汗出异常。宜肺脾同治，培土生金，可在补肺的基础上加用补脾方药四君子汤之类，使脾肺气旺，卫气充盛，宣散有力，汗出有度。

### 5. 瘀热内伏

清代王清任在《医林改错》中强调血瘀可致自汗盗汗，即"竟有用补气、固表、滋阴、降火，服之不效而反加重者，不知血瘀亦令人自汗、盗汗"。症状除多汗外，还有手足心发热，身恶热，口渴不多饮，舌质红绛，或见瘀斑瘀点等。各种原因所致瘀血内阻，郁而化热，导致汗液外泄异常，发为汗证。临证治疗时常以王清任所创立的血府逐瘀汤加减化裁，活血化瘀，瘀去则汗可止。同时，因虚致瘀者，可合用四君子汤、四物汤等补益气血；因寒致瘀者，加桂枝温阳通脉，附子、菟丝子温肾祛寒；肝郁致瘀者，合逍遥散化裁疏肝解郁；湿热致瘀者，合三仁汤加减清热利湿。

6.气机升降失常

《素问·六微旨大论》提出："升已而降，降者谓天，降已而升，升者谓地。天气下降，气流于地，地气上升，气腾于天，故高下相招，升降相因，而变化作矣。""非出入，则无以生长壮老已。非升降，则无以生长化收藏。"可见，天地周而复始的变化是一个升降相依的过程，气机升降又是人体正常新陈代谢的基本形式。《素问·阴阳应象大论》云："左右者，阴阳之道路也。"《素问·方盛衰论》云："阳从左，阴从右。"《素问·五运行大论》云："上者右行，下者左行。"这是从阴阳的角度说明阳气从左上升，阴气至右下降，阳升阴降，左右为其道路。根据天人相应的理论，把天地的运行规律联系到人体脏腑气化，故肝气主升，生发于左，肺气主降，肃降于右，形成了"左升右降"的概念。《黄帝内经》虽然提出了气机升降的概念，但没有明确地阐述其表现形式。

清代黄元御《四圣心源·天人解》云："阴阳肇基，爰有祖气，祖气者，人身之太极也，祖气之内，含抱阴阳，阴阳之间，是谓中气。中者，土也。土分戊己，中气左旋，则为己土；中气右转，则为戊土。戊土为胃，己土为脾。己土上行，阴升而化阳，阳升于左，则为肝，升于上，则为心；戊土下行，阳降而化阴，阴降于右，则为肺，降于下，则为肾。"《中藏经》云："火来坎户，水到离肩，阴阳相应，方乃和平。"造化之机，在于阴阳相合，坎离交融。而水火既济，却全赖气机升降。《慎斋遗书》云："心肾相交，全凭升降。而心气之降，由于肾气之升；肾气之升，又因心气之降。"《医学求是》言："脾以阴土而升于阳，胃以阳土而降于阴。土位于中，而火上水下，左木右金。左主乎升，右主乎降。五行之升降，以气不以质也。而升降之权，又在中气……故中气旺，则脾升而胃降，四象得以轮旋。中气败，则脾郁而胃逆，四象失其一运行矣。"由此可见气机升降是一个周而复始的过程。在气机升降的过程中，只有保持升降调和，机体才能保证正常，而脾胃为气机升降的枢纽。当己土受损，脾气不升，则肝肾亦随之不升，进而心气不旺，汗为心之液，心气弱，其液外漏，汗出失度即为汗证。脾胃互为表里，当脾脏受损则胃受影响，即戊土不降，则心肺亦不降，故金火郁滞。肺合皮毛，司腠理开合，肺金郁滞，卫气不固，腠理开而不合，津液外泄，则出现汗证。所以在治疗汗证时应重视固护中土，同时加以升发肝气、肃降肺气之品，使气机调达、升降有度。

临床上还有寒热错杂之汗证，薛莎教授选用乌梅丸随证加减以治之。乌梅丸"寒热并用，攻补兼施，通理气血"，君药乌梅收敛止汗，《本草逢原》言其能"止呕敛汗"，方中黄连、黄檗清内热，附子、干姜、肉桂、细辛、蜀椒温下寒，人参、当归具有补益气血之功以助扶益正气，使得患者寒得温，热得除，阴阳平衡，热邪不再迫津妄泄。

## 二、善用药对

（1）黄芪、防风。黄芪性温，归肺、脾经，益气实卫，善补肺气，使津液得以正常输布，避免痰浊瘀血阻滞经络。防风辛甘、微温，归膀胱、肝、脾经，祛风解表，其发散作用温和，对卫气不足，肌表不固之外感病邪。两药同用，取玉屏风散益气、固表、止汗之意，祛邪而不伤正，固表而不留邪。

（2）五味子、白芍。五味子益气生津，敛肺滋肾，宁心安神；白芍养血柔肝，敛阴止汗，补益肝肾调冲任；两药合用，心、肝、肺、肾同调，心肾相济，气机调达，畅水液代谢道路。对于气血亏虚、阴血火旺的汗证效果好。

（3）麻黄根、煅牡蛎。煅牡蛎咸涩微寒，敛阴潜阳，固涩止汗，麻黄根固表止汗，"能引诸药外至卫分而固腠理"。二药合用取牡蛎散之意，气阴得养，心阳内潜，汗出止而神安。

总之，汗证是临床杂病中较为常见的一个病症，自汗多属气虚，盗汗多属阴虚，但亦有阴虚自汗、阳虚盗汗者。因此，必须四诊合参，才能辨证准确。临床亦有湿热、郁火、瘀血、气机升降失常等导致的汗证，故清热化湿、清泄郁火、活血化瘀、调整气机等法亦需要重视。

# 第十六节　膏方的运用

膏方简介膏方，膏方又称膏滋、煎膏、膏剂，分为外用、内服两种，其应用最早可追溯至先秦时期，属于中医丸、散、丹、膏、露、酒、汤、锭八种传统剂型之一，内服膏方是在中医整体观念与辨证论治理论指导下，将中药饮片反复煎煮、浓缩、收膏而制成的一种半流体状中医剂型。秦伯未言膏方可"营养五脏六腑之枯燥虚弱者"，其效果明显、口感良好、使用方便、服用时间长，而且药物体积小，对胃肠负担轻，具有补虚培元、平调五脏之功效，尤其适用于慢性虚损类疾病的调治及体质调理。

秦汉时期为膏方的萌芽阶段。春秋战国时期的医学帛书《五十二病方》记载"膏滋"30余首。东汉末年，多将膏方称之为"煎"，如《伤寒杂病论》一书中详细记载了"大乌头煎""猪膏发煎"的制备方法。唐宋时期，随着经济繁荣和官方政府重视，膏方的应用范围逐渐扩大。《备急千金要方》所载地黄煎、《圣济总录》所载栝萎根膏、酸枣仁煎等，均具有较好的补益和治疗作用。明清时期，为膏方的成熟阶段。医家开始注重患者体质，强调经过辨证论治后制备个体化膏方。近现代为膏方的普及阶段。秦伯未及其弟子收集整理了关于膏方性质、制备工艺、适应证等内容，并著成《秦伯未膏方集》，自此膏方体系日臻完善。根据制作过程是否加入蜂蜜将膏方分为清膏和蜜膏，中药煎煮浓缩后直接收膏者为清膏，收膏时加入蜂蜜称为蜜膏（又称"膏滋"），后者尤其适合年老体弱、有慢性病者。根据膏方中是否含有动物胶或胎盘、鹿鞭等动物药，可将其分为素膏和荤膏，素膏由中草药组成，不易发霉，四季均可服用；荤膏中则含有动物胶（药），多属温补之剂，且不易久存，一般冬季服用。

薛莎教授在临床上推崇膏方，认为膏方作为中药的一种传统剂型，具有补虚纠偏，平衡阴阳，调和气血，协调脏腑功能的功用，可抗衰延年、防病治病，适合于各种慢性疾病的治疗及亚健康人群养生。

## 一、膏方常用人群

质调理：国医大师王琦教授牵头制定了《中医体质分类与判定表》中，将人体体质分类分为九类，分别为平和质、痰湿质、血瘀质、湿热质、气虚质、气郁质、阴虚质、阳虚质、特禀质。除平和质外，其他体质都是偏颇体质。不同体质可以用不同的膏方调理。膏方在冬季用得比较普遍，气虚、阳虚、阴虚三个虚性体质的膏方应用多一些。

亚健康人群：亚健康状态是处于健康和患病之间的一种病理状态，此时虽症状轻微，甚至无明显不适，但依然有潜在的体质偏颇和病理改变。常见症状有失眠、乏力、便秘、头昏等。中医认为亚健康主要是因为情志失调、饮食不当、劳逸过度、不良生活作息及环境因素导致的气机紊乱、脏腑气血阴阳失调。从辨体施治的角度来说，可以用膏方纠正体内阴阳失调，改善亚健康状态。

老年人：《格致余论》中提道"人至年迈，六十七十以后，精血俱损"。从阴阳、脏腑、气血津液等方面而论，老年群体阴阳状态总体保持在一个较低水平的平衡层面，此平衡易受外界因素或自身因素的影响而打破，从而引起疾病的产生或加重。机体发病后更容易进一步伤阴或伤阳，从而使人体阴阳更加衰损，出现阴阳两虚、阴阳并损的情况。膏方可以帮助老年人养生保健、延缓衰老，同时对老年常见病、多发病的治疗可起到辅助治疗。

女性调养：由于女性不同时期有不同的生理特点，包括月经、带下、妊娠、产褥与哺乳，与此相应会产生经、带、胎、产、杂病等不同的妇科疾患，因此女性不同时期的体质会有不同的特性，不同时期应予以不同的辨体施调。妇女分娩是一个体力消耗的过程，可致气虚不摄、元气受损，而造成冲任不固，故"多虚多瘀"是女性产后生理病理状态的主要特点。在膏方调理时补气药需要做到兼顾补肺气、健脾气、益心气、纳肾气，在缓解症状的同时纠正气虚体质，改善原本气虚的体质基础。绝经期女子七七，肾气削弱，天癸渐竭，冲脉艰涩，任脉虚亏，常可致阴阳不协调。临证选药时，祛寒不宜选过于温燥的药物，清热不宜用过于苦寒的药物，不应妄用大开大阖之剂。

## 二、膏方配伍特点

药材配伍：中药饮片是膏方的主体部分。薛莎教授一料膏方一般为30～40味中药，用量为汤剂的10～15倍，总量控制在3千克左右，最多不超过5千克。一料一般服用时间为30～50天。药物注重补泻结合，加用陈皮、佛手等行气药，使补而不滞。贵重药物如生晒参、鹿茸、海马、紫河车等不宜与饮片同煎，以免造成浪费，应小火另煎浓汁，收膏时将药汁兑入或将药物研成粉，收膏时调入膏中。胶类在膏方配伍中不仅补益虚损，而且有助于膏滋制剂的固定成型。一剂膏方胶的配伍一般为 200～400 克。血虚加阿胶，阴虚加龟甲胶，阳虚加鹿角胶。一些低糖无糖的膏方或不易出膏的饮片占多数的膏方，胶量可增至 400～600 克。平素大便稀溏用冰糖收膏，大便干结用蜂蜜收膏，糖尿病患者用木糖醇收膏。因为膏方服用时间长，一般 1～3 个月，选方用药避免使用有毒的药物。

重视开路方：一些人本来肠胃功能不佳，甚至湿热很重，舌苔厚腻，平时吃饭都觉得不太消化，再服用滋补品，必然会加重上述症状。薛莎教授建议服膏方前，最好要用"开路方"先行调理。开路方是给患者调理脾胃，便于膏方的吸收。如果舌苔厚腻，痰多，会用三仁汤、二陈汤之类健脾祛湿化痰。如果便溏、纳差，会用四君子汤、香砂六君子汤之类健脾益气。服用膏方期间，日常饮食尽量清淡，如果出现腹胀、纳差、便溏等情况，建议减量或者停服 2 或 3 天。

### 三、验案举隅

**案1** 胡某，女，44 岁，睡眠欠佳数年要求开膏方。

**主诉：**患者入睡困难，多梦，白天精神欠佳。月经量少，周期 30 天，经期 2 天，色淡，无痛经及血块。曾行子宫附件彩超未见明显异常。怕冷，大便偏干，经常乏力，食欲可。舌红苔薄白，脉沉细。

**西医诊断：**睡眠障碍，月经不调。

**中医诊断：**不寐，月经过少（气血亏虚）。

**治法：**补气养血，宁心安神。

**处方：**当归 10 克，白芍 10 克，川芎 10 克，生地 10 克，酸枣仁 15 克，茯神 30 克，知母 10 克，甘草 6 克，柏子仁 10 克，夜交藤 15 克，陈皮 6 克，佛手 10 克，砂仁 6 克，党参 10 克。7 剂，每日 1 剂，水煎，分 2 次口服。

**二诊：**患者诉乏力减轻，大便不干，舌红苔薄白，脉细。

**处方：**当归 120 克，白芍 100 克，川芎 100 克，生地 100 克，酸枣仁 200 克，茯神 300 克，知母 100 克，甘草 6 克，柏子仁 100 克，夜交藤 150 克，陈皮 6 克，佛手 100 克，川牛膝 15 克，焦山楂 100 克 神曲 100 克，炒麦芽 100 克，玫瑰花 100 克，砂仁 60 克。1 料，蜂蜜收膏，每日 1 或 2 次，每次 1

汤匙。

【按语】

中年女性失眠、月经量少，辨为气血亏虚。气血亏虚，胞宫失养，血海不足则月经量少，血不养心则失眠，血虚津亏则便干。薛莎教授用四物汤补益气血，酸枣仁汤清热除烦、养心安神，配伍焦三仙健脾和胃，砂仁、陈皮、佛手行气，使全方补而不滞。

# 第十七节　中医饮食养生

"安身之本，必资于食。不知食宜者，不足以存生。"通过科学、合理的饮食，达到保养形体、延年益寿的目的。薛莎教授认为药补不如食补，药食同源，提倡中医饮食养生。以中医理论为指导，研究食物的性能，根据食物的性味归经及其功能作用，合理地调配膳食，从而保健强身、防老抗衰。

## 一、三因制宜

### 1. 因时制宜

《素问·四气调神大论》提出"春夏养阳，秋冬养阴"的四时顺养原则，是因为随着季节的交替，日月更迭，人的体质会发生相应的变化，在养生保健时要顺应时气的变化特点，做到毋逆天时，勿失气宜。饮食养生也应因遵循四时寒热温凉的变化，选取适当性味的食物。如《备急千金要方·食治》春"省酸增甘，以养脾气"，夏"省苦增辛，以养肺气"，长夏"省甘增咸，以养肾气"，秋"省辛增酸，以养肝气"，冬"省咸增苦，以养心气"。以五脏应四时，根据五脏乘克关系，使五脏之气处于平衡状态，不至于太过或不及。

### 2. 因地制宜

《素问·异法方宜论》曾载："东方之域，天地之所始生也。鱼盐之地，海滨傍水，其民食鱼而嗜咸……"；"南方者，天地之所长养，阳之所盛处也"；"西方者，金玉之域，沙石之处……其民华食而脂肥"；"北方者，天地所闭藏之域也……其民乐野处而乳食"；"中央者，其地平以湿，天地所以生万物也众。其民食杂而不劳……"地域不同,气候、环境、生活方式及饮食习惯也存在差异,机体的生理和病理特点也不尽相同,因此,食养也须参考地域差异。北方天气寒冷,其人体质壮实,饮食厚浊,在进补时可选羊肉、狗肉等大温大热之品;南方人,体质柔弱,宜选用鸡肉、猪肉等温补之品。西北地区,干燥多风,燥易伤肺,宜多吃百合、银耳、梨子、蜂蜜等滋阴润肺之品。东南沿海地区,地势低洼,湿气重,应适当食用健脾利湿之薏仁、冬瓜、扁豆、冬笋、玉米等。

3.因人制宜

因为年龄、性别、体质的差异,在饮食调养上也会有所不同。从年龄上讲,不同的阶段,摄入的重点也不同。青少年时期,生长发育迅速,营养要全面均衡,注意补充蛋白质等热能;中年时期,身体各方面的机能已成熟,可根据需要,日常饮食即可;老年时期,免疫力低下,胃肠消化功能欠佳,宜清淡饮食,并重视钙、铁、锌等微量元素的摄入。性别上,《灵枢·五音五味》提道:"妇人之生,有余于气,不足于血,以其数脱血也。"由于女性特有的生理特点,日常宜多食红枣、红糖、猪肝、花生、红豆、桂圆等补血之品;而男性以肾为根本,膳食上宜多选鲈鱼、黑米、黑木耳、栗子等。就体质而言,根据"虚则补之,实则泻之"的原理,阳虚者,食宜温阳之品为佳;阴虚者,补阴为要,气血不足者,宜多食补气生血之物,痰湿者,食以健脾化湿祛痰为原则等。

## 二、五味调和,营养均衡

薛莎教授根据五脏的特性,以五脏所对应的五味进行食养,以和五脏。《黄帝内经》云:"肝色青,宜食甘""心色赤,宜食酸""脾色黄,宜食咸""肺色白,宜食苦"肾色黑,宜食辛"。肝为刚脏,性躁暴急,薛莎教授认为平时可以食用粳米、牛肉、枣、葵等味甘的食物,缓和肝的急躁之性:心主神,易受外界扰动而致心气涣散,她认为平时可以食用小豆、李、韭等酸味食物,以酸收心气。正如《素问·藏气法时论篇》所说:"肝苦急,急食甘以缓之……心苦缓,急食酸以收之。"可见,饮食五味的调和对五脏功能协调十分重要,故日常饮食要谨和五味,以养护五脏。此外,饮食合理搭配,营养均衡。《素问·藏气法时论》记载："五谷为养，五果为助，五畜为益，五菜为充，气味和而服之，以补精益气。"荤素搭配，才能达到身强体健，预防疾病的目的。

## 三、饮食有节,适寒温

《素问·痹论》所言"饮食自倍，肠胃乃伤"；《素问·生气通天论》曰"膏粱之变，足生大丁"。《吕氏春秋·尽数》说"食能以时，身心无灾"；《论语·乡党》曰"不时不食"，可见古人早已认识到按时进餐的重要性。《千金要方·养性序》也强调："不欲极饥而食，食不可过饱；不欲极渴而饮，饮不欲过多。饱食过多则结积聚，渴饮过多则成痰癖。"说明日常饮食应有节制，不可过饥或过饱。饮食过饱，脾胃运化不及，易伤胃气，且过多的食物积滞于中，易蕴而化热，影响脾胃气机升降，出现胃痛、反酸、痞满等证，若邪热下迫大肠，肠中气机壅阻，气滞血瘀，则下利脓血，结滞不散者，则成痔疮。饮食过饥，脾胃生化乏源，水谷之精难以充养全身，长此以往，正气亏虚，疾病乃生。食物具有寒、热、温、凉和平性，温热之品，能助阳御寒，适合阳虚之人；寒凉之品，能清热除烦，适合阴虚者；而平性之品，性味平和，多作用和缓，各种体质皆可食用。

## 四、饮食宜忌

孙思邈在《千金翼方·养性禁忌》中说道："热食伤骨，冷食伤肺，热无灼唇，冷无冰齿。"薛莎教授也强调饮食忌冷热太过。她认为饮食过热易伤血脉，变生口疮、咽痛等热性疾病。薛莎教授还指出"生冷黏腻筋韧物……皆勿食"，若是形寒饮冷，则伤肺而致咳嗽、鼻鸣等肺气上逆现象。《黄帝内经》提出"春夏养阳，秋冬养阴"的原则，薛莎教授强调夏月尤宜"戒忌生冷"，以免有腹脏之疾，过食生冷易损伤脾胃阳气。薛莎教授在临床中非常重视病中"忌口"。她认为患病之人，由于各种生理、病理改变，使其处于一个相对特殊的时期，因而对于饮食物的选择也应相应调整。正如《金匮要略》云："所食之味，有与病相宜，有与身为害，若得宜则益体，害则成疾，以此致危。"如肾病患者尤其要禁食海鲜、螃蟹和鸡、鸽等发物，有患者在治疗后血尿、蛋白尿基本控制，因食用鸡肉、海鲜等，而出现尿蛋白增加，血尿反复的现象。此外，对于对服药者，要注意防止食物减弱药效，甚至产生毒副作用。《本草纲目》有载："凡服药，不可杂食肥猪犬肉，油腻羹秽，腥臊陈臭诸物。凡服药，不可多食生蒜、胡荽、生葱、诸果、诸滑滞之物"等。

## 第十八节　治未病理论在脾胃病的运用

"治未病"最早见于《黄帝内经》记载"病虽未发，见赤色者刺之，名曰治未病"，解释了何为"治未病"。又有《素问》："故圣人不治已病治未病，不治已乱治未乱，此之谓也，夫病已成而后药之，乱已成后治之，譬如渴而穿井，斗而铸锥，不亦晚乎。"《灵枢·逆顺》云："上工刺其未生者也；其次，刺其未盛者也……上工治未病，不治已病，此之谓也。"唐代孙思邈云："上医医未病之病，中医医欲病之病，下医医已病之病。"这些记载都充分体现了"治未病"对于疾病预防的重要意义。中医"治未病"理论是祖国医学的瑰宝，包含有三层含义：一是"未病先防"，防病于未然，预防疾病的发生；二是"已病防变"，强调早诊断、早治疗，及时控制病情发展；三是"病后防复"，疾病痊愈后，注意调护防复发。治未病"理论奠定了中医防病治病的基础。薛莎教授在临床治疗中也十分推崇"治未病"理论，尤其注重视运用"治未病"思想指导脾胃病的治疗。

脾胃是后天之本、气血生化之源，《素问·灵兰秘典论》云："脾胃者，仓廪之官，五味出焉。"人之生全赖五味所化之精气之充养，而脾胃之运化吸收功能是关键。《黄帝内经》所言脾胃运化有常，气血充沛，则正气充足，则"正气存内邪不可干"。《金匮要略》亦记载"四季脾旺，不受邪"。《脾胃论》曰："元气之充足，皆由脾胃之气无所伤，而后能滋养元气，若胃气之本弱，饮食自倍，则脾胃之气既伤，而元气亦不能充，此诸病之所由生也。"表明健脾安胃才能有充养机体的基础，调节脏腑，增强人体正气，是阻止疾病发展变化的根本。薛莎教授认为脾胃病发生的主要原因有：一是饮食不节，过食生冷，寒积伤及中阳，使脾胃阳虚而生寒；二是郁积忧思，肝气不舒，横逆犯胃乘脾，脾胃失和。因此薛莎教授在临床中对于未患病之人，教导注意饮食有节，保持心情舒畅，保养脾胃，防病于未然；患脾胃病之人，应辨证用药，调摄治疗脾胃，以防止病情加重或引起其他变证；病愈之人，要注意顾护脾胃防止疾病的复发。

## 一、未病先防，保养脾胃

随着现代生活节奏的加快和人们生活压力的增大，人们饮食习惯发生了很大变化，三餐不规律，或肥甘厚味，或暴饮暴食等一些不良的饮食习惯可导致泛酸、嗳气、腹胀、食欲下降，消化不良等症状，若不及时干预防护，日久则会出现慢性胃炎、胃溃疡、胃肠息肉，甚至胃肠道恶性肿瘤等疾病。因此，临床中薛莎教授对此类亚健康患者多以健康宣教联合食疗为主的方式进行干预，其中健康宣教主要有饮食习惯、生活起居、情绪调节等方面。

饮食有节是保养脾胃的关键。《黄帝内经》云："饮食自倍，肠胃乃伤。"提示三餐定时定量，不暴饮暴食；其次饮食需均衡，食物多样化，荤素搭配得当，少肥甘厚味；同时也要注意少吃有刺激性和难以消化的食物如酸辣，油炸，腌制食品等，少吃生冷的食物。孙思邈："热无灼唇，冷无冰齿。"过热或过冷的食物都会刺激脾胃。同时也要"顺时养生"，春季属肝，主风，应该慎食辛辣发散之品；夏季为炎热之季，可食少许解暑之物，但不可过于寒凉，以防败胃；秋属燥，宜食甘凉生津之品以资胃阴，不可过食煎炸之物；冬季主寒凉，宜食温热之品，以温运助脾行运化之职。起居有常是保养脾胃的基础。《素问·上古天真论》说："饮食有节，起居有常，不妄作劳，故能形与神俱，尽终其天年，度百岁乃去。"表明规律作息，保持充足的睡眠时间，适度劳作，避免过劳，以利阳气潜藏、阴气积蓄，才能预防疾病。情绪舒畅有利于脾胃健运。《素问·上古天真论》："恬淡虚无，真气从之，精神内守，病安从来？"七情太易伤及内脏，如过思易伤脾，脾虚失运则水谷不化，气血生化乏源，可出现乏力、头晕以及嗳气、腹胀、腹泻等消化道症状。长期不良的情绪刺激，如焦虑、抑郁等亦可导致肝气不舒，肝郁气滞横逆反胃，导致脾胃失和，则出现嗳气、反酸、呃逆、消化不良、腹泻等症状。因此保持良好情绪，及时排解负面情绪，有利于脾胃功能的正常运行。

## 二、既病防变,调治脾胃

"已病防变"指疾病发生后,在正确治疗疾病的基础上,同时采取相应的措施,预防病邪深入,遏制病势蔓延,避免疾病进一步恶化或复杂化,正如《难经发挥》中所云:"见肝之病,则知肝当传之于脾,故先实其脾气,无令得受肝之邪,故曰治未病焉。"薛莎教授在临床中治疗脾胃病,亦十分注重"已病防变",预防病情进一步加重。慢性胃肠炎是临床常见的脾胃病,患者可出胃痛、胃痞、腹胀、腹泻等症状。除了幽门螺杆菌感染外,其常见病因为脾胃受寒、饮食不节和情志不畅等,可见生活中稍有不慎就会诱发,因此易反复发作,缠绵难愈,病程较长。薛莎教授在治疗此类疾病时,不论是解表散寒、消食导滞或是疏肝解郁,均强调驱邪需要"中病即止",不可攻伐太过,以免更伤正气,加重病情,同时注重全程顾护脾胃之气。对于脾胃虚寒,因感寒邪犯病的腹泻患者,薛莎教授选用附子理中丸、良附丸等方药温中健脾、散寒止泻的同时,会反复嘱咐患者平素注意胃脘部保暖、多饮姜茶,防止寒邪再犯;对于腹泻病程较长的患者,会酌情加用益智仁、补骨脂等暖脾温肾之品。对于因饮食不节,三餐进食不规律而出现胃痛的患者,在予以健脾消食、理气止痛的香砂六君子、保和丸等治疗的同时,嘱患者纠正不良的饮食习惯,三餐定时定量,进食宜清淡,避免辛辣刺激、高粱厚味、生冷等食物。

慢性萎缩性胃炎后期多伴肠上皮化生、不典型增生,是胃癌的高危因素。目前此病临床尚无十分有效的治疗方案,一般以定期随诊复查为主,采用抑制胃酸分泌、保护胃黏膜、补充维生素 $B_{12}$ 及叶酸等缓解症状。中医药治疗慢性萎缩性胃炎,甚至逆转其肠上皮化具有显著疗效。薛莎教授认为慢性萎缩性胃炎是由于外感寒邪、饮食不节、情绪失调等因素长期刺激,导致脾胃受损,气血津液运化失常,促使气滞血瘀、痰湿内生,痰湿淤血等留滞胃腑,蕴而化热,热为毒之渐,逐渐发展成热毒之邪。热毒又进一步阻碍脾胃气机之升降与水谷的运化,使病情缠绵难愈,脾胃之气更虚,久病入络,胃络失养,最终形成痰、瘀、毒互结于胃络。主张予以健脾祛湿,化瘀散结为主的治疗。对于萎缩性胃炎初期脾虚失养者,予以党参、白术、陈皮、石斛等益气滋阴、健脾和胃;对于中期伴有肠上皮化生者,此期以痰湿内蕴,热毒内生多见,在益气健脾的基础上加用茯苓、薏苡仁、泽泻、白芍、当归等健脾祛湿，蒲公英、半枝莲等清热解毒；而对于后期伴有异型增生者，应用桃仁、姜黄、山慈姑、莪术等以活血通络为主，佐以清热解毒之品。慢性萎缩性胃炎伴有肠上皮化生者，患者多有焦虑、抑郁等负面情绪。薛莎教授多加用柴胡、郁金、香附等疏肝解郁之品，防止肝气郁结，横逆犯胃，进一步加重病情。

### 三、病后防复，顾护脾胃

病后防复是指病后初愈，尽管症状消失，病情缓解，但仍需要采取相应措施，防治疾病再次复发。《素问·热论》云：“病热少愈，食肉则复，多食则遗，此其禁也。”薛莎教授认为脾胃病初愈阶段，由于受到病邪损害，正气尚虚，脏腑功能尚未完全恢复，极易受到外邪、饮食、情志等因素的影响导致病情反复，因此在病情稳定后，仍需要顾护脾胃促进康复。应嘱患者注意病后均衡饮食，调畅情志，合理运动等，远离致病因素，并可根据病情需要选用益气健脾、疏肝和胃、养心安神等药物或食物，帮助机体恢复和保持健康，以防疾病复发或复感新邪。

随着我国人口老龄化，人们生活节奏加快，工作压力增大，我国便秘的发生率也逐渐增加。薛莎教授认为，便秘与饮食不节和情志失调关系较大，因肥甘厚味易生湿生热，从而导致胃肠积热，大便燥结，气机不畅，则成便秘。《景岳全书·秘结》云：“湿岂能秘，但湿之不化，尤气之不行耳，气之不行……亦阴结也。”或因心情抑郁、焦虑，致肝气郁结于体内，则脏腑气机升降失常，传导受阻，糟粕不得下行，发为气秘。正如《秘传证治要诀及类方》曰：“气秘者，因气滞而后重，迫痛，烦闷胀满，大便燥而不通。”老年人便秘多与气血阴阳亏虚密切相关，尤其是气虚和阴虚多见。年老体衰，气虚则肠腑推动无力，肠道涩滞，腑气不通，大便燥结难解，则生便秘；阴虚则肠道失其润泽，大肠传导之功不能得到充分发挥，难以推动糟粕，故而便秘。便秘易反复发作，给人们的正常生活带来极大的困扰。薛莎教授在临床中对患者有以下几个建议：一是调整饮食，《生气痛天论》曰：“果肉果菜，食养尽之，无使过多，伤其正也。”均衡且适量饮食，不可过饥过饱，过于肥甘厚味，少食辛辣刺激、寒凉之品，平时多食糙米粗粮、瓜果蔬菜等含有粗纤维的食物，增加膳食纤维的摄入。二是调畅情志，《四圣心源》中说："凡病之起，无不因于木气之郁，以肝木主生……木气抑郁而不生，是以病也。"嘱患者平素应自我疏导，放松心情，保持心情舒畅，以助脏腑功能正常发挥，防止便秘。三是锻炼健身，现代医学研究表明，运动可促进肠道蠕动，调节胃肠激素，改善肠道微生态，从而减少便秘发生。嘱患者根据自身状况选择可以长期坚持的合适的运动方式，如慢跑、太极拳、健身操、瑜伽等，养成锻炼的习惯。四是调补气血（阴），对于老年患者，气血（阴）亏虚，可在医生的指导下服用补益气血（阴）的药物或药膳，增强胃肠功能，防止便秘复发。此外，可嘱患者平时多做提肛运动，养成定时排便的好习惯。

中医治未病理论具有深刻的内涵，薛莎教授将其所包含的未病先防、既病防变、病后防复的思想贯穿于脾胃疾病的防治过程，验证了"治未病"理论在脾胃病治疗中的重要性和可行性。

# 第十九节　老年人功能性便秘治疗经验

功能性便秘是指排除器质性病变所引起的排便困难，临床以患者出现排便次数减少或有排便不尽感为特征。随着年龄的增长，其发生率也随之增高，其中功能性便秘是老年人便秘最为常见的类型。便秘严重影响着老年人的身心健康，在降低其生活质量的同时，也耗费着大量的医疗资源。薛莎教授擅用中医药治疗消化系统疾病，对老年人便秘的诊治有着独特的见解和用药规律。

## 一、中医病因病机

老年人便秘在中医古籍中记载为"老人秘"，是"大肠失于传导"的结果，其病位虽在肠腑，但其传导功能有赖于五脏的调节。"脾主运化，胃主和降"，胃与肠相连，脾胃运化失常，可致大肠传导不利；"肺与大肠相表里"，肺气不降，肠腑不通则失于传导；"肝主疏泄"，调畅气机，肝气郁结，则气滞不行，大肠传导失职；"肾开窍于二阴"，司二便，肾气虚则大肠传导无力而便难。大肠传导功能依赖于五脏的调节，而脏腑功能的正常运行是以气血阴阳为基础，故气血阴阳失调也会导致便秘的产生，因此中医治疗便秘主要是通过调理气血阴阳平衡。老年人便秘离不开气血阴阳的失调，但因其特殊的病理生理基础，针对其便秘产生的病因病机的治疗原则也有所侧重。《黄帝内经》中"年四十，阴气自半，起居衰矣"，指随着年龄增长，机体气阴不足是一种常见的病理状态。薛莎教授认为，气阴两虚也是老年人便秘的关键病机环节，正如《兰室秘藏·大便结燥门》中"脏腑之秘，不可一概论治……有老人津液干结，妇人分产亡血……皆能作秘"；《医学启源·六气方治》中"结燥之病不一……又有年老气虚津液不足而燥结者"；《万病回春·大便秘》中"……老人大便不通者，是血气枯燥而闭也……"；《圣济总录·卷第九十七·大便秘涩》中"肾虚小水过多，大肠枯竭……亡津液也……"。现代流行病学研究也发现，老年人便秘以气虚证和阴虚证最为常见。可见，气虚引起的乏力、津亏、肠道失润是老年人便秘的关键病因。老年人气虚运行无力，则肠道气机郁滞、传导失畅，导致大便秘结；阴虚则肠道失于润养，传导艰涩，大便干结难排。老年人功能性便秘的发展过程中，气虚重者可发展为阳虚，而阴虚久耗者可有血虚之象。此外，气虚乏力则气滞不行，气滞或病久入络可兼有血瘀，阳虚盛可见寒凝之象，或因体质化生痰湿等，可见老年人功能性便秘以气阴亏虚为基础，随病情变化可出现阳虚、血虚的症状，并可兼见气滞、血瘀、寒凝、痰湿等实证，因此气阴两虚贯穿老年人功能性便秘的始终。故薛莎教授主张以"塞因塞用"为原则，通过益气滋阴、"补气来有力行舟，补阴来增水行舟"的治法，辅以行气、化瘀、祛寒、化湿等方法治疗老年人功能性便秘。薛莎教授在治疗老年人功能性便秘的临床实践中，善用经典方灵活加减论治，常常获得良好疗效。

## 二、治疗特点

### 1. 论治气虚便秘

老年人元气已虚，后天之本亦渐虚衰，而"中气不足，溲便为之变"（引自《灵枢·口问》），即中焦脾胃运化无力，气血生化乏源，肌肉失主，大肠传导无力，故可见大便难。临床表现为排便费力，汗出气短，便后疲乏，伴纳少，汗多，舌苔薄白，脉弱。治疗以益气健脾为法，薛莎教授多采用四君子汤、补中益气汤、枳术汤等为基础方加减，常用中药有太子参、白术、黄芪、茯苓等。太子参可补益脾肺之气，兼养阴生津，为补气药中的清补之品，其补而不滞的特性尤适于治疗老年人便秘。白术为治脾虚诸证之要药，能启脾开胃，补中健运中焦。临床研究发现，对于脾气亏虚的结肠慢传输型便秘患者，生白术可促进其结肠正常蠕动。黄芪，本草记载为"补药之长……补益中土，温养脾胃，凡中气不振，脾土虚弱，清气下陷者最宜"。若伴有纳差、口淡、乏力等脾虚之象者，薛莎教授常以太子参替人参，运用四君子汤以益气健脾；若脾虚不甚而气滞明显，伴有腹胀腹痛者，则运用枳术汤行气导滞，其中枳实和白术的用量根据病情轻重调整；对于老年人便秘、气虚甚，尤其是伴有脱肛、子宫脱垂、胃下垂者，薛莎教授常用大剂量黄芪或补中益气汤为基础益气补虚。

2. 论治阴虚便秘

老年人脏腑虚衰，气血津液生化不足，或因慢性病迁延日久，津血暗耗，导致津亏血少，大肠失其润养，故大便燥结难排，临床可见大便结成团块或如羊粪，伴有头晕耳鸣、腰酸背痛、易盗汗、舌质红、苔少、脉细数等症。对此，治疗以养阴生津润燥为法。薛莎教授常用增液汤、沙参麦冬汤、新加黄龙汤等，具体药味有麦冬、生地黄、玄参、南沙参等。生地黄可养阴生津润燥，"泻脾土之湿热"，且《开宝本草》记载其"……利大小肠，去胃中宿食……"。北沙参和麦冬均能养阴润肺，益胃生津，两者清补肺胃之阴，滋而不腻，尤适用于素体阴虚、阴阳俱虚、不耐苦寒攻伐的老年人。玄参甘苦咸寒，甘寒可滋阴生津，苦咸能软坚散结，对于老年人阴虚燥结之便秘疗效显著。薛莎教授常根据老年患者阴虚津亏的严重程度及伴随症状，加减运用玄参、麦冬、生地黄和北沙参以期达到"增液行舟"的功效。若伴有咽干、咽部肿痛等虚火上炎之症者，可选用玄参、生地黄、麦冬以滋阴清热；若伴有干咳少痰、口渴口臭等肺胃热盛之症者，可选用北沙参、麦冬以清肺胃之热。

3. 固本为基，兼以通导

随着病情的变化，老年人气虚日久可发展至阳虚，临床症见排便困难，伴畏寒喜温、腹冷、四肢不温、腰膝酸冷、小便清长或遗尿频多，舌淡、苔白润或水滑，脉沉迟或无力等。此时治疗应以补肾温阳为主，薛莎教授喜用济川煎、附子理中汤、右归丸等方加以化裁，常用药味有肉苁蓉、补骨脂、肉桂、炮姜等。也有不少患者病久出现血虚明显，可见面白无华、心悸、便干如栗，舌质淡、脉细涩等症状。对此，薛莎教授常以养血润肠为法，善用四物汤、润肠丸加减，药用当归、熟地黄、白芍、桑葚。而临床中，老年人便秘单独出现气血阴阳偏虚者较少，多以相兼并见，如气阴两虚、气血亏虚等，同时伴有气滞、血瘀、痰湿等实象，因此薛莎教授多配伍枳实、厚朴、木香、大腹皮等以行气导滞；麻子仁、郁李仁、杏仁等以润肠通便；当归、桃仁、川芎、丹参等以活血化瘀、润肠；半夏、陈皮、茯苓、黄连、连翘等以祛湿化痰醒脾。因此，治疗老年人功能性便秘，必须从整体把握，固本为基，兼以通导，切忌补益厚重或过于急攻通下。同时，薛莎教授还特别强调，对于老年患者，中病即止，否则会出现"有病病受之，无病胃受之"的情况。薛莎教授在准确辨证论治的基础上灵活运用经方和核心药味的同时，还注重药物的量效关系，如白术和枳实联合运用时，若以气虚为主者，白术与枳实用量比为3∶1左右；若患者气滞较为明显，则白术与枳实的用量比为1∶3左右。对于气虚甚者，黄芪的量可用至60克，并动态调整用量。

## 三、生活调摄

老年人便秘患者，嘱其饮食清淡，多食蔬菜水果，多喝水，适当活动。平素可以按摩腹部、足三里、支沟、天枢等穴位，促进肠道蠕动，预防或减轻便秘症状。

## 四、验案举隅

**案1** 肖某，女，82岁，2019年6月6日因便秘1周就诊。

**主诉：**患者就诊前1周出现大便费力难排、腹胀不适，自行用开塞露无效。就诊时诉乏力、纳差，腹部胀满，舌质淡、苔稍白腻，脉细。腹部CT提示轻度肠梗阻。因患者年事已高，故不考虑手术治疗，要求中药保守治疗。

**中医诊断：**脾虚气滞证。

**治法：**益气健脾、行气化湿。

**方药：**香砂六君子汤加味。

**处方**：太子参 20 克，炒白术 30 克，茯苓 10 克，甘草 6 克，木香 6 克，砂仁 6 克，炒枳实 10 克，姜半夏 6 克，陈皮 6 克，厚朴 6 克，熟大黄 6 克，焦山楂 10 克，神曲 10 克，炒麦芽 10 克。7 剂，水煎服，每天 1 剂，分早晚 2 次温服。

**二诊**：2019 年 6 月 13 日，患者大便每 2 日一行，腹胀减轻，胃纳、乏力均较前改善，仍守原方 7 剂，大便基本规律。

**【按语】**

本案以香砂六君子汤为基础方，将太子参替人参，取其健脾益气之功，且太子参和白术用量较大，有增强补气之效。熟大黄、枳实、厚朴，做小承气汤有轻泻疏导之意，配伍大剂量太子参和白术，益气的同时行气导滞，以防其攻伐太过；姜半夏、陈皮、茯苓化湿健脾，补脾气的同时祛脾湿以助胃肠之健运；加用砂仁、木香，辛温行气温胃；方中运用焦三仙消食开胃，助气血之生化。全方攻补兼施，在轻泻缓导的辅助下，以补气健脾助运为主，从而达到"补气来有力行舟"之效。

# 参 考 文 献

[1] 薛博瑜,吴伟.中医内科学[M].3版.北京:人民卫生出版社,2019.

[2] 高洁,张冬利,杨红群.人参败毒散治疗气虚感冒疗效观察[J].山西中医,2019,35(9):49.

[3] 孙敏,薛莎.薛莎治疗更年期失眠经验[J].中医药临床杂志,2018,30(1):53-55.

[4] 孙敏.加味半夏泻心汤联合四联疗法治疗Hp相关性慢性胃炎脾胃湿热型的临床观察[D].武汉:湖北中医药大学.2018.

[5] 薛莎,凌家艳,李雪松,等.伸秦颗粒加味治疗急性痛风性关节炎和高尿酸血症的临床研究[J].中国中医骨伤科杂志,2010,18(3):11-12.

[6] 凌家艳,薛莎.薛莎基于"阳化气,阴成形"治疗绝经后骨质疏松症经验[J].中医药导报,2023,29(4):186-188.

[7] 于茜楠.半夏白术天麻汤加减治疗痰湿中阻型眩晕的临床观察[J].中国中医药现代远程教育,2023,21(3):101-103.

[8] 姚婷,邓奕辉.化瘀法在汗证中的应用[J].亚太传统医药,2022,18(11):97-100.

[9] 徐嫣然,薛莎.中医饮食养生[J].中医药临床杂志,2017,29(11):1823-1826.

[10] 罗琴琴.薛莎治疗老年人功能性便秘经验[J].湖南中医杂志,2019,35(12):16-18.

[11] 乔平,崔永霞.黄连阿胶汤加减联合右佐匹克隆治疗老年阴虚火旺型失眠的疗效[J].深圳中西医结合杂志,2018,28(4):42-50.

**图书在版编目（CIP）数据**

薛莎医案医话集锦 / 凌家艳主编 . —武汉：湖北科学
技术出版社，2024.2
ISBN 978-7-5706-3023-3

Ⅰ．①薛… Ⅱ．①凌… Ⅲ．①医案－汇编－中国－
现代 ②医话－汇编－中国－现代 Ⅳ．① R249.7

中国国家版本馆 CIP 数据核字（2023）第 256371 号

责任编辑：张娇燕
责任校对：秦　艺　　　　　　　　　　　　　　封面设计：喻　杨

出版发行：湖北科学技术出版社
地　　址：武汉市雄楚大街 268 号（湖北出版文化城 B 座 13—14 层）
电　　话：027-87679468　　　　　　　　　　邮　编：430070

印　　刷：湖北新华印务有限公司　　　　　　邮　编：430035

710×1000　　　　1/16　　　　　　　15.5 印张　　　　280 千字
2024 年 2 月第 1 版　　　　　　　　　2024 年 2 月第 1 次印刷
定　价：78.00 元